内視鏡下鼻副鼻腔・頭蓋底手術

CT読影と基本手技

第2版

手術動画・3DCT 画像データ DVD-ROM 付

◆ 編集

中川 隆之　京都大学大学院・耳鼻咽喉科・頭頸部外科

◆ 執筆（執筆順）

中川 隆之　京都大学大学院・耳鼻咽喉科・頭頸部外科

児玉 悟　児玉耳鼻咽喉科クリニック・院長

坂本 達則　島根大学教授・耳鼻咽喉科

小林 正佳　三重大学大学院准教授・耳鼻咽喉・頭頸部外科

田中 秀峰　筑波大学講師・耳鼻咽喉科・頭頸部外科

丹治 正大　京都大学大学院助教・脳神経外科

阿久津 博義　筑波大学講師・脳神経外科

堀口 健太郎　千葉大学医学部附属病院・脳神経外科講師

花澤 豊行　千葉大学大学院教授・耳鼻咽喉科・頭頸部腫瘍学

医学書院

内視鏡下鼻副鼻腔・頭蓋底手術—CT読影と基本手技
[手術動画・3DCT画像データ DVD-ROM付]

発　行	2014 年 5 月 1 日　　第 1 版第 1 刷
	2016 年 12 月 1 日　　第 1 版第 4 刷
	2019 年 5 月 1 日　　第 2 版第 1 刷ⓒ
	2021 年 7 月 1 日　　第 2 版第 2 刷

編　集　中川隆之

発行者　株式会社　医学書院
　　　　代表取締役　金原　俊
　　　　〒113-8719　東京都文京区本郷 1-28-23
　　　　電話　03-3817-5600(社内案内)

印刷・製本　アイワード

本書の複製権・翻訳権・上映権・譲渡権・貸与権・公衆送信権(送信可能化権を含む)は株式会社医学書院が保有します.

ISBN978-4-260-03839-3

本書を無断で複製する行為(複写, スキャン, デジタルデータ化など)は, 「私的使用のための複製」など著作権法上の限られた例外を除き禁じられています. 大学, 病院, 診療所, 企業などにおいて, 業務上使用する目的(診療, 研究活動を含む)で上記の行為を行うことは, その使用範囲が内部的であっても, 私的使用には該当せず, 違法です. また私的使用に該当する場合であっても, 代行業者等の第三者に依頼して上記の行為を行うことは違法となります.

JCOPY 〈出版者著作権管理機構　委託出版物〉
本書の無断複製は著作権法上での例外を除き禁じられています. 複製される場合は, そのつど事前に, 出版者著作権管理機構 (電話 03-5244-5088, FAX 03-5244-5089, info@jcopy.or.jp)の許諾を得てください.

第2版の序

　内視鏡下鼻内手術は，最も広く行われている耳鼻咽喉科領域の手術の1つであり，ほとんどの耳鼻咽喉科医が経験する基本的な手術です．鼻副鼻腔炎は，症例が多いだけでなく，手術治療に対する社会的なニーズも高く，耳鼻咽喉科・頭頸部外科領域の重要な手術治療といえます．しかし，その一方で，副損傷が問題となる危険な手術であることも事実です．これは，日本だけでなく，世界中で共通の問題で，内視鏡下鼻内手術に関する医師教育の重要性が耳鼻咽喉科領域で課題となっています．また，近年では脳神経外科領域においても経鼻内視鏡頭蓋底手術が広まりはじめ，この領域に興味をもつ脳神経外科医が増えてきています．しかし，脳神経外科医にとって副鼻腔は不慣れな領域であり，この分野についてわかりやすい解説書を望む声が高まりつつあります．

　鼻・副鼻腔には，眼窩や頭蓋底が隣接し，重要な脳神経も存在します．さらに個体差が大きく，その手術解剖は複雑に感じられます．しかし，適切に術前CT読影を行い，しっかりとしたプランニング（手術計画）を立てれば，目的とする手術に必要な道筋が見えてきます．そして，できる限り副損傷が起こりにくい，合理的な手術アプローチおよび手技を用いることにより，適切かつ安全な手術を行うことができます．本書は，「初心者でも行えるわかりやすいプランニングと安全かつシンプルな手術テクニック」をコンセプトとして作成しました．そして，基本的な内視鏡下鼻内副鼻腔手術に必要なCT読影のポイント，手術計画の立て方，実際の手術テクニックをわかりやすく解説することを目標としました．また，応用編として，通常の内視鏡下鼻内副鼻腔手術から一歩進んだ手術として頭蓋底手術などについても同様のコンセプトでの解説を加え，脳神経外科医にとっても経鼻手術の基本解剖のガイドとなるように留意しました．もちろん，副鼻腔手術が中心となる耳鼻咽喉科医にとっても，「一歩外側」の解剖を知ることは，重篤な副損傷の回避，起こった場合の対応に役に立つと思います．さらに，第2版では一歩踏み込んで，内視鏡下経鼻頭蓋底手術のより詳細な手技と関連する解剖に関する項目を追加しました．鼻副鼻腔悪性腫瘍については，現在のところ内視鏡下経鼻アプローチの位置づけは明確になっていませんが，海外では応用が進んでいます．本書では，副鼻腔炎，良性腫瘍，悪性腫瘍における手術コンセプト，プランニングの違いを解説し，基本解剖を理解していれば将来的に読者が発展させることができるように留意しました．

　本書のベースは，京都大学大学院医学研究科耳鼻咽喉科・頭頸部外科で行ってきた解剖実習にあります．分担している著者もこの手術解剖実習で講師を務めているメンバーです．頭蓋底に関しては，千葉大学大学院医学研究院脳神経外科が行っている解剖実習などを基盤として，これらの実習で講師を務めているメンバーに分担執筆していただきました．本書で使用している内視鏡画像は，京都大学内視鏡下鼻副鼻腔解剖実習，千葉大学クリニカルアナトミーラボ，愛媛脳神経外科・耳鼻咽喉科ジョイント手術研修セミナーなどでの実習に際して撮影したものです．

　本書では正常解剖を中心としてCT読影や手術手技を述べています．実際の症例とはやや異なる部分もあると思いますが，基本の正常解剖を理解することが手術解剖を学ぶ基本となります．3章では，耳鼻咽喉科医が内視鏡下鼻副鼻腔手術を行ううえで理解しておくべき手術解剖と手技について解説しています．手術手技に関して，よりわかりやすくするために動画を追加しています．専門医がマスターしておくべきレベルとも言えます．4章では，内視鏡下鼻副鼻腔手術Ⅴ型など拡大副鼻腔手術に関連する手術解剖と手技について解説しました．鼻科手術を専門とする医師が習得しておくべき手術を想定しています．また，5章で述べる頭蓋底手術に移行するためには，マスターが必須のステップと言えます．5章では，視点を内視鏡下経鼻頭蓋底手術に変え，頭蓋底手術の観点での鼻副鼻腔の取り扱いとその向こうにある頭蓋底あるいは頭蓋内に関して解

第2版の序

説し，内視鏡下経鼻頭蓋底手術を学ぼうとする耳鼻咽喉科医と脳神経外科医のよき入門書となるように企図しました．また，実際の症例を追加することにより，実際の手術でどのように応用されているのかが理解できるように工夫しました．

是非，本書を基本として，独自の手術手技やコツを開発してください．

2019年4月

中川隆之

初版の序

　本書は「内視鏡下鼻副鼻腔・頭蓋底手術」の基本手術手技とその応用を，数多くの CT 画像とともに解説したものです．本書は 5 章で構成されており，1，2，3 章では主に基本的な内容として，これから内視鏡下鼻内副鼻腔手術を始めようとする医師，また既に本領域の手術を行っている医師がさらにその手技などを確認するために使用するよう作成されています．また 4，5 章では主に応用的な内容として，わが国では比較的限られた施設のみで行われている内視鏡下頭蓋底手術も含め，さらに複雑な手技を要する手術をマスターするための解説が述べてあります．

　内視鏡下鼻内副鼻腔手術は耳鼻咽喉科・頭頸部外科領域の手術の中では，若い医師が早い時期に主術者として手術に取り組む手術であり，比較的短期間に手術手技を獲得できると思われがちの手術です．実際，耳鼻咽喉科専門医を取得する時期の医師が最も多く手掛けている手術の 1 つです．しかしその反面，毎年この領域ではいわゆる医療事故も報告されているのも事実です．これは内視鏡を用いる手術全般に言えることですが，内視鏡下の手術は基本的には主術者単独で行う手術であり，周囲に手術指導者や助手が複数いても大部分は主術者 1 人で行う必要があります．特に経験の浅い術者が手術を行い，仮にトラブルが発生しても，指導者や助手が同時に同手術視野でそのトラブルを解決することが困難となります．一方，内視鏡を用いての手術は複雑な手術野に対して，例外を除いては，平面(2 次元)のモニターでしか観察できないという問題点もあります．

　手術の基本はまず，「局所解剖の熟知」の上で「正しい基本の習得」があり，その後「基本技術から上級技術への地道な習得」となります．入り口を間違うとせっかくの鍛錬があらぬ方向に向かってしまうことにもなります．また実際の手術に当たっては，初心者であれ熟練者であれ，綿密な手術プランニングと術後の反省が必須です．

　内視鏡下鼻内副鼻腔手術書はいくつか刊行されていますが，本書は以下の重要な特徴を有します．まず「正しい基本の習得」のため基本編では手術ポジションから始まり，最も基本の部分から懇切に説明を加えてあります．また，応用編も含め，世界の先進国で行われている手術のゴールドスタンダードというべき手術手技の全てを網羅しています．最も重要な「局所解剖の熟知」に関しては，京都大学大学院医学研究科耳鼻咽喉科・頭頸部外科で公開でも行っている手術解剖実習を元にした解説を加えています．さらに，本書の大きな特徴に，ほとんどの症例に CT 画像を添付したことがあげられます．この CT 画像は 3 次元方向に移動することができ，本画像を用いると局所解剖が熟知できるだけでなく，手術前の「手術プランニング」を立てる際に，3 次元に画像を構築しながら実際の手術野を立体的にイメージすることができます．本書を利用して手術のシミュレーションを行う場合，まず添付の CT 画像の 2 次元画像である程度の手術プランニングを立て，その後 CT を 3 次元方向に移動させ，実際の手術をしているような感覚で進んでいくと非常に効果的です．卓越した術者であれば 2 次元画像のみで手術プランニングすることは可能でしょうが，初心者を含む一般の術者では，特にこの 3 次元方向に移動しうる CT 画像は大いに役立つと思われます．加えて，個々の手術手技の習得に最も効果的な方法は cadaver を用いての手術解剖実習ですが，実習をする際にも本書は大きな助けとなると思われます．

　本書により多くの医師が「内視鏡下鼻副鼻腔・頭蓋底手術」の領域に興味を持ち，技術を積まれ，それにより安全，確実に手術ができる一助になることを願っています．

2014 年 4 月

伊藤壽一

目次

第2版の序　iii
初版の序　v
本書の使い方　xvii

1　セットアップ　中川隆之　1

1 手術ポジション　2
2 手術器機　4
　ａ 手術器具標準セット　4
　ｂ デブリッダー，止血器機　4
　ｃ 内視鏡　5
　ｄ 麻酔　5

2　基本操作（手術器機の基本的使用方法）　中川隆之　7

1 シェーバー（デブリッダー），キュレットの使い方　8
2 止血操作　10
3 ガーゼパッキングについて　11
　Tips 45°斜視鏡の使い方のちょっとしたコツ　11

3　鼻副鼻腔炎に対する手術─基本編　13

A　ポリープ切除　中川隆之　14

1 鼻腔内と副鼻腔内で分けて考える　14
2 鼻腔内ポリープはトリミングする　14
3 鼻腔内のコンパートメントごとに切除していく　14
4 中鼻甲介，鉤状突起，篩骨胞，上鼻甲介をきちんと残す　16
5 嗅裂のポリープには注意する　16
6 手術手技解説動画　16
　症例1（動画1）　16

B 鈎状突起切除 ·········· 中川隆之 17

1 CT読影のポイント ·········· 18
a 上顎洞自然口，鼻涙管をきっかけに鈎状突起を見つける ·········· 18
b 鈎状突起上端と agger nasi cell ·········· 19
c 鈎状突起の基部 ·········· 20

2 手術手技 ·········· 22
a 鈎状突起の観察 ·········· 22
b 鈎状突起切開 ·········· 24
c 鈎状突起下半分切除 ·········· 26
d 上顎洞自然口拡大 ·········· 27
e 鈎状突起上半分切除 ·········· 27

3 手術手技解説動画 ·········· 29
症例1（動画2）·········· 29

C 前頭洞と agger nasi cell ·········· 児玉 悟 31

1 CT読影のポイント ·········· 33
a agger nasi cell と鈎状突起上方付着部 ·········· 33
b 前頭洞ドレナージルート ·········· 35

2 手術手技 ·········· 37
a 鈎状突起上部付着部の処理 ·········· 37
b agger nasi cell 内側壁，後壁の切除と前頭洞開放（動画3）·········· 37
c 前頭洞口の拡大 ·········· 40
d building block concept ·········· 41
e axillary flap technique ·········· 46

3 手術手技解説動画 ·········· 48
症例1（動画4）·········· 48
症例2（動画5）·········· 48
症例3（動画6）·········· 49
症例4（動画7）（動画8）·········· 49

D 篩骨胞と supra bulla cell（recess）·········· 児玉 悟・中川隆之 50

1 CT読影のポイント ·········· 51
a 篩骨胞（ethmoid bulla）と retrobullar recess の同定 ·········· 51
b supra bulla cell，supra bulla frontal cell の同定 ·········· 54
c 前篩骨動脈の同定 ·········· 55

2 手術手技 ·········· 56
a 篩骨胞の処理と中鼻甲介基板の露出 ·········· 56
b 眼窩，前頭蓋底，前篩骨動脈の確認 ·········· 57

3 supra bulla cell と suprabullar recess ·········· 60

4 手術手技解説動画 ·········· 61
症例1（動画9）·········· 61

症例2 （動画10）……………………………………… 61
症例3 （動画11）……………………………………… 63

E 中鼻甲介基板と上鼻道 ………………………… 中川隆之 65

1 CT読影のポイント ……………………………… 65
a 中鼻甲介基板の同定 ……………………………… 65
b 上鼻甲介，上鼻道の同定 ………………………… 68
c 中鼻甲介開窓部位の同定 ………………………… 69

2 手術手技 …………………………………………… 70
a 嗅裂からの上鼻道観察 …………………………… 70
b retrobullar recess 開窓 …………………………… 71
c 中鼻甲介基板天蓋方向の操作 …………………… 72

3 手術手技解説動画 ………………………………… 73
症例1 （動画12）……………………………………… 73

F 後篩骨洞と蝶形骨洞 ……………………………… 中川隆之 74

1 CT読影のポイント ……………………………… 76
a 上鼻甲介と後篩骨洞 ……………………………… 76
b 後篩骨洞と蝶形骨洞 ……………………………… 78
c 蝶形骨洞の危険部位の把握 ……………………… 80

2 手術手技 …………………………………………… 82
a 後篩骨洞の開放 …………………………………… 82
b 蝶篩陥凹の観察 …………………………………… 84
c 蝶形骨洞の開放 …………………………………… 85
d 蝶形骨洞内操作が必要な場合 …………………… 85

G 下鼻道から上顎洞へのアプローチ …………… 児玉 悟 87

1 CT読影のポイント ……………………………… 88
a 鼻涙管 ……………………………………………… 88
b 下鼻道側壁 ………………………………………… 89

2 手術手技 …………………………………………… 90
a 鼻涙管の同定 ……………………………………… 90
b 下鼻道側壁粘膜弁挙上 …………………………… 91
c 上顎洞開放 ………………………………………… 92
d 鼻涙管前方からのアプローチ …………………… 93

H 鼻中隔矯正術 ………………………… 児玉 悟・中川隆之 94

1 CT読影のポイント ……………………………… 95

2 手術手技 …………………………………………… 97
a 粘膜切開と粘膜剥離 ……………………………… 97
b 軟骨・骨境界部の同定と骨切除 ………………… 98

c 前弯や外鼻変形の取り扱い（動画13 動画14 動画15）……………… 100

3 手術手技解説動画………………………………………………………… 101
　症例1（動画16）………………………………………………………… 101
　症例2（動画17）………………………………………………………… 101
　症例3（動画18）………………………………………………………… 104

I 下鼻甲介手術 ………………………………………… 坂本達則・中川隆之 105

1 CT読影のポイント…………………………………………………… 105
　a 下鼻甲介の形態………………………………………………………… 105
　b 中鼻道との関係………………………………………………………… 105

2 手術手技………………………………………………………………… 106
　a 粘膜切開と止血………………………………………………………… 106
　b 骨粘膜の剥離…………………………………………………………… 107
　c 下鼻甲介骨の摘除……………………………………………………… 109
　d 下鼻甲介形成…………………………………………………………… 109

3 手術手技解説動画……………………………………………………… 111
　症例1（動画19）………………………………………………………… 111

J 後鼻神経切断術 ……………………………………………… 児玉　悟 112

1 CT読影のポイント…………………………………………………… 113
　a 蝶口蓋孔の同定………………………………………………………… 113
　b 中鼻甲介，篩骨胞下端との関係……………………………………… 115

2 手術手技………………………………………………………………… 116
　a 中鼻道からアプローチする方法……………………………………… 116
　b 下鼻道からアプローチする方法……………………………………… 118
　c 後鼻神経の末梢枝の同定方法………………………………………… 119

K 嗅覚温存のための工夫 ………………………………………… 小林正佳 120

1 CT読影のポイント…………………………………………………… 121
　a 嗅裂の位置と篩板，嗅糸……………………………………………… 121
　b 嗅粘膜と中鼻甲介，上鼻甲介との位置関係………………………… 123
　c 共通甲介板……………………………………………………………… 125

2 手術手技………………………………………………………………… 126
　a 嗅裂構造物（中鼻甲介，上鼻甲介，鼻中隔）の温存……………… 126
　b 嗅裂ポリープの切除…………………………………………………… 126
　c 上鼻道の開放…………………………………………………………… 128
　d 嗅裂の癒着予防処置…………………………………………………… 129

3 手術手技解説動画……………………………………………………… 130
　症例1（動画20）………………………………………………………… 130

4 鼻副鼻腔炎に対する手術―応用編 　131

A 拡大前頭洞手術（Draf type Ⅱb・Ⅲ手術） ① inside-out アプローチ ……児玉　悟 132

1 CT読影のポイント ……132
- a 鼻涙管，涙囊，鼻堤 ……134
- b 前頭洞底削除の予定部位 ……135

2 手術手技 ……136
- a agger nasi cell の前壁削除 ……136
- b 前頭洞自然口の確認 ……138
- c 中鼻甲介の部分切除 ……138
- d 鼻堤の骨削除 ……138
- e 前頭洞 frontal beak の削除 ……139
- f 前頭洞底の骨削除，嗅糸の確認 ……140
- g 前頭洞の単洞化（Draf type Ⅲ手術） ……142

Tips ドリリングのコツとピットフォール（動画21） ……144

3 手術手技解説動画 ……146
- 症例1（動画22） ……146

B 拡大前頭洞手術（Draf type Ⅱb・Ⅲ手術） ② outside-in アプローチ ……児玉　悟・中川隆之 149

1 CT読影のポイント ……150
- a 正中部における前頭洞底の骨肥厚の程度 ……150
- b 第一嗅糸と A-P diameter ……151

2 手術手技 ……151
- a 鼻中隔開窓（動画23） ……152
- b 第一嗅糸の確認 ……154
- c 鼻中隔上端の処理と側方限界の確認 ……156
- d 鼻堤上部の処理 ……156
- e 前頭洞底の骨削除，ドリリング ……157

3 手術手技解説動画 ……159
- 症例1（動画24） ……159
- 症例2（動画25） ……162

C endoscopic medial maxillectomy（EMM） ……児玉　悟・中川隆之 164

1 CT読影のポイント ……165
- a 切除範囲 ……165
- b 手術アプローチの選択 ……165

2 手術手技 ……168
- a 鼻涙管と下鼻甲介を温存する EMM の変法（動画26） ……168
- b 鼻涙管と下鼻甲介を切除する EMM（動画27） ……175

目次

Tips 内反性乳頭腫に対する術式の変遷─EMM から EMMM へ ……………… 176

3 手術手技解説動画 ………………………………………………………………… 177
　　症例1（動画28）………………………………………………………………… 177
　　症例2（動画29）………………………………………………………………… 178

D 涙嚢鼻腔吻合術 …………………………………………………… 児玉　悟 180

1 CT 読影のポイント ……………………………………………………………… 180
　a 涙嚢と鼻涙管の同定 …………………………………………………………… 180
　b 周囲の骨の厚みの評価 ………………………………………………………… 182

2 手術手技 …………………………………………………………………………… 183
　a 粘膜弁 …………………………………………………………………………… 183
　b 骨削開 …………………………………………………………………………… 184
　c 涙嚢開放 ………………………………………………………………………… 184
　d ステントについて ……………………………………………………………… 186

3 手術手技解説動画 ………………………………………………………………… 186
　　症例1（動画30）………………………………………………………………… 186
　　症例2（動画31）………………………………………………………………… 186

E 蝶形骨洞自然口からの蝶形骨洞アプローチ …………………… 中川隆之 187

1 CT 読影のポイント ……………………………………………………………… 188
　a 蝶形骨洞の拡がりと蝶形骨洞前壁切除範囲の決定 ………………………… 188
　b 蝶形骨洞内の隆起（内頸動脈，視神経，正円孔，翼突管）の確認 ……… 190

2 手術手技 …………………………………………………………………………… 192
　a 鼻中隔，蝶篩陥凹粘膜の処理 ………………………………………………… 192
　b 蝶形骨洞自然口の拡大，鋤骨の切除 ………………………………………… 194
　c 上鼻甲介の処理 ………………………………………………………………… 196
　d 蝶口蓋動脈，翼突管神経の同定 ……………………………………………… 197
　e 眼窩下神経の同定 ……………………………………………………………… 198
　f 中鼻甲介，上顎洞後壁，翼口蓋窩の処理 …………………………………… 199
　g 蝶形骨洞内病変に対する操作 ………………………………………………… 199

3 手術手技解説動画 ………………………………………………………………… 201
　　症例1（動画32）………………………………………………………………… 201

F 髄液漏閉鎖術 ……………………………………………………… 中川隆之 203

1 CT 読影のポイント ……………………………………………………………… 203
　a 篩板 ……………………………………………………………………………… 203
　b 蝶形骨洞側窩 …………………………………………………………………… 203

2 手術手技 …………………………………………………………………………… 204
　a 瘻孔部位の確認と周辺鼻粘膜の郭清 ………………………………………… 204
　b 穿孔閉鎖法 ……………………………………………………………………… 205

G 視神経管開放術 ··田中秀峰 207

1 CT読影のポイント ·· 207
- a 視神経管と蝶形骨洞または最後部篩骨洞（Onodi cell の有無）の位置関係 ········ 207
- b 視神経管の内側後方断端（頭蓋側）の位置確認 ················ 208
- c 鉤状突起や篩骨胞，中鼻甲介基板の眼窩付着部と眼窩内壁骨の厚さを確認 ········ 208

2 手術手技 ·· 208
- a 篩骨洞，蝶形骨洞を開放 ················ 208
- b 眼窩内側壁を外す ················ 209
- c 視神経管の上面側から順に開放，眼動脈と内頸動脈損傷に注意 ················ 210

3 手術手技解説動画 ·· 211
症例1（動画33）················ 211

5 頭蓋底手術における鼻副鼻腔操作 213

A 副鼻腔炎手術と頭蓋底腫瘍手術の違い ················中川隆之 214

B 良性腫瘍と悪性腫瘍の違い ················小林正佳 215

1 CT，MRI読影のポイント ················ 215
- a 良性腫瘍（内反性乳頭腫）················ 215
- b 悪性腫瘍（嗅神経芽細胞腫）················ 217

2 手術手技 ················ 218
- a 断端病理組織検査（マージンスタディ）················ 218
- b 良性腫瘍の切除 ················ 219
- c 悪性腫瘍の切除 ················ 220
- d 再建術 ················ 221
- e 出血対策 ················ 221

C 経鼻内視鏡頭蓋底手術のセットアップ ················丹治正大 222

1 適応 ················ 222
- a 3-4ハンド手術 ················ 222
- b 開頭・経鼻同時手術 ················ 222

2 手術室のセットアップ ················ 223
- a 3-4ハンド手術 ················ 223
- b 開頭・経鼻同時手術 ················ 225

3 手術器機 ················ 226
- a 3-4ハンド手術 ················ 226
- b 開頭・経鼻同時手術 ················ 226

4 手術進行 ·· 226
- a 3-4 ハンド手術 ··· 226
- b 開頭・経鼻同時手術 ······································ 227

5 頭蓋底解剖の理解 ·· 229

D 経蝶形骨洞アプローチ ··· 田中秀峰 233

1 CT 読影のポイント ·· 234
- a 経蝶形骨洞アプローチの選択 ························· 234
- b 視神経管と蝶形骨洞または最後部篩骨洞の関係（Onodi cell の有無） ············· 234
- c 翼突管，口蓋鞘突管（palatovaginal canal）の走行と上鼻甲介の付着部 ·········· 234
- d 蝶形骨洞の洞間中隔や洞内中隔の付着部と内頸動脈隆起の位置関係 ············· 236

2 手術手技（動画34）·· 236
- a 経蝶篩陥凹アプローチ ··································· 236
- b 経篩骨洞アプローチ ······································ 240

3 手術手技解説動画 ·· 240
- 症例1（動画35）··· 240

E 拡大蝶形骨洞アプローチ
（transplanum transtuberculum アプローチ） ·················· 阿久津博義 244

1 CT 読影のポイント ·· 245
- a 正常解剖 ·· 245
- b 症例によるバリエーション ··························· 245

2 手術手技（動画36）·· 247
- a 鼻腔・副鼻腔の操作 ······································ 247
- b 頭蓋底の骨削除 ·· 250
- c 硬膜内の操作 ··· 251

3 手術手技解説動画 ·· 251
- 症例1（動画37）··· 251

F 海綿静脈洞・メッケル腔アプローチ ····················· 堀口健太郎 255

1 CT 読影のポイント ·· 256
- a 後篩骨洞，上顎洞，蝶形骨洞側壁 ·················· 256
- b 蝶形骨洞後壁，破裂孔 ··································· 257

2 手術手技 ·· 258
- a 蝶形骨洞開放（動画38）································· 258
- b 後篩骨洞開放，上顎洞開放（動画39）·············· 258
- c 海綿静脈洞内構造物，メッケル腔の確認（動画40）····· 261

3 手術手技解説動画 ·· 263
- 症例1（動画41）··· 263

G 経斜台アプローチ ······ 阿久津博義 268

1 CT読影のポイント ······ 269

2 手術手技 ······ 272
- a 鼻腔・副鼻腔操作 ······ 272
- b 頭蓋底骨削除 （動画42）（動画43） ······ 272

3 手術手技解説動画 ······ 279
- 症例1 （動画44） ······ 279

H 経上顎洞アプローチ ① 翼口蓋窩 ······ 児玉 悟 284

1 CT読影のポイント ······ 285
- a 翼口蓋窩の同定 ······ 285
- b 骨孔・管腔構造の確認 ······ 285

2 手術手技 ······ 289
- a 鼻涙管の後ろからアプローチする方法 （動画45） ······ 289
- b 鼻涙管の前からアプローチする方法 （動画46） ······ 296

I 経上顎洞アプローチ ② 側頭下窩 ······ 中川隆之 299

1 CT読影のポイント ······ 300
- a 翼突管，正円孔，卵円孔 ······ 300
- b 蝶形骨翼状突起 ······ 301
- c 頸動脈管 ······ 302

2 手術手技 ······ 302
- a 上顎洞開放，翼口蓋窩開放 （動画47） ······ 302
- b V-Rラインから卵円孔 （動画48） ······ 304
- c 耳管軟骨部の露出 （動画49） ······ 305
- d 頸動脈管下壁削除 （動画50） ······ 306

3 手術手技解説動画 ······ 308
- 症例1 （動画51） ······ 308

J 前頭蓋底アプローチ ······ 花澤豊行 311

1 CT読影のポイント ······ 312
- a 前頭蓋底切除の適応範囲 ······ 312
- b 前方切除端；前頭洞後壁と鶏冠 ······ 312
- c 左右の篩骨洞天蓋（前篩骨動脈，後篩骨動脈） ······ 312
- d 後方切除端（蝶形骨洞の前壁） ······ 314

2 手術手技 ······ 314
- a 鼻腔内の腫瘍の分割切除 ······ 314
- b 鼻中隔粘膜弁の確保と鼻中隔の切り離し （動画52） ······ 314
- c 両側前頭洞底の骨削除 ······ 315
- d 前篩骨動脈および後篩骨動脈の処理 （動画53） ······ 316

e 前頭蓋底の骨離断（動画54）		318
f 硬膜の切り離しと嗅球および嗅索の切断（動画55）		319
g 腫瘍の摘出		319

3 手術手技解説動画 ······· 320

症例1（動画56） ······· 320

K 経眼窩アプローチ・眼窩減圧術 ······· 田中秀峰 323

1 CT読影のポイント ······· 324

a 篩骨上顎板の眼窩壁付着部位と内直筋や下直筋との位置関係 ······· 324

b 前篩骨動脈，後篩骨動脈の走行 ······· 325

c 眼窩壁に対する上眼窩裂と下眼窩裂の位置関係 ······· 325

d 頬骨顔面神経，頬骨側頭神経の走行 ······· 326

2 手術手技 ······· 327

a 経鼻眼窩アプローチ（動画57） ······· 327

b 経眼窩アプローチ（動画58） ······· 328

c 眼窩減圧術（動画59 動画60） ······· 331

3 手術手技解説動画 ······· 333

症例1（動画61） ······· 333

L 有茎鼻粘膜弁と頭蓋底再建 ······· 中川隆之 336

1 CT読影のポイント ······· 337

a 気脳症の経時的観察 ······· 337

2 手術手技 ······· 337

a 鼻中隔粘膜弁のデザイン ······· 337

b 筋膜2層＋有茎鼻中隔粘膜弁による閉鎖 ······· 339

c 脂肪片，骨，軟骨の使用について ······· 340

d 閉鎖素材の固定としての鼻内パッキング ······· 341

付録DVD-ROMについて　342
索引　345

本書の使い方

　本書では，中鼻道から篩骨洞，上顎洞，前頭洞，蝶形骨洞を開放する一般的な手術手技を内視鏡下鼻内副鼻腔手術(ESS)の基本手技とします．確実に各副鼻腔を開放し，危険部位を確認，回避するために，どのように手術解剖を考えると簡単になるのか，また，術前に行うべきCT読影に必要なチェックポイントは何かを，できるだけシンプルに解説するように留意しました．疾患の診断を中心としたCT読影ではなく，手術解剖を「わかりやすくする」ための画像診断について解説します．

　術前のCT読影が安全な手術に必要であるということに異論を唱える人はいないと思います．しかし，複雑な副鼻腔のCTから，どのように，これから行う手術に必要な情報を読み取るかということは，なかなか難しいのではないでしょうか．漠然と鼻副鼻腔CTを眺めても，内視鏡で観察する鼻内所見とは結びつきません．どの副鼻腔に病変があるのか，ということは，誰もが読影すると思いますし，おそらく放射線科の先生のコメントにも記載されています．しかし，これから行う手術で操作する部位がCT上でどこなのかを教えてくれません．あなたがこれから行う内視鏡下鼻内手術の各ステップに直接的に反映できるCT読影のポイントを読影する必要があります．本書では，内視鏡下鼻内手術をいくつかのステップに分けて，それぞれのステップで行う手術操作に直結するCT読影のポイントを解説します．術前にこのような観点で画像を読影することは，術中にナビゲーションシステムを上手に使いこなすことにもつながります．自分がどこを触っているのかわからなくなって，ナビゲーションを用いるのではなく，あらかじめ計画したルートを正確にたどっているのかを確認するためにナビゲーションを用いるべきです．本書で紹介するCT読影のポイントは，ナビゲーションで確認すべきポイントとも言えますので，ナビゲーションを用いて手術する際に是非活用してください．

　付録DVD-ROMに収載したCTデータは，京都大学大学院医学研究科耳鼻咽喉科・頭頸部外科が主催している手術解剖実習で使用しているシステムを用いたもので，冠状断，矢状断，軸位断を連続的に動かしながら，観察することができます．本書に記載しているCT読影のポイントは，このシステムを使用することを前提としています．3方向に自由に動かすことができるので，手術解剖が非常に理解しやすいという特徴があります．まず，このシステムを使って，CT読影方法を理解すれば，通常のCTデータにも応用することができます．初版出版時に比べ，画像検査のフィルムレス化が進み，同様のソフトを用い，3方向のCT断面像を自由に動かして，読影することは一般的になりつつあります．また，DICOMデータであれば，フリーソフトで同様に3方向に動かしながら読影することが可能になります．ナビゲーションシステムの画面と似た構成になっていますので，術中のナビゲーション画像の理解が素早くできるという特徴もあります．

　以下に簡単にこのソフトの使用方法を述べます．One Volume Viewer(i-VIEWワンボリュームビューワ)あるいはOD Viewer(i-VIEWワンデータビューワプラス)というソフトが各CTデータのフォルダに入っています．いずれかのソフトを立ち上げると3方向のCT画面が展開されます．冠状断，軸位断，矢状断それぞれの画像に交叉する赤，青，緑のバーが表示されます(図1，2)．これらのバーを動かすことにより，画像を連続的に前後(青)，左右(緑)，上下(赤)に動かすことができます．バーの表示が読影の邪魔になるようでしたら，ツールバーのメニューで縮小表示に変更することができます(図1，2黄矢印)．CT画像の明るさやコントラストは，ヒストグラムを用いて変化させることができます(図1，2赤矢印)．その他の詳細については，各ソフトのヘルプメニューをご参照ください．

　同じデータを医療画像の汎用フォーマットであるDICOMでも用意しました．デモ版が無料で

本書の使い方

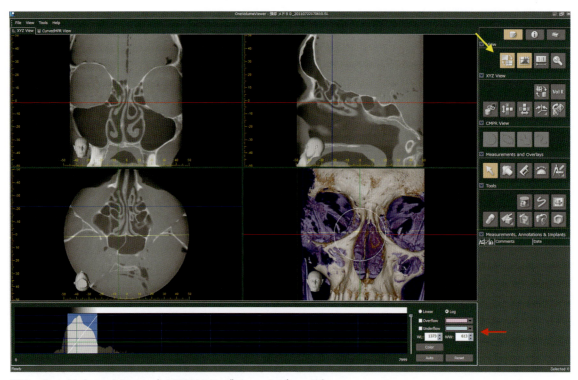

図1　One Volume Viewer（i-VIEW ワンボリュームビューワ）
　　　黄矢印：画面上の赤，青，緑のラインのツールバー，赤矢印：画面ヒストグラムのウインドウ

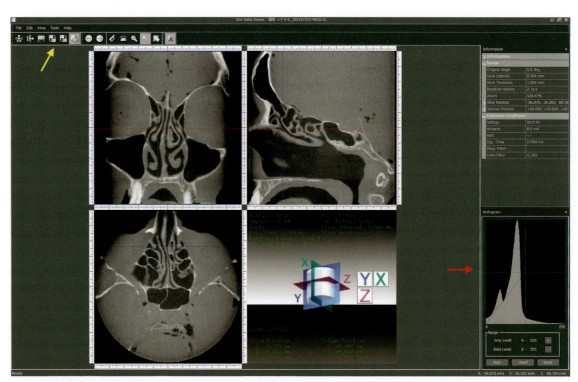

図2　OD Viewer（i-VIEW ワンデータビューワプラス）
　　　黄矢印：画面上の赤，青，緑のラインのツールバー，赤矢印：画面ヒストグラムのウインドウ

配布されている OsiriX（https://www.osirix-viewer.com/）を使用すれば閲覧することができます．DICOM ファイルを読み込み，ダブルクリックして 2D ビューアで開き，3D MPR を選択すれば，同様に冠状断，軸位断，矢状断を連動させて見ることができます．なお 3DCT 症例6 は DICOM のみの収載となります．

　本書は，基本的に手術に必要な解剖の理解，CT 読影，手術テクニックの解説を目的としています．したがって，単純に解剖の理解のために使っていただくのもよい方法だと思います．病態に応じた手術方法の選択など疾患に対する治療法の解説は，本書には含んでいません．この点にご留意いただき，副鼻腔炎，アレルギー性鼻炎，鼻副鼻腔腫瘍，頭蓋底腫瘍の治療に本書をうまく利用していただければと考えます．

　また第 2 版では，実際の操作，手技，器具の使い方をわかりやすくするために，付録 DVD-ROM に動画を追加しました．また，頭蓋底手術の多くは腫瘍に対する手術であることを考慮し，実際の症例での手術操作を示す動画を追加し，より手術操作が理解できるように留意しました．

1

セットアップ

1 セットアップ

① 手術ポジション

　患者ポジションは，臥位でやや頭部を挙上した体位をとります．執刀医は座位で，患者頭部右側に位置し，執刀医の右側に立位で助手という配置をとります．患者腹部にメイヨー台を置き，デブリッダーシステム，超音波凝固装置あるいはバイポーラ，吸引，器具洗浄用の生理的食塩水を配置します．その他の手術器機を乗せたテーブルは，執刀医の背面に位置します．執刀医のポジションは，右耳の手術と同じと理解していただけばわかりやすいと思います（図1）．

　内視鏡は左手で把持しますが，患者頭部の右側に左手肘を置くための台（特別な台は必要ではなく，被布を束ねたもの，枕など）を配置被布の下にします（図2）．この台の高さは，執刀医の腕の長さによって調節します．肘に少し体重を乗せる姿勢をとるのが，安定した内視鏡把持のポイントです（図3）．手術台は少し頭部を挙上した体位をとります（図2）．

　足下には手術器機のフットスイッチを配置します．左足に内視鏡先端洗浄装置（イリゲーションシステム）のフットスイッチ，右足にデブリッダー，超音波凝固装置あるいはバイポーラのフットスイッチを配置します（図4）．

　内視鏡モニターは，患者左側，執刀医と患者頭部を結ぶラインの延長線上，執刀医が自然な体位をとった際に正面にモニターがくる高さに配置します（図5）．麻酔科医，麻酔器機は，この足側に位置します．ナビゲーションシステムを使用する場合は，内視鏡モニターの横にナビゲーションシステムモニターがくるように配置します（図1，5）．

　大切なことは，術者が最も楽な姿勢をとれるように配置することにあります．日本では立位で手術を行う先生が多いですが，フットスイッチが複数あること，手術器機に余分な力を加えないこと，繊細な操作を行うことを考慮すれば，座位で行うのがよいと考えています．また，頭蓋底手術など時間を要する手術では，よりいっそう座位で手術を行うメリットが活かされると思います．頭蓋底手術では，耳鼻咽喉科医と脳神経外科医（耳鼻咽喉科医2名，脳神経外科医2名）が3-4ハンドで手術を行う場合も少なからずあります．このような3-4ハンドによる手術，同時に経頭蓋手術と内視鏡下経鼻手術を行う同時併用手術でのセッティングについては，5章C項「経鼻内視鏡頭蓋底手術のセットアップ」（➡222頁参照）で解説します．

2 手術器機

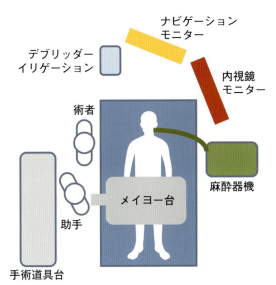

図1 手術セッティング
術者，助手，手術器機の配置の模式図．

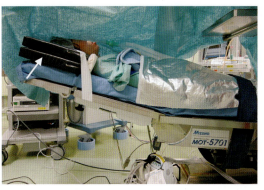

図2 内視鏡保持のための肘当てのセッティング（矢印）と手術台の角度

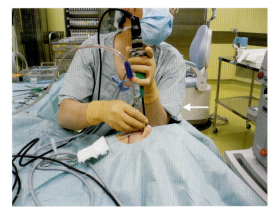

図3 座位での内視鏡把持のスタイル（矢印）

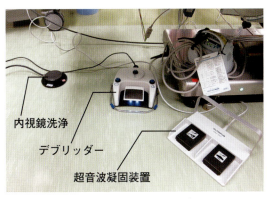

図4 フットスイッチのセッティング

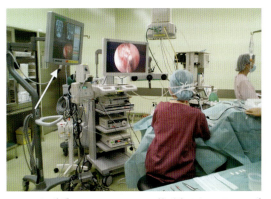

図5 ナビゲーションモニター（矢印）のセッティング

1 セットアップ

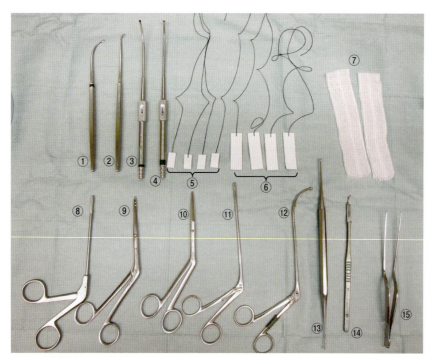

図6　標準的な手術器具
① スタンバーガーキュレット(55°弯曲)，② スタンバーガーキュレット(直)，③ サクションキュレット，④ サクションエレベーター，⑤ コットンシート(小)，⑥ コットンシート(大)，⑦ 鼻用タンポンガーゼ，⑧ バックワード鉗子，⑨ ハイマン鋭匙鉗子(小)，⑩ 下鼻甲介剪刀，⑪ 西端鋭匙鉗子(直)，⑫ 西端鋭匙鉗子(強弯)，⑬ 両刃鋭匙，⑭ メス，⑮ 鼻用鑷子

2 手術器機

　手術器機はできるだけシンプルに数を少なくするように留意しています．症例に応じて準備する器機は異なりますので，標準的な器機を中心に紹介します．

a 手術器具標準セット

　鉗子として，ハイマンの鋭匙鉗子(小)，西端(高橋)の鋭匙鉗子(直，強弯)，截除鉗子(直，上向き)，バックワード鉗子(直)，鋭匙関係として，両刃鋭匙，スタンバーガーキュレット(直，55°弯曲)，サクションキュレット，サクションエレベーターを準備します．この他に，下鼻甲介剪刀，シーカー，耳鼻科用鑷子2本，吸引嘴管，スタンツェ(ケリソンパンチ)を用意します．オプションとして使用する器具では，ノミ槌，硬膜剪刀，血管クリップ鉗子があります．図6に標準的な鼻中隔矯正術，粘膜下下鼻甲介骨切除術，ESSを行う際のセットアップを示します．

b デブリッダー，止血器機

　デブリッダーシステムはルーチンに使用します．原則的には，直の4 mmのシェー

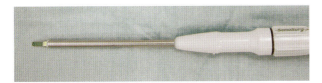

図7 超音波凝固装置

バーブレードのみを準備し，必要に応じて60°弯曲ブレードを使用します．近年はナビゲーションシステムと連動するデバイスが普及しつつあり，ナビゲーションシステムを用いる場合は，ナビゲーション機能つきのシェーバーブレード使用を推奨します．ただし，弯曲ブレードに関しては，ナビゲーション機能つきシェーバーブレードの種類に限りがありますが，今後一般化すると思われます．ドリルは必要に応じて準備しますが，汎用するのは先端が15°ベントしている4mmのダイヤモンドバーです．大量の骨削除が必要な場合はハイスピードドリルシステムを準備し，2mmのダイヤモンドバーを使用します．ただし，近年は通常のデブリッダーにて使用可能なドリルシステムの回転数が向上しており，ほとんどの症例に対応可能です．骨削除量が多い場合は，状況に応じてカッティングバーの使用も考慮します．

止血用器機としてルーチンで準備しているのは超音波凝固装置で，先端は直のブレード型です（図7）．出血がある程度予想され，止血操作が重要と予想される症例では，吸引付きの鉗子型のバイポーラを基本的に準備します．

腫瘍手術では，先端が針状の電気メスを多用します．粘膜など軟部組織を切開する場合は，カットモードを使用します．出力は切開する粘膜の厚さに応じて，適切に変更することにより，周辺組織へのダメージや粘膜収縮を軽減することができます．例えば，鼻中隔前方の粘膜切開では，機種によって8ワット程度で十分ですが，後鼻孔や上咽頭などでは15ワット程度必要になります．

c 内視鏡

内視鏡は，外径4mmのカールストルツ社のものを用いています．直視鏡と45°斜視鏡を用い，内視鏡先端のイリゲーションはルーチンに使用しています．

d 麻酔

基本的には全身麻酔で手術を行っています．全身麻酔時は，10％コカイン水2mLを併用し，コットンシートに含浸させて術野に1分程度留置します．2mLで小さいコットンシート10枚程度が用意できます．ESSの場合，蝶篩陥凹，上鼻道，bulla recess（篩骨胞と中鼻甲介の間の陥凹），中鼻甲介とagger nasi cell（3章B項「鉤状突起切除」，→17頁参照）の間，鉤状突起に留置します．鼻中隔矯正術などでは粘膜切開部に留置します．リドカインやアドレナリンの局所注射は通常行いません．鼻中隔矯正術において，前弯が強く，鼻孔の皮膚部分に切開を入れる必要があるような症例では，局所麻酔薬あるいは生理的食塩水の局所注射を行います．局所麻酔で手術する場合はコカインは使用せず，アドレナリン添加1％リドカインを用いています．

（中川隆之）

2

基本操作
（手術器機の基本的使用方法）

シェーバー（デブリッダー），キュレットの使い方

　デブリッダーシステムで最も使用頻度が高いものは，直のシェーバーブレードです．シェーバーは，ポリープおよび粘膜切除に使用します．副鼻腔開放のきっかけは，キュレットを用い，穿破，剥離などの操作を行います．この操作で生じた骨片は鉗子で除去し，粘膜断端をシェーバーで切除します．つまり，新しい空間への進入，開放はキュレットで行い，粘膜の「掃除機」としてシェーバーを使用することになります．遊離断端となった粘膜をまず吸引し，操作しやすい部位に引っ張り出し，切除するという使い方をすると，シェーバーのフットスイッチを踏んでいる時間は短く，吸引機能付きの截除鉗子というイメージで使用しています．シェーバー使用に際して注意すべき点として，切除している組織を必ず視野に入れるということがあります．すなわち，切除している軟部組織とシェーバーの開口部分が内視鏡視野に入るようにします（図1）．また，シェーバーの開口部を組織に押し付けながら切除しないことも重要なポイントです．初心者は，まず切除したい組織にシェーバー開口部を押し当て，少し距離をあけて（少し引いて）から，フットスイッチを踏むという手順がよいでしょう．イメージとしては，「しっかり切れてない」という印象になる程度に距離をあけて使用すると，目的とした部分だけが切除でき，過剰切除を防止することができます．

　キュレットの使用方法についても少し解説します．キュレットは翻訳すれば，鋭匙となります．鋭匙というと，大きな匙状の骨削除や剥離に用いる道具のイメージが強いので，本書では，鼻内手術用に開発されている先端の小さい，細軸の道具をキュレットと呼ぶことにします．鼻内手術用のキュレットは種々ありますが，機能的にみて2つに大別できます．吸引機能が付いているタイプと付いていないタイプです．先に紹介した基本セットでは，吸引機能がないタイプとして，スタンバーガーキュレット（直，55°弯曲）と両刀鋭匙があります（図2）．両刀鋭匙は鼻中隔矯正術や粘膜下下鼻甲介骨切除術に頻用しますが，副鼻腔手術では主として2種類のスタンバーガーキュレットを用いています．直のタイプでも先端の匙の部分に角度がついているものを使用しています．キュレットは，探索，穿破，剥離，切除の目的に使用します．穿破や切除は，先端の鋭的な部分を使用します．剥離操作では，匙の側面や背面を用います．吸引チューブがつながっていないので，自由度が高く，繊細な操作が可能です．原則として，手首の力だけで操作します．硬い組織を切除する際に，無理な力がかかりそうな場合は，スタンツェなどの彫骨器を使用します．

　また，新しい空間を開放する際には，1つずつレイヤーを開放するように心がけてください．一度に複数のレイヤーを開放する操作は，思わぬ副損傷を引き起こします．特に，鋭的な道具を外側（眼窩方向），上方（頭蓋底方向）に操作する場合，必ず眼窩や頭蓋底を明視下において操作してください．多くの副損傷の原因となる操作です．特に，篩骨胞や中鼻甲介基板周辺を操作する際に留意してください．日常的な手術操作ですので，習慣づけが事故防止に有効です．

1 シェーバー（デブリッダー），キュレットの使い方

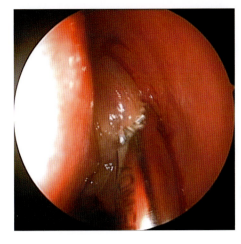

図1 マイクロデブリッダーによるポリープ切除
シェーバーの開口部が見えるようにして，切除を行っている．

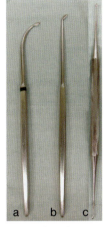

図2 スタンバーガーキュレット(a, b)と両刀鋭匙(c)

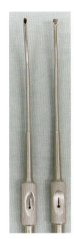

図3 サクションキュレット（左）とサクションエレベーター（右）
サクションキュレットは先端が鋭であり，サクションエレベーターは先端に鈍な剥離子がついている．

　吸引機能が付いているタイプとしては，サクションキュレット，サクションエレベーターを使用します（図3）．サクションキュレットは先端が鋭的であり，出血が多い術野においてスタンバーガーキュレットの役割を果たします．サクションエレベーターは鈍的な剥離に適しており，鼻中隔矯正術の軟骨膜，骨膜剥離に有用です．軟骨や薄い骨から粘骨膜を剥離する場合，サクションキュレットでは力の入る角度によっては軟骨，骨，粘骨膜に穿孔が生じますが，サクションエレベーターでは穿孔が生じにくい特徴があります．サクションキュレットとサクションエレベーターは，操作性の面では吸引機能がないタイプに劣りますが，片手操作が基本となる内視鏡下鼻内手術では視野の確保に不可欠な道具と言えます．サクションキュレットでの剥離操作では，剥離するレイヤーをしっかりと視認し，適切なレイヤーで余分な力を加えずに操作することがコツになります．また，鈍的な剥離には背面を使用し，鋭的な剥離には吸引側の面を使うと，狙った剥離が行えます．さらに，出血の度合いに応じて，軸の部分の吸引口を開放にするか，閉じるかを使い分けます．

2 基本操作（手術器機の基本的使用方法）

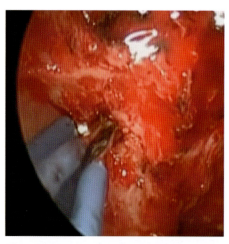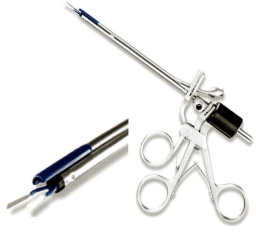

図4　サクションバイポーラ（日本メドトロニック社）
右前篩骨動脈を凝固しているところであるが，吸引機能があるため術野がクリーンであり，焼灼による煙もない．

2 止血操作

　血管性の出血に関しては，バイポーラでの凝固を用います．出血していない血管の凝固・切断であれば，バイポーラあるいは超音波凝固装置にて炭化しないように留意して凝固後切断を行います．片手操作が基本の内視鏡下鼻内手術では，止血操作においても吸引機能が付いた器機が有用です．いくつかのタイプの吸引機能付きバイポーラが販売されています．鉗子と同様の形態で，シングルシャフトで先端のみが開くタイプが，狭い術野での操作性が優れます（図4）．原則としては，6〜8程度の弱い出力でバイポーラを使用しています．超音波凝固装置についても，吸引機能が付いているものがありますが，価格面から吸引機能をもたないタイプが鼻科領域では汎用されています．吸引の有無のほかに，シャフトや先端部分のサイズもデバイス選択のポイントになります．

　超音波凝固装置では，バイポーラと異なり目的とする組織を挟む必要がないため，止血操作はより容易となりますが，ピンポイントで凝固したい場合はバイポーラが優れます．また，超音波凝固装置では，凝固部位の温度がバイポーラよりも低いため鼻粘膜が萎縮しにくく，形態の温存という点でアドバンテージがあります．モノポーラは通常の副鼻腔炎手術では用いませんが，腫瘍に対する手術や頭蓋底手術，また，再建術における鼻粘膜弁挙上では非常に有用です．ただし，周辺組織，特に神経系の損傷に注意して使用する必要があります．

次に，凝固装置の適応とならない，粘膜や骨断端からの oozing に対する処置について説明します．紐付きコットンシートにアドレナリンを付けて，出血部位において数分待つという方法で，多くの場合コントロールできます．ポイントは，出血部位をよく観察し，しっかりとコットンシートが創面に当たるようにすることです．出血によりコットンシートが浮いてしまう場合は，コットンシートの上にさらにコットンシートを追加するか，ガーゼによる圧迫を加えます．ガーゼよりもコットンシートを用いる利点は，きめが細かく，創部にしっかりと接触する点にあります．

海綿静脈洞など静脈叢からの出血は，凝固装置での止血は困難です．コットンシートによる圧迫の応用として，酸化セルロースにフィブリン糊のフィブリノゲン液を浸し，出血部位においてから，生理的食塩水を浸けたコットンシートで軽く圧迫する方法が有効です．この際も，出血でコットンシートが浮く場合は，圧迫を追加します．価格が高い点が問題ですが，ゼラチンポリマーとトロンビンの合剤（フロシール）が静脈叢からの出血を短時間で制御できることから，頭蓋底手術では準備しておきたい製剤といえます．

3 ガーゼパッキングについて

手術終了後，粘膜もしくは骨断端からの oozing が認められた部位に酸化セルロース，アルギン酸塩などの局所止血材料を留置し，原則としてガーゼなどの後日抜去が必要な材料は留置しません．頭蓋底再建例で再建材料を支える，あるいは固定する目的でのみガーゼ材料のパッキングを行います．

Tips ≫ 45°斜視鏡の使い方のちょっとしたコツ

現在，内視鏡下鼻副鼻腔手術で使用される硬性内視鏡は，直視鏡と 30，45，70°斜視鏡があります．直視鏡と 30°が最も汎用されている印象があります．好みに応じて，使い分ければ，どの角度を使用しても問題ありません．

京都大学では，直視鏡と 45°斜視鏡を標準セットとして使用しています．45°斜視鏡は，使用する感覚的には 30°に近く，70°に近い視野が得られます．側方視（図 5a の状態）では，把持した内視鏡の下に手術器機を操作する広いスペースがあり，右手の手術操作において光源コードが干渉することはまれです．一方で，上方を見たい場合，斜視鏡を真上方向に向けると（図 5c の状態），光源コードにより内視鏡の下側からの操作が行いにくく

2 基本操作（手術器機の基本的使用方法）

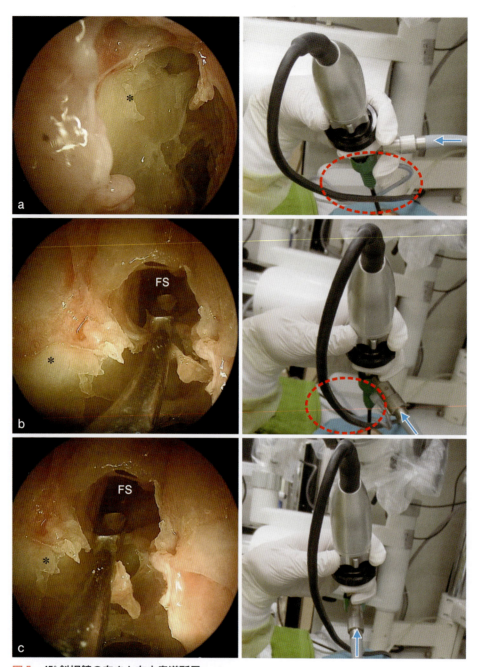

図5　45°斜視鏡の向きと右中鼻道所見
矢印は内視鏡光源コードの位置を示す．
a：内視鏡を右側外側方向に向けた状態．眼窩内側壁（＊）が中央に観察できる．内視鏡の下側には，手術器機を挿入する広いスペースがある（赤点線）．
b：内視鏡光源コードを4時の位置に持ってくると，やや斜め上方を見上げた視野が得られる．眼窩内側壁（＊），前頭洞（FS）が観察できる．aの状態よりは狭いが，内視鏡下にワーキングスペースが確保できる（赤点線）．
c：内視鏡を真上方向に向けた状態．内視鏡の下のスペースはかなり限定される．この角度での観察が必要な場合，手術器機は内視鏡の上から挿入することになる．bの状態とcの状態では，前頭洞（FS）の見え方に大きな違いはない．

なります．このような場合，光源コードを4時の位置ぐらいまで少し側方に回すと，内視鏡の下のワーキングスペースが確保できます（図5bの状態）．この状態でも，30°斜視鏡を真上に向けた状態よりも広い視野が確保できていることがわかります．筆者は，前頭洞周辺の操作を行う際は，図5bの内視鏡ポジションをルーチンに使っています．

（中川隆之）

3

鼻副鼻腔炎に対する手術
—基本編

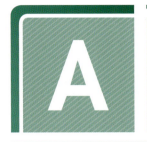

> **Point**
> ・ポリープ基部の位置を確認する．
> ・鼻副鼻腔の骨構造を温存する．
> ・コンパートメントごとに切除する．
> ・嗅裂のポリープでは迅速病理を考慮する．

1 鼻腔内と副鼻腔内で分けて考える

　ポリープあるいはポリープ様粘膜の切除は，最も基本的な手術操作といえます．ポリープ切除は，鼻腔内と副鼻腔内で分けて考える必要があります．副鼻腔内では，原則的に骨を露出させないように留意してポリープ切除することが基本とされています．例外としては，上顎洞性後鼻孔ポリープで，この場合は基部の粘膜の完全切除が求められます．骨膜を残して切除するということは，ポリープの向こう側にある組織に留意して，ポリープを切除することになります．この意識は安全性の向上にも貢献します．

2 鼻腔内ポリープはトリミングする

　ここでは，手術の最初のステップとなることが多い，鼻腔内のポリープ切除の基本的な手術手技を説明します．鼻腔内のポリープを切除する際には，常にそのポリープの基部がどこにあるのかを考えながら切除しなければなりません．例えば，中鼻甲介が基部だと想定した場合は，ポリープをすべて切除するという考え方で切除を行うと，中鼻甲介骨を切除するなど過剰切除につながるだけではなく，この後に行う副鼻腔手術の大切な目印を失うことになります．鼻腔内のポリープ切除に際しては，本来ある鼻腔の構造物の形を出すように切除する，むしろトリミングするという感覚で行うべきです（図1）．

3 鼻腔内のコンパートメントごとに切除していく

　大きなポリープの場合，基部が鉤状突起にあっても，上鼻甲介にあっても，総鼻道に存在するポリープととらえられます．しかし，前述したように，ポリープ切除に際しては，基部がどこにあるのかを確認してから切除する必要があります．ポリープ基部の位置を鼻

A　ポリープ切除

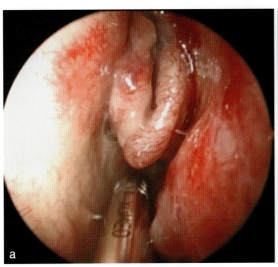
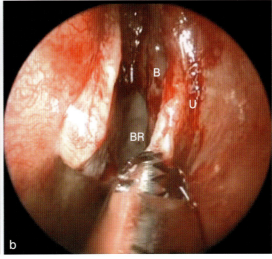

図1　中鼻道ポリープ切除前後の内視鏡画像
　a：ポリープ切除前
　b：ポリープ切除後
骨構造を温存して中鼻道ポリープを切除することにより，鈎状突起(U)，篩骨胞(B)，bulla recess(BR)が視認できる．

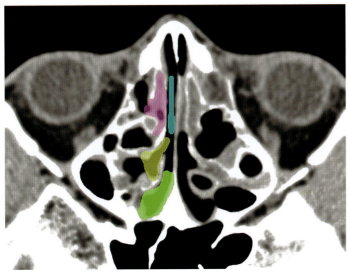

図2　ポリープ切除における4つのコンパートメント
中鼻道（ピンク），嗅裂（青），上鼻道（黄），蝶篩陥凹（緑）の4つのコンパートメントに分けて，ポリープ切除を行う．手術計画に応じて，どのコンパートメントから切除するかを考える．

　腔内の4つのコンパートメントに分け，コンパートメントごとに切除していく意識をもつことにより基部を確認する習慣がつきます（図2）．また，好酸球性副鼻腔炎などで多くのポリープが鼻腔内に認められる場合，出血のコントロールの観点からもコンパートメントごとのポリープ切除は有効な戦略となります．
　中鼻道，上鼻道，蝶篩陥凹，嗅裂の4つのコンパートメントに分類し，症例やポリープのサイズに応じて，どのコンパートメントから切除するかを決めます．
　1例を示します．すべてのコンパートメントにポリープが存在する場合，後方の蝶篩陥凹，上鼻道のポリープ切除を行い，止血目的にアドレナリン付きコットンシートを留置

し，中鼻道ポリープ切除を次に行います．同様にアドレナリン付きコットンシートを留置します．最後に嗅裂のポリープ切除を行い，アドレナリン付きコットンシートを留置します．この際に用いるコットンシートはサイズが小さいものを用います．上鼻道，蝶篩陥凹，嗅裂のコットンシートはそのまま留置し，中鼻道のコットンシートを取り出し，中鼻道からの副鼻腔開放を開始します．蝶篩陥凹と嗅裂のポリープ切除は出血が多いことが予想されますが，アドレナリン付きコットンシートの留置にてほとんどの場合コントロールできます．炎症が強く，単純なポリープ切除でもかなりの出血が認められる場合は，鼻腔後方からポリープ切除を進めていくことが視野確保に役立つことがあります．上鼻道および蝶篩陥凹のポリープは，中鼻道からの操作では切除しにくい場合が少なくありません．中鼻道の骨構造，特に中鼻甲介基板に手術操作を加える前に，嗅裂側から切除しておくことが重要です．

❹ 中鼻甲介，鈎状突起，篩骨胞，上鼻甲介をきちんと残す

　中鼻道のポリープ切除では，中鼻甲介，鈎状突起，篩骨胞の形を残す，少なくとも骨の位置を変えないことに留意する必要があります．逆に，これらの構造物の形態が確認できるところまでは，ポリープ切除をきちんと行います．上顎洞由来のポリープの場合，上顎洞内まで追いかける必要はなく，上記した構造が視認できるレベルで切除をいったん止めるべきです．同様に，蝶形骨洞あるいは後篩骨洞由来であれば，上鼻甲介がわかるレベルで，いったん切除をとどめるのが賢明です．全切除ではなく，次に行う副鼻腔手術を適切に行うためのトリミングを意識することがポイントです．言い換えれば，洞内までポリープを深追いしないということになります．

❺ 嗅裂のポリープには注意する

　好酸球性副鼻腔炎では，嗅裂にポリープが存在することはよく経験するところですが，好酸球性副鼻腔炎以外では嗅裂のポリープはまれです．好酸球性副鼻腔炎が否定的である場合，片側の嗅裂にのみポリープが存在する場合は腫瘍性病変である可能性が高いことに注意し，適切な病理組織採取を行い，できれば術中迅速病理を行う準備をしておくことが望まれます．

❻ 手術手技解説動画

症例1

　右鼻腔です．鈎状突起由来の中鼻道から総鼻道に至るポリープが存在します．血管収縮薬を浸漬したコットンシートを留置して，後鼻孔付近を観察すると，浮腫状に腫脹した中鼻甲介により上鼻道および蝶篩陥凹の観察は困難です．
　中鼻道のポリープを基部付近で切除し，後方の視界を獲得します．
　まず，上鼻道のポリープを切除し，次に蝶篩陥凹のポリープを切除し，血管収縮薬を浸漬したコットンシートを留置します．この後，中鼻道のポリープを切除しますが，鈎状突起や篩骨胞の構造は破壊しないように留意し，軟部組織のみを切除します．

〈中川隆之〉

B 鈎状突起切除

> **Point**
> - 鈎状突起の観察，切除は，内視鏡下鼻内副鼻腔手術の最初にして，最重要なステップである．
> - 鈎状突起の下半分は上顎洞膜様部に，上半分は鼻涙管につながる．
> - 鈎状突起下半分切除で上顎洞自然口が観察できる．
> - 鈎状突起上半分切除は agger nasi cell 開放につながる．

　鈎状突起切除は，割と簡単に，無造作に行われているかもしれませんが，内視鏡下鼻内副鼻腔手術（ESS）では最も肝心なステップです．このステップが，上顎洞，前頭洞と中鼻道の交通確保の鍵となります．前述したポリープ切除を適切に行い，このステップを施行した後に篩骨胞を切除すれば，中鼻道に関連する副鼻腔のドレナージ経路開放の基本が完了します．ESS の早い段階で行う手術操作ですから，術野における出血も少なく，観察も容易です．

　最も重要なことは，しっかりと"観察すること"です．術前に読影した CT 所見と内視鏡所見を整合させてください．適切に観察するステップを踏むことにより，術前 CT に立脚した手術操作が可能となります．慌てて手術操作を進めるのではなく，観察，確認，切除を反復する習慣をつけてください．中鼻道内のポリープ切除後であれば，適切な止血処置を行って，良好な視野を確保してから，鈎状突起切除を行ってください．この段階をしっかりと行うことにより，重要なランドマークが確認でき，手術副損傷の防止につながります．

3　鼻副鼻腔炎に対する手術—基本編

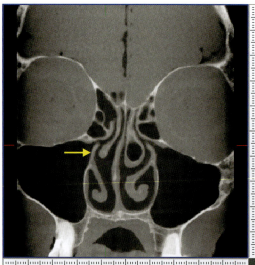
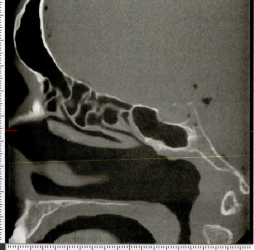
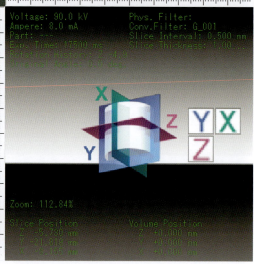

図1　CT画像での鉤状突起同定
上顎洞自然口を含む冠状断CTで鉤状突起を同定する(矢印).

1　CT読影のポイント

a 上顎洞自然口，鼻涙管をきっかけに鉤状突起を見つける

　鉤状突起のCT上での同定には少しコツが必要ですが，一度マスターすれば簡単です．最初は，高度病変がない症例で読影練習を行い，基本を理解すれば，高度病変が存在する症例でも応用が可能になります．
　CT上で鉤状突起を認識することが第一のステップになります．冠状断が最も同定しやすい方向です．まず，上顎洞自然口を見つけます．上顎洞自然口付近で下鼻甲介基部から上方に伸びている突起が鉤状突起です(図1)．ここから1スライスずつ前方に進んでいくと，鉤状突起を上端まで連続して観察することができます(図2)．
　高度病変が中鼻道にある場合，上顎洞自然口から鉤状突起は大きく前内側に変位しており，上顎洞自然口をきっかけに鉤状突起を同定することが困難になります．このような場

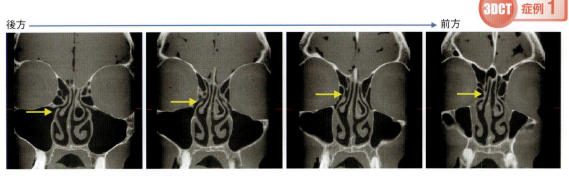

図2　CT冠状断での鈎状突起の観察
上顎洞自然口を含むスライスから前方に移動し，連続的に鈎状突起（矢印）を観察することにより，agger nasi cell，中鼻甲介との関係が容易に理解できる．

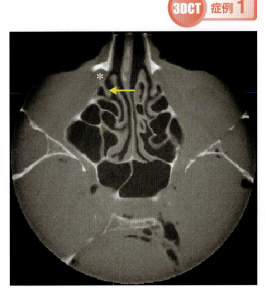

図3　CT軸位断での鈎状突起同定
鼻涙管（＊）を同定し，鼻涙管付近から後方に伸展する鈎状突起（矢印）を同定する．中鼻道病変により圧排され，前方に変位している場合もある．

合は，鈎状突起の上半分をCT上でまず同定します．この際には，軸位断にて鼻涙管をまず見つけ，鼻涙管から後方あるいは内方に伸展する骨構造を同定します（図3）．これが鈎状突起の上半分に相当する部分になります．これをきっかけに冠状断で観察すると鈎状突起がどのような形態をとっているのかがわかります．

b 鈎状突起上端と agger nasi cell

　最終的に，鈎状突起は agger nasi cell の内側壁および後壁を構成し，中鼻甲介，篩骨洞天蓋もしくは眼窩内側壁に終わります（図4）．最も大切な点は，鈎状突起と agger nasi cell の位置関係を理解することです．鈎状突起上端部分の切除により agger nasi cell がどのように開放されるのか予測することが大切です．agger nasi cell が単独で存在する場合とさらに上方にいくつかのセルが存在する場合があります（図5）．ほとんどの場合，これらのセルの内側壁は，鈎状突起と連続しています．この部分は，前頭洞開放に関連する重要な所見となります．これらのセルは T cell と呼ばれていましたが，supra agger cell という名称に統一されています．supra agger cell の上方，すなわち前頭洞内への伸展程度は個人差があります．supra agger cell の伸展程度は，前頭洞開放の難

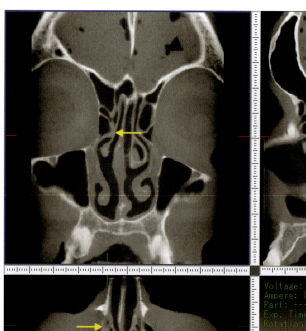
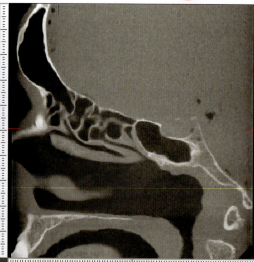
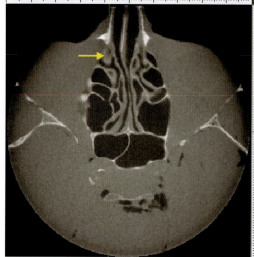
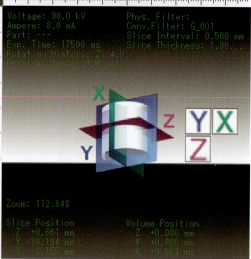

図4 CT画像における鈎状突起上端部分の観察
鈎状突起上端（矢印）は中鼻甲介に連続している．

易度および手術アプローチの選択にも関係してきます．処理しなければならないsupra agger cellが前頭洞内の高い位置まで入り込んでいる場合，後述するaxillary flap（3章C項「前頭洞とagger nasi cell」，➡31頁参照）を用いる必要性があります．具体的には，西端鋭匙鉗子（強弯）で操作ができるか否かで決定しますが，斜視鏡下での操作が困難な場合，axillary flapを考慮してください．

C 鈎状突起の基部

鈎状突起の上半分では，その基部が鼻涙管付近にあることはすでに説明しました．高度病変が存在する症例では，鼻涙管が鈎状突起同定の鍵になることを述べましたが，最後のステップでルーチンに軸位断での鈎状突起観察を行います．ここでは，鈎状突起の向きと眼窩内側壁の位置関係に注目します．眼窩内側壁が正中に張り出す形状の場合，鈎状突起と眼窩内側壁の角度が平行に近い場合は，鈎状突起の上半分切除に際して注意が必要です（図6）．すなわち，前方から貫通する形で鈎状突起切除を行うと，眼窩内側壁を損傷する危険性があります．

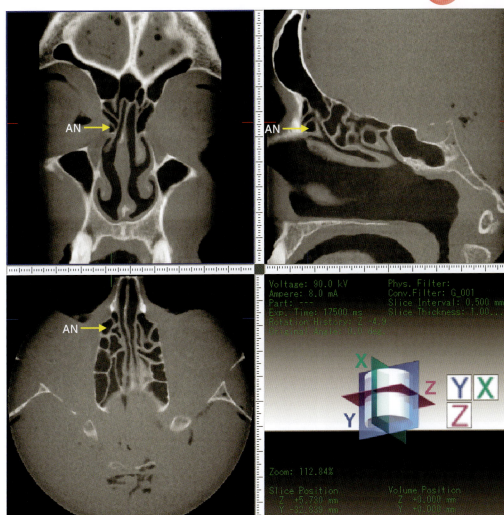

図5 CT画像におけるagger nasi cellの観察
　　agger nasi cell（AN，矢印）の上方に2つのセルが認められる．

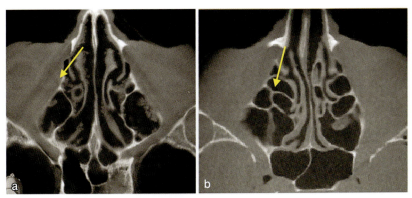

図6 鈎状突起と眼窩内側壁の位置関係
　　a：鈎状突起と眼窩内側壁のなす角度が小さく，矢印の方向に器機が入ることにより眼窩内側壁損傷のリスクが生じる．
　　b：鈎状突起と眼窩内側壁のなす角度が大きいので，矢印方向に器機が入っても，眼窩内側壁損傷は起こりにくい．

3 鼻副鼻腔炎に対する手術—基本編

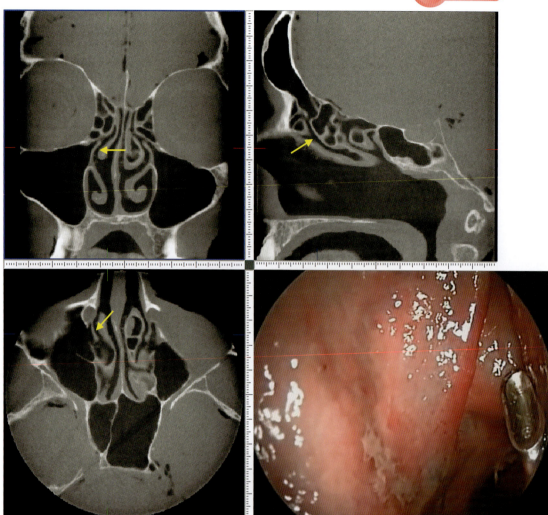

図7 45°斜視鏡による鈎状突起下半部の観察
CT画像の矢印は観察部位を示す．内視鏡画像のキュレット位置は篩骨胞を示す．

2 手術手技

a 鈎状突起の観察

　　CT読影した構造物の位置関係を確認します．鈎状突起切除を開始する前，すなわち最も出血が少ない時点で観察を行うことがポイントです．シーカーやキュレットを使って，鈎状突起や中鼻甲介を適宜変位させて，上顎洞自然口，agger nasi cell 周辺の観察を行います(図7)．内視鏡は30°か45°の斜視鏡を使用してください．初心者にとって，斜視鏡の使用は難しいかもしれませんが，この段階では出血も少なく，落ち着いて観察が可能です．まず，斜視鏡を外側に向け，鈎状突起の中央よりやや下方，篩骨胞の下端ぐらいの高さで鈎状突起を前方に翻転してみてください．注意深く観察すると，上顎洞自然口が見つかるはずです(図8)．鈎状突起よりも後方に視認される場合，多くは副口であり，自然口は別に存在します．通常，自然口は鈎状突起の後端よりも前方に存在します．

B 鈎状突起切除

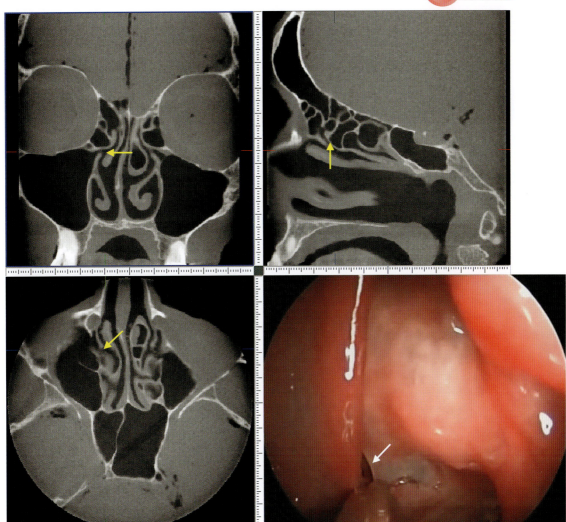

図8 45°斜視鏡による上顎洞自然口の観察
CT画像の黄矢印は観察部位を示す．内視鏡画像では，キュレットにより鈎状突起を前方に軽度翻転することにより上顎洞自然口（白矢印）が視認できる．篩骨胞下端の高さに上顎洞自然口が位置することがわかる．

3　鼻副鼻腔炎に対する手術─基本編

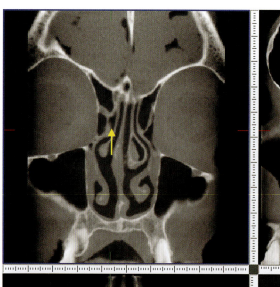
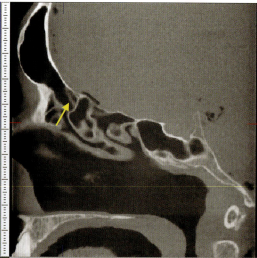
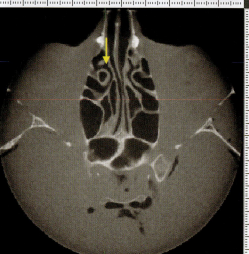
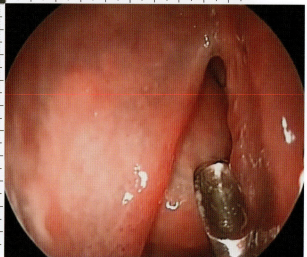

図9　45°斜視鏡による鉤状突起上半部の観察
　　　CT画像の矢印は観察部位を示す．内視鏡画像のキュレット位置は篩骨胞を示す．

　次に，斜視鏡の向きを90°回転して，鉤状突起の上方，特に内側を観察します（図9）．鉤状突起の上端がどこにつながっているかを確認してください．この際，中鼻甲介を内側に圧排すると，agger nasi cell の内側壁が観察できます．

b 鉤状突起切開

　実際の手術手技の第一段階は，鉤状突起の中央よりやや下方，より具体的には篩骨胞の下端の高さで，バックワード鉗子を使って，鼻腔底に対して水平方向に切開を入れることです（図10）．上顎洞自然口が観察できた場合は，上顎洞自然口の高さで切開を入れます．上顎洞自然口の高さで鉤状突起を上下2つに分けるというイメージです．上顎洞自然口の高さより下方では，鉤状突起の外側に眼窩内側壁はなく，上顎洞膜様部になりますので，眼窩内側壁損傷は原則的に生じません．バックワード鉗子を用いて，後方から前方に切除すれば，さらに眼窩内側壁を損傷するリスクが軽減されます．

B 鉤状突起切除

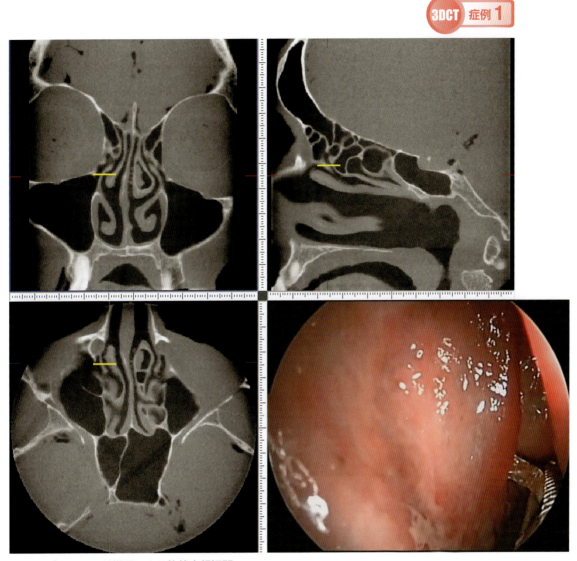

図10 バックワード鉗子による鉤状突起切開
CT画像内の黄線は切開線を示す．篩骨胞下端の高さを目安に切開位置を決める．

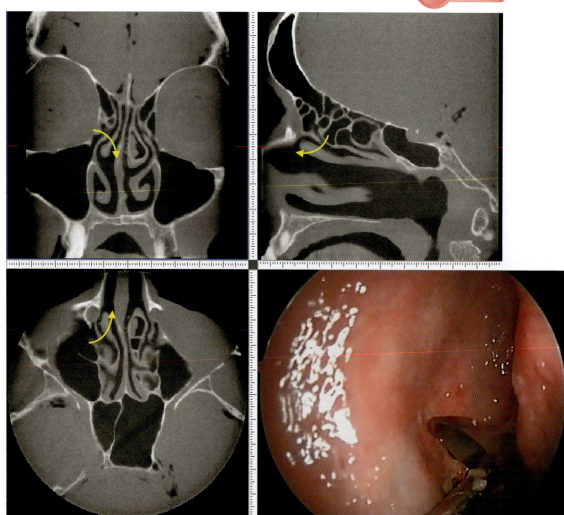

図11 鉤状突起下半分の内側翻転
鉤状突起下半分をキュレットで内側に翻転することにより，上顎洞自然口が中鼻道に開放される．CT画像内の矢印は，鉤状突起を翻転する方向を示している．

ⓒ 鉤状突起下半分切除

　上下に分かれた鉤状突起の下側半分を正中に向かって，鈍的に翻転させます（図11）．キュレットを用いると容易に操作できます．この操作を行うことにより，多くの場合，直のシェーバーで粘膜切除が可能になります．鉗子で骨を除去し，粘膜をデブリッダーで切除します．この操作パターンは，デブリッダーを使用する場合の基本操作となります．すなわち，骨片を鉗子で除去してから，粘膜のみをデブリッダーで切除するという手順です．この順で操作を行えば，デブリッダーが詰まることも少なくなります．粘膜のみの切除は，デブリッダーを目的とする部位に押し付けず，デブリッダー開口部の向きを切除部位が見えるように調整します．慣れてくれば，シェーバーで粘膜をある程度切除してから，骨片を摘除したほうが操作時間が短くなります．鉤状突起下半分切除が完了すると，必ず斜視鏡下に上顎洞自然口が観察できます．ポリープが存在してわかりにくい場合，膜様部を穿破しないように注意して，シーカーかキュレットで自然口を探索します．

B 鉤状突起切除

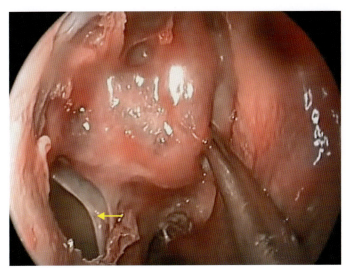

図12 鉤状突起切除後の状態
矢印は上顎洞自然口を示す．キュレットは篩骨胞自然口に挿入されている．

d 上顎洞自然口拡大

　上顎洞自然口と思われる部位を確認したら，シーカーもしくはキュレットの先端部分のみを挿入してみます．特に抵抗なく挿入できれば，下鼻甲介基部に沿って下方に鈍的に拡大します．ただし，後方に強く押しすぎると，上顎洞後壁粘膜が骨から剥離されてしまうことがあります．上顎洞自然口の拡大はある程度にとどめ，鉗子や下鼻甲介剪刀で鋭的に切開します．これらの操作により上顎洞内が観察できます．膜様部と思われる部分を外側に向かって，鋭的に穿破するという操作は，眼窩内側壁，さらに眼窩内を損傷してしまう，あるいはそのきっかけを作ってしまう可能性があります．上顎洞自然口を確認したら，膜様部を内方に向かって翻転させます．これで広く上顎洞内が観察できるはずです（図12）．膜様部の切除は，上顎洞内側の粘膜をデブリッダーで切除し，薄くしてから必要に応じて鉗子で切除します．上顎洞由来のポリープがあれば，逆にこれを目印として，容易に上顎洞自然口を見つけることができます．出血で探しにくい場合は，サクションキュレットを使うと視野がよくなります．また，上顎洞内に貯留している分泌物が吸引されることにより，上顎洞自然口の同定が簡単になる場合もよく経験するところです．上顎洞自然口の確認は，眼窩内側壁の確認の第一歩ですから，慎重に行ってください．

e 鉤状突起上半分切除

　次に，鉤状突起上半分を切除します．キュレットあるいはシーカーの先端を鉤状突起に引っかけて，前方に翻転させ，骨片は鉗子で摘除し，粘膜のみをデブリッダーで切除します（図13）．斜視鏡下であれば，眼窩内側壁を視認することができます．鉤状突起が硬い場合は，無理せずスタンツェを用いて，少しずつ削除します．斜視鏡を外側から天蓋側に90°回して観察すると agger nasi cell を観察できます（図14）．

3 鼻副鼻腔炎に対する手術—基本編

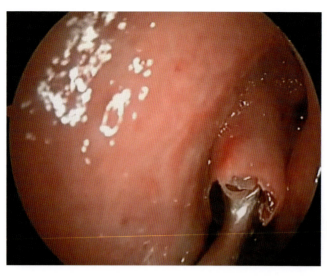

図13 鉤状突起上半分の切除
キュレットにより前方へと鉤状突起を翻転する.

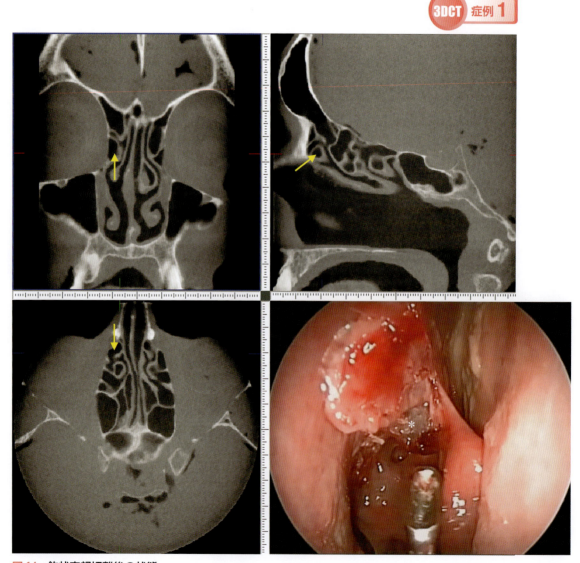

図14 鉤状突起切離後の状態
鉤状突起上半分の翻転,切除によりagger nasi cell(＊)が視認できる.CT画像内の矢印は観察部位を示す.

B 鉤状突起切除

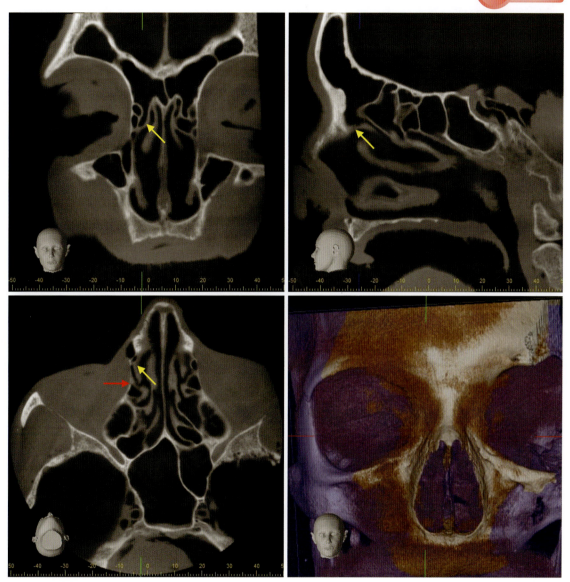

図15 動画標本 CT
　鉤状突起（黄色矢印）は，中鼻甲介に付着しており，鉤状突起切除により前頭洞が開放できる．ただし，鉤状突起切除に際しては，すぐ後方に眼窩内側壁が突出していることに留意しなければならない（赤矢印）．

3 手術手技解説動画

症例1　動画2　（図15）

　45°斜視鏡下に右中鼻道を観察します．篩骨胞下端の高さで鉤状突起の後方からバックワード鉗子で切開を加えます．上顎洞自然口を観察することができます．
　上顎洞自然口から膜様部に鋭的に切開を入れます．鉗子で鋭的に膜様部を切除します．上顎洞内に眼窩下神経が観察できます．上顎洞自然口前方の粘膜をバックワード鉗子で切

29

除すると，広く上顎胴内が観察できます．この際，下鼻甲介に切り込まないように注意します．鉤状突起の上方部分を前方に挙上し，外側端をスタンツェで切離していきます．鉤状突起を前方に変位させることにより，眼窩内側壁との間のスペースを拡大し，安全な切除が行いやすくなります．粘膜断端をシェーバーで切除します．眼窩内側壁が視認できます．上顎洞膜様部の残存粘膜もシェーバーで切除しますが，上顎洞側から切除すると，蝶口蓋動脈の枝の損傷を起こすリスクが低くなりますし，切除部位を明視下に置きやすいという利点があります．

（中川隆之）

C 前頭洞と agger nasi cell

> **Point**
> - agger nasi cell が前頭洞開放のキーである.
> - 前頭洞ドレナージルートは agger nasi cell と篩骨胞の間を通る.
> - 前頭陥凹セルの理解が重要であり,個人差が大きい.
> - 前頭洞の開放は必ずしも篩骨胞開放を必要としない.
> - 斜視鏡下での手術操作に慣れる.
> - axillary flap technique により直視鏡下に前頭洞が開放できる.

　ESS の初心者にとって最も難しい手術手技は,前頭洞手術かもしれません.本項では,前頭洞手術の基本として,前頭洞ドレナージルートの開放について説明します.基本的な ESS の肝とも言えるところです.斜視鏡下での手術操作や弯曲した鉗子の操作には少し慣れが必要ですが,前頭洞手術では CT 読影が特に重要になります.きちんとした CT 読影によるプランニングとそれに基づいた手術操作,画像所見と術中所見を一致させることで前頭洞開放は簡単になります.そのためには,まずきちんとした解剖を理解することが大切です.

　前頭陥凹の解剖は個人差が大きく,前頭洞ドレナージルートも個人差がとても大きいです.近年,前頭陥凹セルの分類が提唱されており,わが国でもその理解が深まってきました.表1は本書初版に記載された分類(改訂 Kuhn 分類)で,ESS の上級者にとっては親しみのあるものかもしれませんが,最近,ヨーロッパとアメリカ・オーストラリアでそれ

表1　前頭陥凹・前頭洞セルの分類

前頭洞ドレナージルートからみたセルの位置		
前方	agger nasi cell:中鼻甲介基部の最前部に発育したセル.鼻堤蜂巣.	
	frontal ethmoidal cell:上顎骨前頭突起に付着し,agger nasi cell の上に発育したセル.	
	type 1(T1):agger nasi cell の直上にある1つのセル.	
	type 2(T2):T1 の上に重なり,nasofrontal beak の高さ(前頭口)を超えないもの.	
	type 3(T3):agger nasi cell の上にあり,beak の高さを超え,前頭洞内へ発育したセル.	
	ただし,前頭洞の高さ(beak から最上部まで)の50%は超えない.	
	type 4(T4):T3 よりも発育したセルで,前頭洞の高さの50%を超えるもの.	
後方	suprabullar cell:篩骨胞の上にあるセルで,頭蓋底に接するが前頭洞内への伸展はない.	
	frontal bulla cell:suprabullar cell よりも発育したセルで,前頭洞内へ発育しているもの.	
内側	intersinus septal cell:前頭洞中隔に発育したセル.	

(Wormald PJ:Endoscopic Sinus Surgery-Anatomy, Three-Dimensional Reconstruction, and Surgical Technique, 3rd ed. p.55, Table 6.2, Thieme, New York, 2012 より改変)

表2　最近の前頭陥凹・前頭洞セルの分類の対比

位置	旧分類（表1）	EPP 2014[1]	IFAC 2016[2]
前方	agger nasi cell frontal ethmoidal cell 　T1, T2 　T3, T4	agger nasi cell anterior frontoethmoidal cell anterior frontoethmoidal cell anterior frontoethmoidal cell	agger nasi cell supra agger cell supra agger frontal cell
後方	suprabullar cell frontal bulla cell 　　　　－	suprabullar recess posterior frontoethmoidal cell supraorbital recess	supra bulla cell supra bulla frontal cell supraorbital ethmoid cell
内側	intersinus septal cell	intersinus septal cell 　(medial frontoethmoidal cell)	frontal septal cell

1) Lund VJ, Stammberger H, Fokkens WJ, et al: European position paper on the anatomical terminology of the internal nose and paranasal sinuses. Rhinol Suppl 24: 1-38, 2014
2) Wormald PJ, Hoseman W, Callejas C, et al: The international frontal sinus anatomy classification (IFAC) and classification of the extent of endoscopic frontal sinus surgery (EFSS). Int Forum Allergy Rhinol 6: 677-696, 2016

ぞれ，新しい前頭陥凹セルの分類が提唱されました．前者はおもに鼻内解剖に基づいて，後者はCT画像に基づいた分類（用語）です．それぞれの分類の対比を表2に示します．セルの名称も変わり，初級者にとってはセルの名前を覚えるだけでも大変ですので，本書ではできるだけ特殊なセルの名称を用いないで，これまで通りできるだけシンプルに説明します．簡単に考えると，前頭洞ドレナージルートは前にあるセルと後ろにあるセルの間に挟まれており，前頭洞は前後のセルの間に開口します．前のセルは agger nasi cell や supra agger cell，supra agger frontal cell などの鼻堤に接し，前から後ろ向きに発育するセルであり，後ろのセルは篩骨胞(ethmoid bulla)の上方にあり，頭蓋底に接し，前向きに発育している supra bulla cell もしくは supra bulla frontal cell となります．症例によっては前後のセル以外に frontal septal cell が内側のセルとして存在している場合があります．前者のセルの後壁は前頭洞ドレナージルートの前壁を形成し，後者のセルの前壁は前頭洞ドレナージルートの後壁を形成します．したがって，前頭洞ドレナージルートの後壁を形成している篩骨胞や supra bulla cell を開放せずとも前頭洞の開放は可能であり，また後方のセルを開放しないことで篩骨洞天蓋（頭蓋底）や前篩骨動脈損傷のリスクを減らすことができます．また，まずは前頭洞ドレナージルートの前方のセルの解剖にのみ意識を集中することにより，理解が容易になります．慣れないうちは前頭洞の開放，交通を形成する手技はしばしば"穴を探す"という作業になりがちですが，解剖を理解し，正確にドレナージルートを同定し，プランニングを立てておくことで，きちんと前頭洞が開放できるようになります．

　本書では理解しやすくするために，前頭洞ドレナージルートを前後に分けて解説していきます．本項では，前頭洞ドレナージルートの前方の開放に関連するCT読影，手術手技を中心に説明します．また，前頭洞ドレナージルートに関連するセルの位置関係を理解する手段として，Wormald が提唱している building block concept についての解説も行います．

C 前頭洞と agger nasi cell

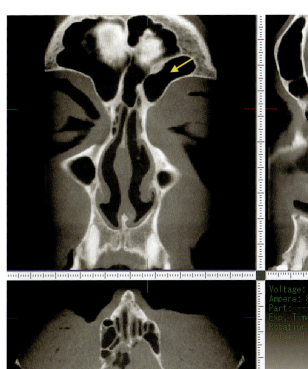
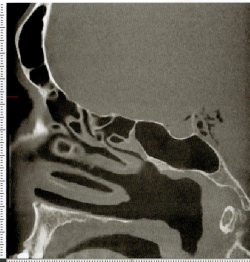
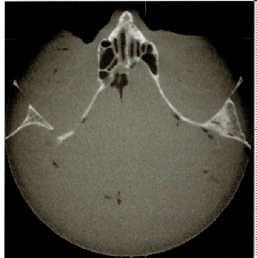
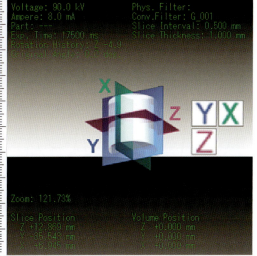

図1 CT 画像での左前頭洞の確認
矢印は左前頭洞を示す．

1 CT 読影のポイント

a agger nasi cell と鉤状突起上方付着部

　前頭洞開放のための CT 読影では，主に冠状断と矢状断を用います．冠状断では前頭洞ドレナージルートと agger nasi cell，鉤状突起上方付着部の位置関係を，矢状断では前頭洞ドレナージルートと前後のセルの発育について読影します．

　前頭洞は漏斗のように洞は広く，そして洞底に向かうにつれて小さく，狭くなっていきます．骨標本を手に取るとよくわかるのですが，前頭洞口は前頭洞の後方内側にあります．したがって CT 読影では冠状断を前から少しずつ後ろへ動かしていくと前頭洞ドレナージルートの同定は比較的容易にできます．つまり前から後ろへ前頭洞底をたどっていくと，落ち込んでいくところが前頭洞底であり，ドレナージルートにつながっていきます（図1，2）．

33

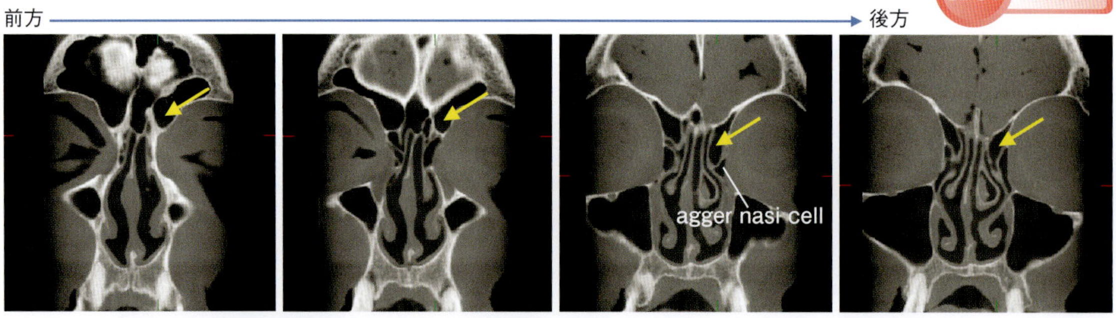

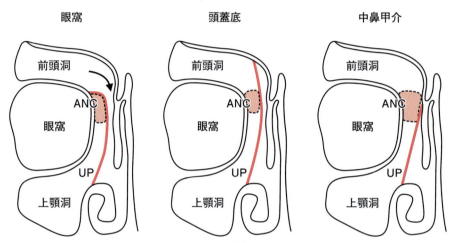

図2 CT冠状断での左前頭洞ドレナージルートの読影
右から左方向で冠状断CTが前方から後方に移動する．矢印は左前頭洞の底部を示す．

図3 鈎状突起付着部とagger nasi cell，前頭洞ドレナージルートの関係
鈎状突起上部はagger nasi cellの内側壁を形成し，眼窩に付着するものではドレナージルート（矢印）は内側を通り，付着部が頭蓋底や中鼻甲介にあるものではドレナージルートは外側を通る．
UP：uncinate process，ANC：agger nasi cell

　また鈎状突起の読影は前項で述べていますが，冠状断を後ろ（基部）から前へ動かしていくと鈎状突起の付着部がどこにあるかがわかります．鈎状突起はagger nasi cellの内側壁を構成し，上部は中鼻甲介か篩骨洞天蓋，または眼窩内側壁に付着します．大切な点は，鈎状突起とagger nasi cellの位置関係で，通常はagger nasi cellの内側壁へと移行していくことが多いです（図3）．agger nasi cellと上方にセルがいくつあるのか，agger nasi cellの内側壁（鈎状突起の続きになります）がどこまで続いているのか，この2点を確認してください．

　次に，そのまま連続して，agger nasi cellが前頭洞内にどのぐらい入り込んでいるのかを読影すると，前頭洞の開放が楽になります．前頭洞のほとんどは，①agger nasi cellの内側壁と中鼻甲介の間につながっています．次に多いのが，②agger nasi cellの後方，すなわち，agger nasi cellと篩骨胞の間になります．まれに，③agger nasi cellの中につながっている場合があります．

C 前頭洞と agger nasi cell

3DCT 症例 1

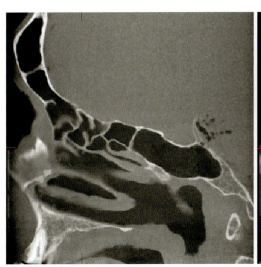
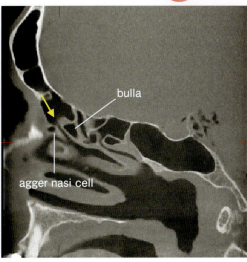

図4 CT矢状断での左前頭洞ドレナージルートの読影
　前頭洞ドレナージルートは，前方のagger nasi cellと後方の篩骨胞(bulla)の間を通ることがわかる．矢印は，前頭洞ドレナージルートを示す．

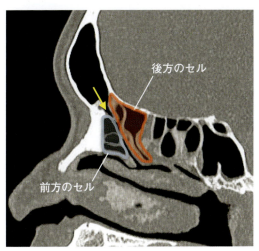

図5 前頭洞ドレナージルートの前方と後方のセル
　矢印はドレナージルートを示し，ドレナージルートの前方のセル(青線)と後方のセル(赤線)が存在し，前後のセルを開放することによりドレナージルートが拡大することがわかる．

b 前頭洞ドレナージルート

　次に矢状断でドレナージルート周囲のセルの確認をします．矢状断を左右に少しずつ動かしていくと前頭洞底から落ち込むように下方に延びる隙間があります(図4)．これが前頭洞ドレナージルートです．その断面で前後のセルがどのくらいあるのかを確認します．agger nasi cellやその上方のセルが前頭洞内に大きく発育している場合，ドレナージルートは後方に圧排されることになります．またethmoid bullaやその上方のセルが前頭洞内に大きく発育している場合，ドレナージルートは前方に圧排されることになります．一般的には前頭洞ドレナージルートは前から後ろへ向かいますが，後方のセルの発育が大きく，前方のセルの発育が小さい場合には前頭洞のドレナージルートは前方にあり，鼻堤の直後にあります(図5)．

　以上のことから，前頭洞のドレナージルートは，内外(左右)はagger nasi cellの内側

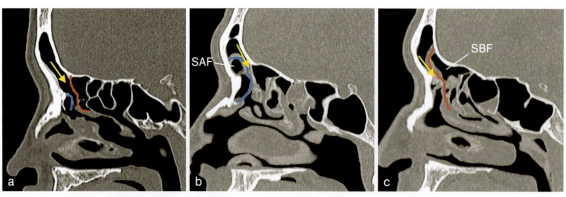

図6 前頭洞ドレナージルートの前方と後方セルのパターン
a：前方，後方ともに極端なセルの発育がない場合．矢印はドレナージルート，青線は前方のセル，赤線は後方のセルを示す．
b：前方のセル（青線）発育が良好な場合．前方上端のセルは前頭洞の正中を越える supra agger frontal cell（SAF）となる．
c：後方のセル（赤線）発育が良好な場合．篩骨胞の上部にある supra bulla frontal cell（SBF）の発育が良好であり，ドレナージルートは前方に圧排されている．

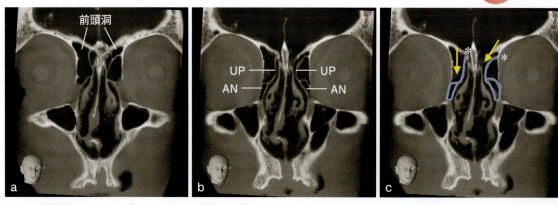

図7 前頭洞のドレナージルートの左右方向のバリエーション
a は前頭洞の位置を示す．
やや後方に下がった b では，右鈎状突起（UP）は天蓋に付着し，左鈎状突起（UP）は眼窩内側壁に付着していることがわかる．AN は agger nasi cell を示す．
c では，右前頭洞底部が鈎状突起の外側に交通していることがわかり，左前頭洞底部が鈎状突起の内側，中鼻甲介との間に交通していることがわかる．矢印はドレナージルートを示し，青線は鈎状突起と agger nasi cell の骨構造を示す．＊は鈎状突起上端の付着部を示す．

壁（鈎状突起付着部）に，ドレナージルートの前後は前方・後方のセルの発育によって決まるため，個人差が大きいと言っても，内か外か，前か後ろかのいずれかの組み合わせ，すなわち4パターンしかありません（図6, 7）．

C 前頭洞と agger nasi cell

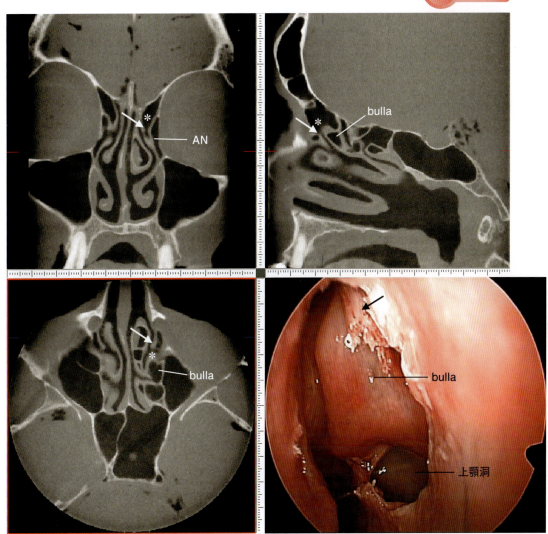

図8 左鉤状突起切除後の中鼻道
矢印は鉤状突起，＊は前頭洞ドレナージルート，AN は agger nasi cell を示す．

2 手術手技

a 鉤状突起上部付着部の処理

　前頭洞の開放は再手術例などの一部の例外を除き，原則として前頭洞ドレナージルートに沿って拡大，開放していきます．鉤状突起の切除については本章 B 項「鉤状突起切除」（→ 17 頁参照）で述べましたが，鉤状突起の上部付着部を残した状態で，45°もしくは 70°斜視鏡で上方を観察すると，鉤状突起から agger nasi cell 内側壁に移行している部分は残存していることがわかります（図 8）．

b agger nasi cell 内側壁，後壁の切除と前頭洞開放

　鉤状突起切除と連続して，agger nasi cell 内側壁，後壁の切除を行います．大切なことは鉤状突起の上外側部を処理し，直視鏡下に agger nasi cell を確認，開放しておくことです．早い段階で agger nasi cell を確認しておくことで，CT 所見と画像所見を一致

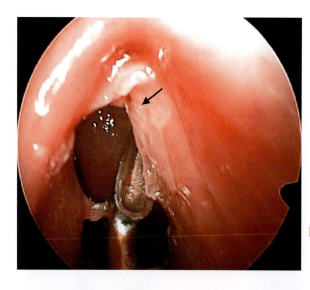

図9　左鉤状突起上端処理
キュレットを用いて前方に変位させ，骨折させる．矢印は鉤状突起を示す．

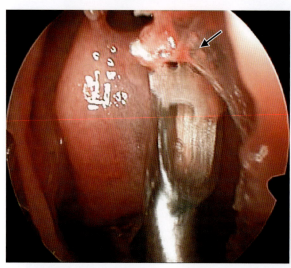 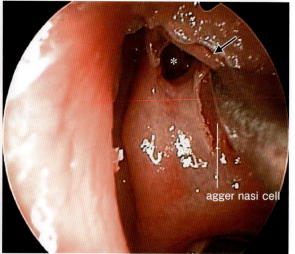

図10　左鉤状突起上端切除
左鉤状突起切除により，鉤状突起と連続する agger nasi cell 内側壁（矢印）が観察できる．agger nasi cell を確認，開放する．その後方に前頭洞ドレナージルート（＊）が視認できる（45°斜視鏡）．

させ，前頭洞ドレナージルートの確認をすることができます．直視鏡下に agger nasi cell を確認，開放した後のステップは，斜視鏡で上方の視野を確保しながら行います．agger nasi cell の内側，中鼻甲介との間にキュレットもしくはシーカーを入れて，agger nasi cell 内側壁から，後方に回り，篩骨胞との間のスペースを確認します（図9）．このスペースが前頭洞ドレナージルートであり，この操作には力は不要で，道具の先がスッと入っていくと思います．もし硬く，道具の先が入っていかないようであれば，読影が誤っているか，術野において適切な位置を操作していないかのいずれかだと思います．もう一度 CT を見直し，また術野で鉤状突起と篩骨胞，中鼻甲介を確認してください．もしポリープがあれば，本章 A 項「ポリープ切除」（→14頁参照）で述べたように，骨構造を保ったままポリープ切除を行ってください．agger nasi cell 内側壁は外側に，後壁は前方に向かって，キュレットでクラッシュします（図10, 11）．軽く押しつぶすという感覚です．この際に，agger nasi cell 内側壁の内側に相当する部分の中鼻甲介，および篩骨胞を損傷しないように注意します．これによって，頭蓋底損傷（髄液漏），前篩骨動脈損傷のリスクが回避できます．クラッシュした agger nasi cell の内側壁，後壁の骨を

C 前頭洞と agger nasi cell

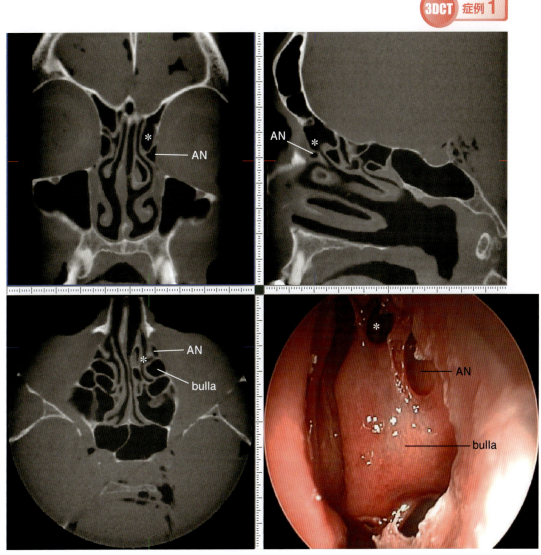

図11 agger nasi cell 内側壁切除による左前頭洞ドレナージルートの開放
agger nasi cell(AN)内側壁切除により、篩骨胞(bulla)の上方に前頭洞ドレナージルート(＊)が開放されている．

　鉗子にて摘除し，粘膜をデブリッダーで切除します．この操作により，ほとんどの場合，前頭洞ドレナージルートを拡大し，前頭洞を開放できます(図12, 13)．
　手術の前半，すなわち出血が少なく，視野と解剖の認識が良好な状態で，前頭洞の開放にチャレンジするほうが，少なくとも観察は容易です．ただし，手術手技的には狭いエリアでの操作を行うことになります．確信がもてない場合，いったん前頭洞ドレナージルートと思われる部位に小さめのコットンシートを留置し，本章 D 項「篩骨胞と supra bulla cell(recess)」(→50頁参照)で説明する篩骨胞と supra bulla cell の開放を行ってください．前頭洞ドレナージルート後方のセルが開放されるに従い，術野が拡がり，観察，操作が容易になります．
　前頭洞ドレナージルートの開放は，簡単に言うと途中で名前がいろいろ変わりますが，鈎状突起をひたすら上まで追いかけていく作業と言えます．鈎状突起との連続性がわからなくなってしまったら，agger nasi cell の内側壁を上に追いかけてください．それでもわからなくなってしまった場合や再手術例で目印がわからない場合，ミニトレフィンを使

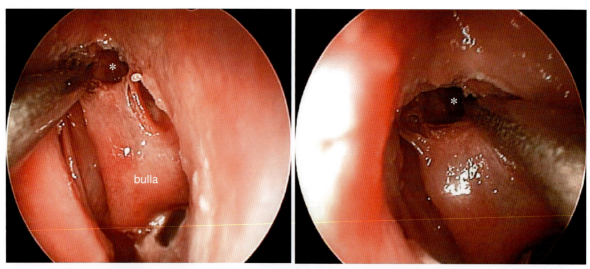

図12 篩骨胞（bulla）を温存した状態での前頭洞ドレナージルート（＊）（45°斜視鏡）

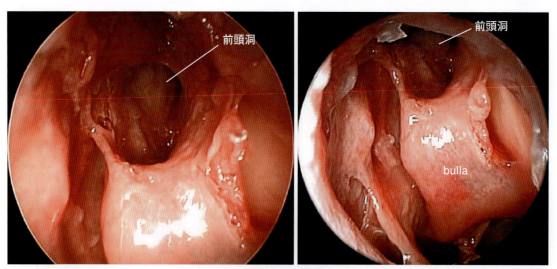

図13 篩骨胞（bulla）を温存した状態での前頭洞観察（45°斜視鏡）

うという手段が残されています．ミニトレフィンは，前額部皮膚に小切開を入れ，前頭洞前壁をドリルで穿破し，ドレナージチューブを挿入する手術器具です（図14，動画3）．このドレナージチューブから生理的食塩水などを前頭洞内に注入することにより，前頭洞ドレナージルートを見つけることができます．術前のCT読影で難しいと感じた症例や前頭洞開放に自信がもてない場合は，最初から使用してもよいかもしれません．手術後半に観察しにくい状態となった隔壁や粘膜からの出血のなかで"穴"を探すのは，避けたいところです．

C 前頭洞口の拡大

これまでのステップでドレナージルートの前方のセルを処理することで，篩骨胞を処理することなく前頭洞を開放することができると思います．もちろん，汎副鼻腔開放の際に前頭洞ドレナージルートを最大限に広く開放するためには，後述する後方のセルの前壁を頭蓋底に接するところまで適切に処理する必要があります（図15）．また，前頭洞がどこまで大きく開放できるかは前頭洞底の前後径（A-P diameter）にもよりますので，特殊な症例によっては後述する拡大前頭洞手術（4章A項「拡大前頭洞手術 ①」，→132頁参照，

C 前頭洞と agger nasi cell

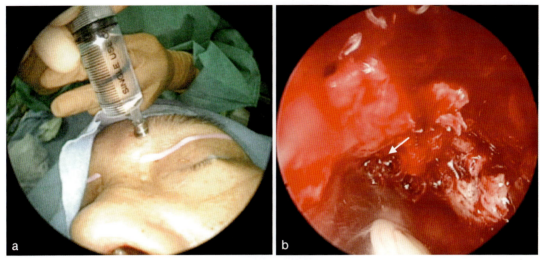

図14 ミニトレフィンを用いた前頭洞ドレナージルートの確認
a はミニトレフィンを前額部から前頭洞内に挿入し，生理的食塩水を入れた注射器を接続したところ．b では，前頭洞ドレナージルートからの生理的食塩水の排泄が視認でき，前頭洞ドレナージルートの確認が容易にできる．矢印は前頭洞ドレナージルートを示す．

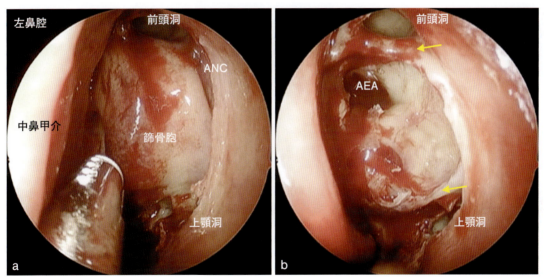

図15 鈎状突起切除後の前頭洞開放(a)と篩骨胞開放後(b)
最大限に前頭口を拡大するためには，ドレナージルート後方の篩骨胞，supra bulla cell の隔壁(矢印)を頭蓋底まで処理することが大切である．
ANC は agger nasi cell，AEA は anterior ethmoidal artery を示す．

B 項「拡大前頭洞手術 ②，➡ 149 頁参照）が必要となります．

d building block concept

building block concept とは，前頭洞手術において世界的に有名な P. J. Wormald（アデレード大学）の考案した前頭洞開放のための前頭洞ドレナージルートの考え方，手術プランニング方法です．前頭洞および前頭洞ドレナージルートと前頭陥凹セルの位置関係をCT 読影し，さらに 3 次元で再構築することで，手術プランニングを行う方法であり，術者がどの程度，術前の画像診断を 3 次元で理解できているかを確認するよい方法でもあります．ぜひ原著（Wormald PJ: Endoscopic Sinus Surgery-Anatomy, Three-Dimensional Reconstruction, and Surgical Technique, 4th ed. Thieme, New York, 2017）を

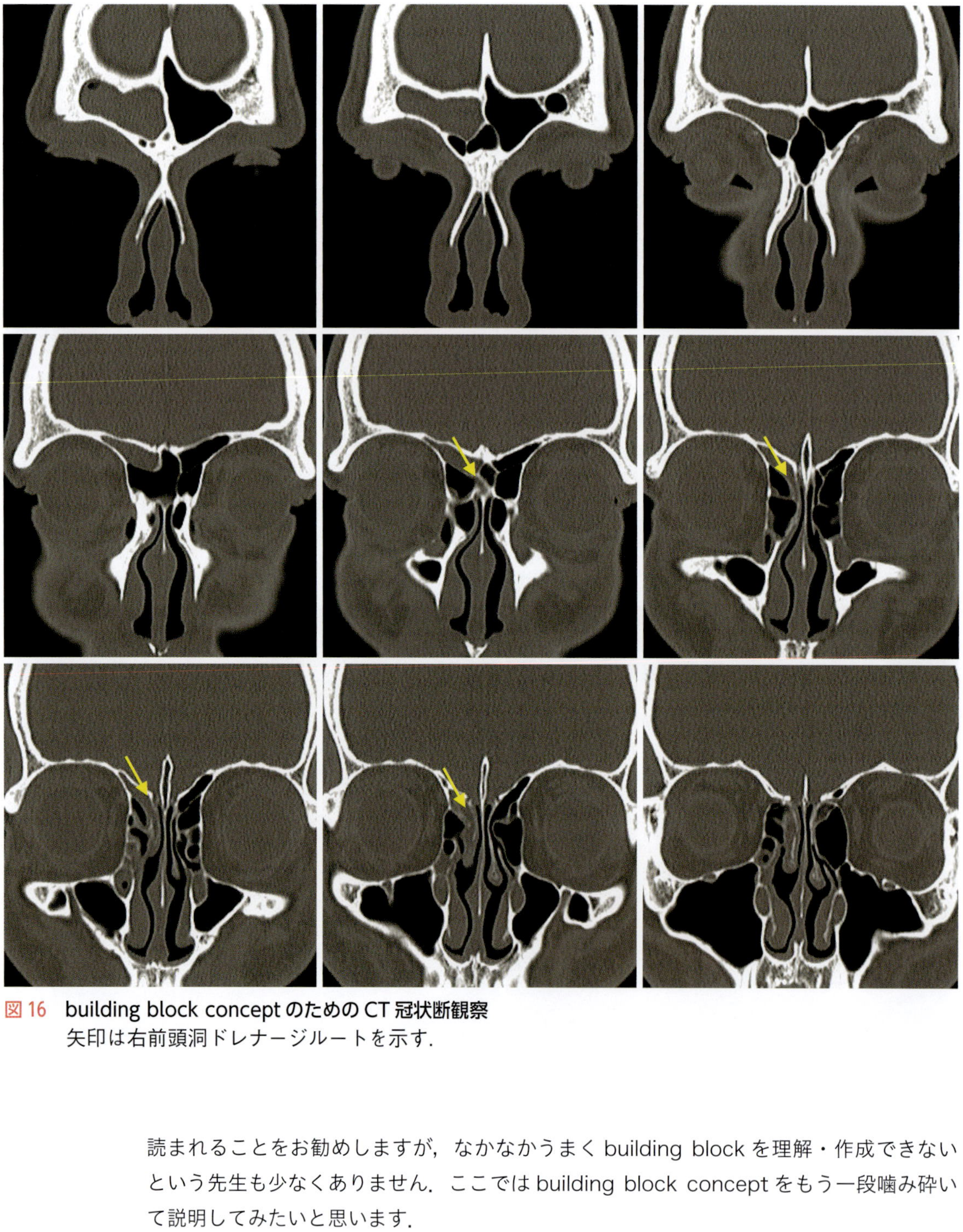

3 鼻副鼻腔炎に対する手術―基本編

図 16 building block concept のための CT 冠状断観察
矢印は右前頭洞ドレナージルートを示す.

読まれることをお勧めしますが,なかなかうまく building block を理解・作成できない
という先生も少なくありません.ここでは building block concept をもう一段噛み砕い
て説明してみたいと思います.

　これまで述べたように前頭洞ドレナージルートの周囲には多数のセルが存在しています
が,前頭洞ドレナージルートの周囲にあるセルをブロックとして組み立てます.冠状断と
矢状断 CT を用いますが(図 16),まず冠状断を前から後ろに動かしていき,agger nasi

C 前頭洞と agger nasi cell

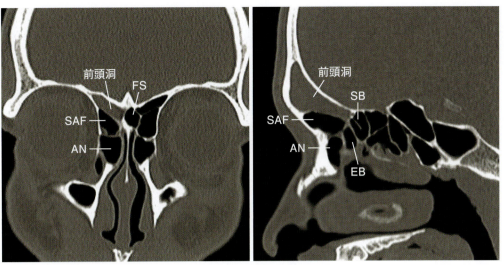

図17　building block のポイントとなる CT 冠状断, 矢状断
　　　右前頭洞ドレナージルートに接するセルを示す. agger nasi cell(AN), supra agger frontal cell(SAF), intersinus septal cell(ISS), ethmoid bulla(EB), supra bulla cell(SB), 前頭洞(FS)

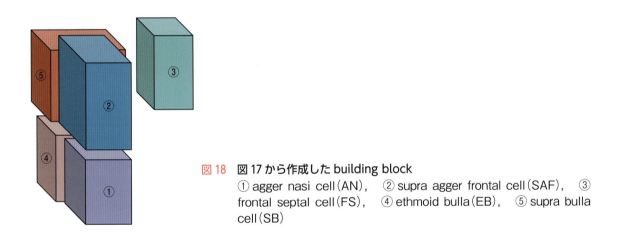

図18　図17 から作成した building block
　　　① agger nasi cell(AN),　② supra agger frontal cell(SAF),　③ frontal septal cell(FS),　④ ethmoid bulla(EB),　⑤ supra bulla cell(SB)

cell を同定します. さらにその上に supra agger frontal cell があれば agger nasi cell の上にブロックとして描出します(図17, 18). 次に矢状断でドレナージルート周囲のセルを同定します. 前方のセルのブロックはできていますので, 後方のセルである ethmoid bulla およびその上方にある supra bulla cell をブロックとして描出します(図17, 18). 3次元ブロックが半分でき上がったところで, 次に軸位断 CT を上から下に動かしていき, 前頭洞から前頭洞底, 前頭洞ドレナージルートがこのセル(ブロック)のどこ

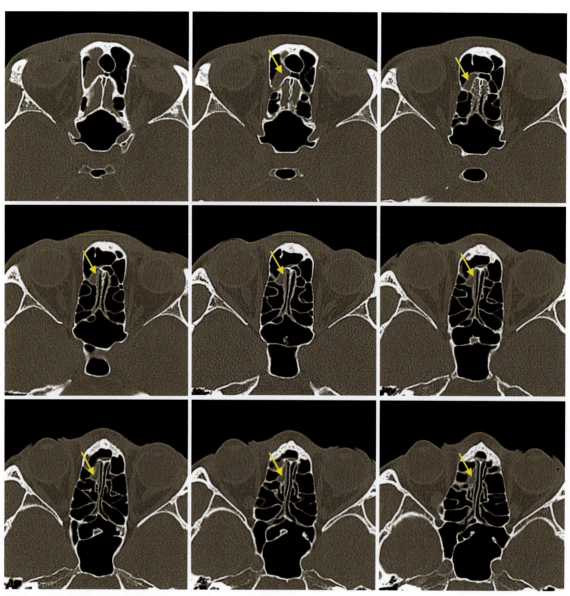

図19　CT軸位断での右前頭洞ドレナージルートの確認
　　　矢印はドレナージルートを示す．

を通って降りていくのかを見ていきます(図19)．通常，前頭洞ドレナージルートは前から後ろへ，外側から内側へ降りていきます．supra agger frontal cell があれば前頭洞底は上に押され，さらに後方を通りますが，supra bulla frontal cell がある場合はドレナージルートは前方を通るようになります．最終的に前頭洞とそのドレナージルートの3次元ブロックを追加して，3次元再構築の完了です(図20〜22)．

　しかし，ブロックを作ることが building block concept ということではありません．3次元再構築されたブロックを基に，ドレナージルートに沿ってブロック(セル)の隔壁を除去していき，前頭洞をドレナージルートに沿って大きく開大していくことが目的です．したがって，ドレナージルート周囲の粘膜は温存することが重要です．ドレナージルートに沿うことなく，前頭洞に穴を開けただけでは，再狭窄や閉鎖の原因になります．また，原法では骨の再増生を惹起するようなドリルの使用は勧めていません．

C　前頭洞と agger nasi cell

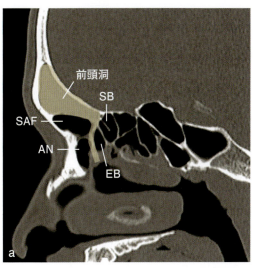
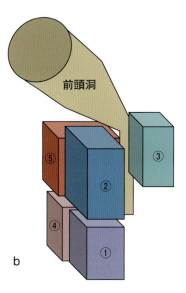

図20　右前頭洞ドレナージルートの building block
　　a：CT 矢状断ベージュマーキングエリアは前頭洞を示す．
　　b：building block に前頭洞ドレナージルートを加えた図を示す．
　　① agger nasi cell（AN），② supra agger frontal cell（SAF），③ frontal septal cell（FS），④ ethmoid bulla（EB），⑤ supra bulla cell（SB）

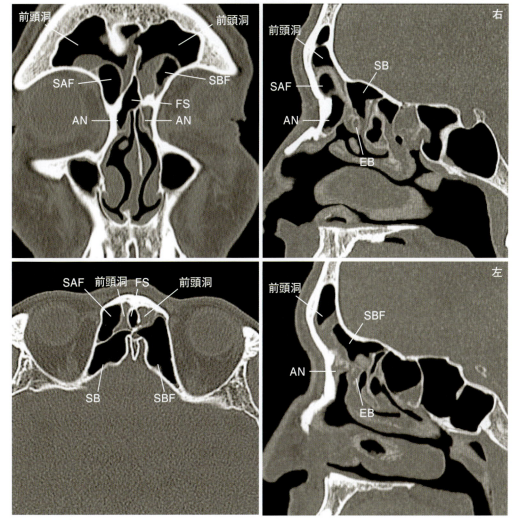

図21　前方の supra agger frontal cell（SAF），後方の supra bulla cell（SB）の発育が良好な症例の CT 画像
　　agger nasi cell（AN），supra agger frontal cell（SAF），frontal septal cell（FS），ethmoid bulla（EB），supra bulla cell（SB），前頭洞，supra bulla frontal cell（SBF）

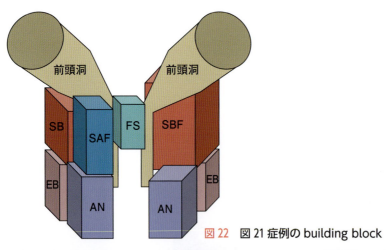

図22　図21症例の building block

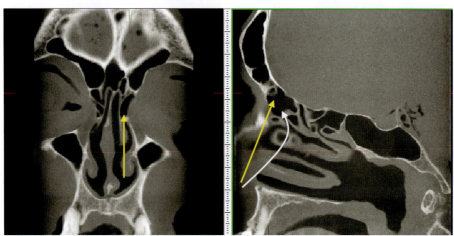

図23　axillary flap technique を用いた場合の手術アプローチの違い
黄矢印は axillary flap technique を用いた場合の前頭洞ドレナージルートへの手術アプローチ方向を示し，白矢印は通常の内視鏡下アプローチでの手術アプローチ方向を示す．

e axillary flap technique

　axilla とは鼻堤のことで，axillary flap とは中鼻甲介上部に基部を有する鼻堤の粘骨膜弁です．このテクニックも Wormald 考案の手術手技です．building block concept はプランニングとその実践法ですが，axillary flap technique は1つの手術手技，アプローチ方法で，直視鏡下に前頭洞にアプローチする方法です．通常，前頭洞は斜視鏡下に鼻堤の後ろからアプローチしますが，この方法では鼻堤の前方から直視鏡下にアプローチします（図23）．agger nasi cell の上に存在する supra agger cell が高い位置まで伸展している症例では，斜視鏡下に強弯の鉗子類を用いても supra agger cell の上壁まで道具が届きません．このような症例では，本法を応用する必要があります．

C　前頭洞と agger nasi cell

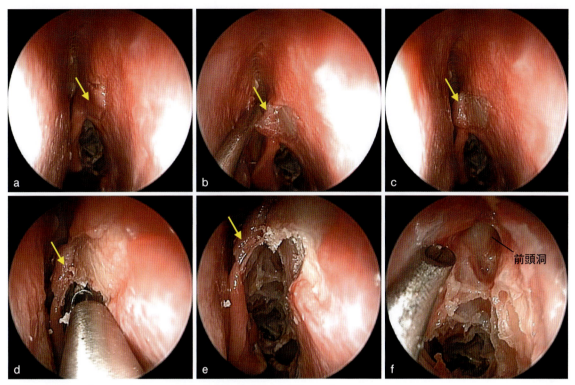

図24　axillary flap technique を用いた左前頭洞へのアプローチ
矢印は axillary flap を示す．
a：粘膜切開を示す．
b：サクションキュレットにて粘膜弁を嗅裂側に翻転しているところを示す．
c：粘膜弁を鼻中隔と中鼻甲介の間に挟み込んだところを示す．
d：露出した鼻堤骨のスタンツェによる削除を示す．
e：骨削除が完了した状態を示す．
f：直視鏡で前頭洞が観察可能なことを示す．

　鉤状突起切除後，直視鏡下に中鼻甲介上部，嗅裂側に基部を有するようにコの字状の粘膜弁をデザインします（図24）．各辺の長さは約 8 mm 程度ですが，慣れないうちは大きめの粘膜弁を作るほうが，粘膜弁の温存が容易になります．骨膜下まで確実に切開を行ってから骨膜下に剥離し，粘膜弁を挙上することがコツであり，さらに鼻堤の裏側に回り込む部分から中鼻甲介付着部にもきちんと粘膜切開を加えておくことが上手に粘膜弁を作製するコツです．挙上した粘膜弁は，術中は嗅裂側に織り込んでおき，手術中に巻き込まないように注意します．その後，鼻堤の骨すなわち agger nasi cell の前壁を骨スタンツェにて鉗除しながら，上方へ切り上げていきます．agger nasi cell の前壁を除去することで，agger nasi cell の内部が直視鏡下に観察され，agger nasi cell の後壁を後方から前方にクラッシュすると，前頭洞が開放され，直視鏡下に前頭洞内部の観察が可能となります（図24）．agger nasi cell の上方にさらにセルがある場合は，そのセルを後方から前方にクラッシュすると前頭洞に到達できます．
　この手術手技を行う場合，術後の骨増生を誘発するドリリングはできるだけ避けたほうが術後の再狭窄防止になります．手術操作の最後に織り込んでおいた粘膜弁を鼻堤部に戻すことで，鼻腔形態も保たれ，かつ骨面の露出を避けることで術後の癒着防止になります．粘膜弁の固定は特に不要で，ずれることもほとんどありません．

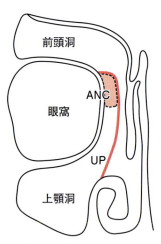
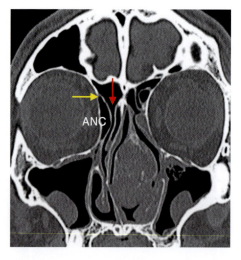

図25　症例1
右鉤状突起上部は眼窩に付着し（黄矢印），前頭洞ドレナージルート（赤矢印）は，agger nasi cell の内側を通る．
UP：uncinate process，ANC：agger nasi cell

3 手術手技解説動画

症例1　動画4

　右前頭洞開放．鉤状突起は眼窩に付着しており，前頭洞ドレナージルートは agger nasi cell の内側を通る（図25）．鉤状突起切除後に agger nasi cell を確認し，広く開放したのちに，ドレナージルートに沿って前頭洞を開放する．

症例2　動画5

　左前頭洞開放．鉤状突起は頭蓋底に付着しており，前頭洞ドレナージルートは agger nasi cell の後外側を通る（図26）．鉤状突起切除後に agger nasi cell を確認し，広く開放したのちに，ドレナージルートに沿って前頭洞を開放する．

C 前頭洞と agger nasi cell

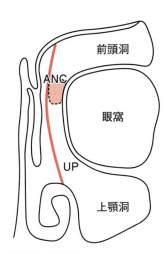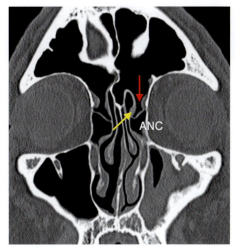

図26 症例2
左鈎状突起上部は頭蓋底に付着し（黄矢印），前頭洞ドレナージルート（赤矢印）は，agger nasi cell の後外方を通る．
UP：uncinate process, ANC：agger nasi cell

症例3 　動画6

　図16〜20 の症例の右前頭洞開放．術前プランニングに従って，画像所見と手術所見を一致させながら前頭洞開放を行っている．axillary flap アプローチを行っている．
AN は agger nasi cell，T3 は T3 cell，ISS は intersinus septal cell，SB：suprabullar cell を示す（略語は旧分類）．

症例4 　動画7 　動画8

　図21, 22 の症例の手術．動画7 は右側，動画8 は左側．術前プランニングに従って，画像所見と手術所見を一致させながら前頭洞開放を行っている．
AN は agger nasi cell，T3 は T3 cell，ISS は intersinus septal cell，SB：suprabullar cell，FB は frontal bulla cell を示す（略語は旧分類）．

（児玉　悟）

D 篩骨胞と supra bulla cell（recess）

Point
- 篩骨洞開放は鉤状突起切除と同様に ESS の最も重要なステップである．
- 篩骨胞（前篩骨洞）の自然口，ドレナージルートは retrobullar recess にある．
- retrobullar recess の上方に suprabullar recess がある．
- 前頭蓋底，眼窩，前篩骨動脈の認識が重要である．
- 丁寧な篩骨胞の処理により，中鼻甲介基板がきれいに露出される．

　鉤状突起の切除が ESS の最も重要なステップであることは本章 B 項「鉤状突起切除」（➡17 頁参照）で述べたとおりですが，それと同じぐらいに重要なのが篩骨胞（ethmoid bulla）の処理です．ESS のなかでは最も基本的なステップなので，案外，無造作に前から穿破していることもあると思います．篩骨胞前壁に穴を開け，後ろのスペースを確認して大きく広げる方法も決して悪くはないのですが，篩骨胞のドレナージルート，自然口は中鼻道（retrobullar recess）にあり，ドレナージルートに沿った開放が可能ですし，このほうが理にかなっていると言えます．また篩骨胞の適切な処理により，中鼻甲介基板がきれいに露出され，次のステップに安全かつスムーズに移行できます．

　こうした一連の篩骨胞処理のためには retrobullar recess の認識が必要になります．また篩骨胞よりも後方の処理にあたっては ESS における危険物，すなわち頭蓋底や眼窩，前篩骨動脈の認識も重要になってきます．篩骨胞が単一の腔で天蓋（頭蓋底）に接している場合もあれば，篩骨胞の上にさらにセルが発育している場合もあり（supra bulla cell, supra bulla frontal cell），個人差が大きいです．現在，隔壁をできるだけ残さずきれいに処理する手術がよいとされていますが，篩骨胞や supra bulla cell の前壁の頭蓋底付着部の隔壁は ESS で残りがちになる部位で，残存蜂巣は副鼻腔炎再発のリスクファクターと考えられています．本章 C 項「前頭洞と agger nasi cell」（➡31 頁参照）で述べたように，これらは前頭洞ドレナージルートの後壁のセルでもありますので，前頭洞のドレナージルートを最大限拡大するためにも，これらのセルの前壁を頭蓋底のレベルまでできるだけ除去する必要があります（本章 C 項 図15 ➡41 頁参照）．また，上顎洞自然口を眼窩下縁まで後上方に大きく拡げるためには，篩骨胞眼窩付着部の適切な処理が必要になります．最近，増加傾向にある好酸球性副鼻腔炎の要の部分でもあり，ESS の最も基本的な部分かつ重要なステップと言えます．篩骨胞の処理にあたっては，上方，側方までしっかり行うことが大切です．

D　篩骨胞と supra bulla cell（recess）

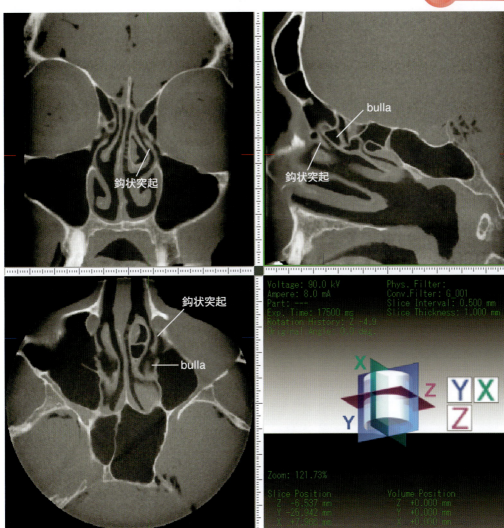

図1　CT画像での篩骨胞（bulla）の確認

1 CT読影のポイント

a 篩骨胞（ethmoid bulla）と retrobullar recess の同定

　鉤状突起の同定については本章B項「鉤状突起切除」（→ 17頁参照）で述べましたが，冠状断CTで上顎洞自然口付近で鉤状突起を同定し，さらに後方に下がっていくと，篩骨胞内側のラインが観察できます（図1，2）．篩骨胞と中鼻甲介の間の陥凹を retrobullar recess と言います．retrobullar recess は軸位断CTで見るとさらにわかりやすいです（図3）．鉤状突起の上方付着部は軸位断CTでは鼻涙管後方にありますが，鉤状突起の後方の最初のセルが篩骨胞になります．その内側で中鼻甲介を同定し，篩骨胞の内側で中鼻甲介との間に隙間があるのがわかります．この部分が retrobullar recess であり，軸位断CTを上下に動かすと篩骨胞内腔と交通していることもわかると思います（図4）．この交通している孔が篩骨胞の自然口であり，ドレナージルートになります．中鼻甲介基板との位置関係も軸位断CTを見ると接していることがわかると思います．好酸球性副鼻腔炎

3 鼻副鼻腔炎に対する手術—基本編

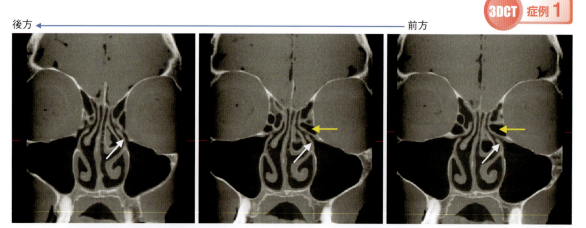

図2 CT冠状断での左篩骨胞の読影
　右から左方向で冠状断CTが前方から後方に移動する．黄矢印は篩骨胞，白矢印は鉤状突起を示す．鉤状突起の後上方に篩骨胞が現れる．

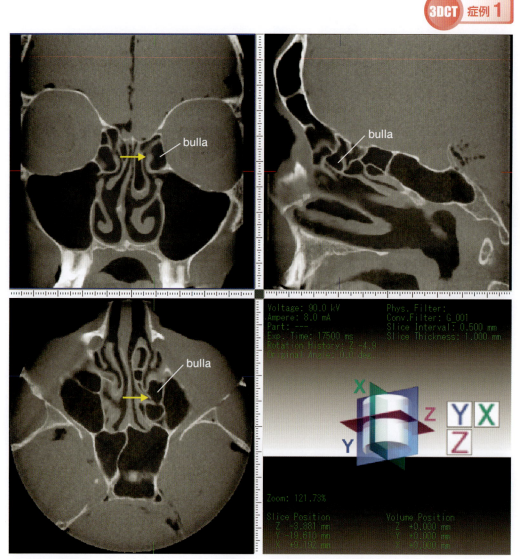

図3 CT画像でのretrobullar recessの確認
　篩骨胞（bulla）と中鼻甲介の間の陥凹をretrobullar recess（矢印）と呼ぶ．

D 篩骨胞と supra bulla cell(recess)

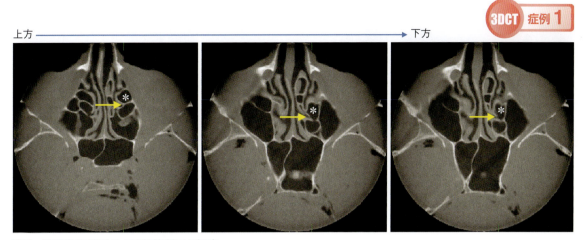

図4 篩骨胞自然口のCT軸位断での観察
篩骨胞(＊)がretrobullar recess(矢印)に開放していることがわかる．左から右方向に軸断画像は下方に進んでいる．

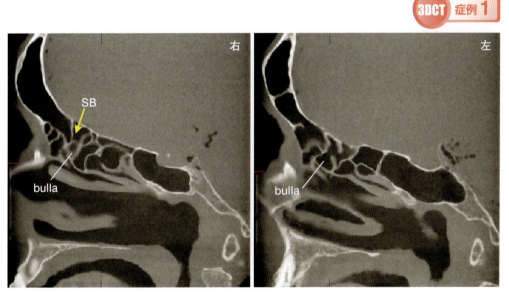

図5 CT矢状断での篩骨胞(bulla)の観察
右側では篩骨胞(bulla)の上方にsupra bulla cell (SB)(矢印)があることがわかる．

やポリープが充満している症例などで鈎状突起や前頭洞ドレナージルートの読影が難しい症例もありますが，こうした症例でも篩骨胞の読影は十分可能ですので，重症例ほどより重要になってきます．丁寧にポリープ切除を行えば，篩骨胞の形態がよく観察でき，retrobullar recess の観察が高度病変例でも可能になります．高度病変の場合に眼窩内側壁が菲薄化している場合もあり，冠状断や軸位断 CT で眼窩内側壁の骨の読影も忘れずに行ってください．不顕性の眼窩内側壁骨折と眼窩内容物の逸脱を呈している症例もあります．

　篩骨胞とほかのセルの発育，前頭洞ドレナージルートとの関係をみる場合は，矢状断 CT を用います．篩骨胞の上にいくつセルがあるか確認します．単一の腔で頭蓋底に接している場合もありますが，supra bulla cell や supra bulla frontal cell としてセルが発育している場合もあり(図5，6)，これらは前頭洞ドレナージルートの後壁となります．

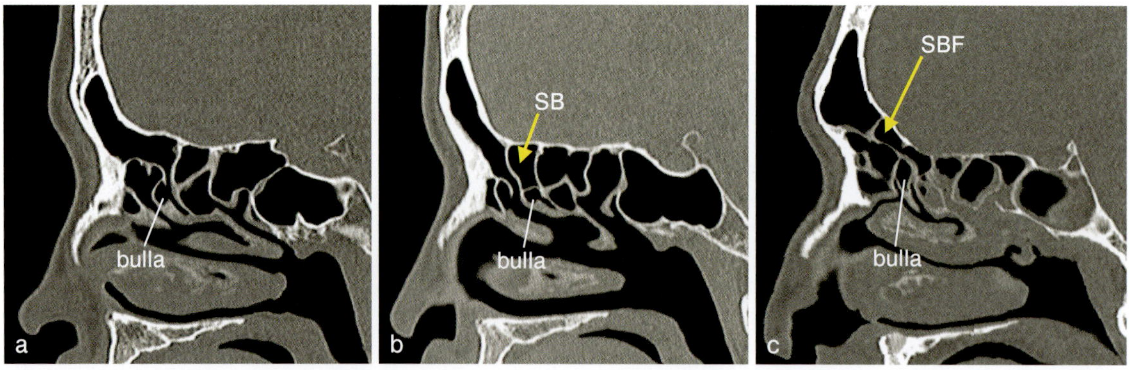

3 鼻副鼻腔炎に対する手術—基本編

図6 supra bulla cell(SB)および supra bulla frontal cell(SBF)の存在する症例の CT 矢状断
a はこれらのセルが存在しない例，b は supra bulla cell(SB)の例，c は supra bulla frontal cell(SBF)の例を示す．

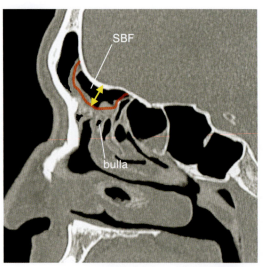

図7 supra bulla frontal cell(SBF)の存在する症例の CT 矢状断
supra bulla frontal cell(SBF)を赤線で示す．このような症例では前頭洞ドレナージルートは前方に圧排される．矢印は SBF の前後への拡がりを示す．

b supra bulla cell，supra bulla frontal cell の同定

　矢状断 CT でみた場合に，篩骨胞の上方にあり，頭蓋底に接しているセルが supra bulla cell です(図5, 6)．症例によってはこのセルが前頭洞内に大きく発育している場合もあり，これを supra bulla frontal cell と言います．supra bulla frontal cell が発育している場合は前頭洞ドレナージルートは前方に押し出されることとなり，頭蓋底よりも離れていることになります(図7)．篩骨洞天蓋(頭蓋底)の高さや形状，丸くなっているか，少し角張っているかなども，矢状断で見ておくと術中の頭蓋底の確認・同定，画像所見と手術所見の一致という意味では役に立ちます．

D 篩骨胞と supra bulla cell(recess)

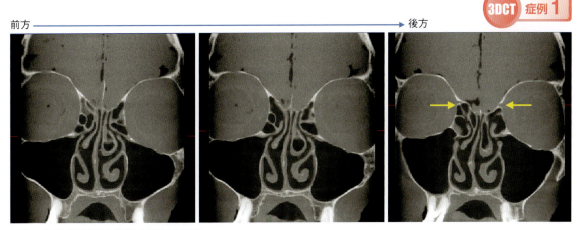

図8 CT冠状断での前篩骨動脈の同定
冠状断CTを前方から後方に（左が前方）進め，眼窩から最初に鼻腔内に出る管状構造物内を前篩骨動脈（矢印）は走行する．

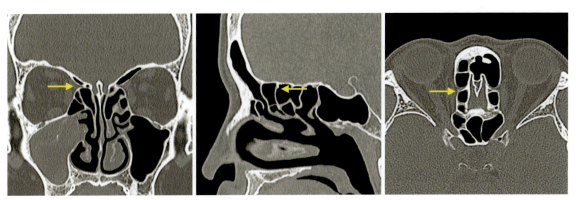

図9 前篩骨動脈 floating type のCT画像
前篩骨動脈（矢印）は頭蓋底から離れ，鼻腔内を走行している．

C 前篩骨動脈の同定

　篩骨胞のCT読影の際に，同時に重要なことが前篩骨動脈の同定です．冠状断CTを前から後ろへ動かしていくと，眼窩から最初に鼻腔に水平方向に出てくる径1mm程の管腔状の構造物が前篩骨動脈および神経管です（図8）．冠状断CTでは頭蓋底に接しているものと，頭蓋底から離れて，浮いたように走行しているもの（floating type, 図9）に分けることができます．後者はその損傷のリスクが前者に比べると高いので注意が必要ですが，逆に注意深く観察するとCT上でも術野でもその同定は容易です．前篩骨動脈の走行には個人差が大きく，その評価には冠状断CTに加えて，矢状断CTが有用です．前頭陥凹のセルのどの部分を走行するのかを確認しておきます．これは頭蓋底の処理と同時に前頭洞のドレナージルートを最大に拡げる意味でも重要になります．前篩骨動脈は supra bulla cell の前壁から中鼻甲介基板頭蓋底付着部の間で，前寄りにあるもの，後ろ寄りにあるものとさまざまですが，supra bulla cell の直後，中鼻甲介基板付着部に多く認められます．

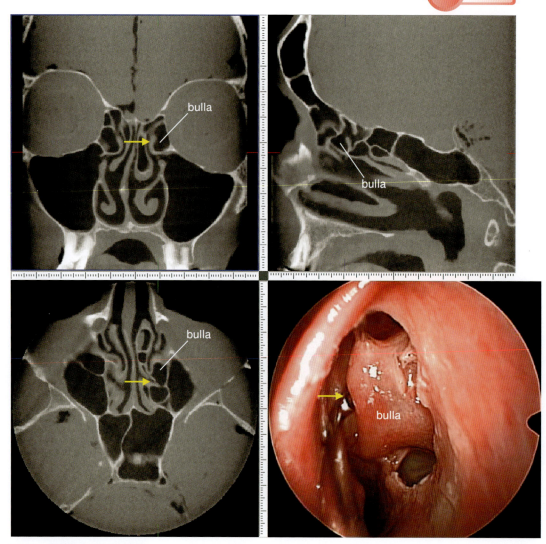

図10 篩骨胞自然口の確認
篩骨胞（bulla）の自然口にキュレットを挿入したところ（矢印）．

2 手術手技

a 篩骨胞の処理と中鼻甲介基板の露出

　篩骨洞手術，篩骨胞開放はESSのなかでは最も基本的なステップですが，できるだけ簡単に，少ない手数でできれば手術時間の短縮と出血量の減少につながります．中鼻道にポリープが充満しているような高度病変の場合は，まずデブリッダーでポリープを処理し，中鼻道を清掃し，retrobullar recessを明視下に置いてから手技を始めてください．

　前述のように鉤状突起を切除するとその直後に篩骨胞が観察できます．中鼻甲介の中央ぐらいかつ，篩骨胞底部より約6 mm程上方の高さで，中鼻甲介と篩骨胞内側の隙間のretrobullar recessに向かって直のキュレットを中鼻甲介基板の直前まで進めます．先端を篩骨胞に向けると，先が篩骨胞内腔に抵抗なくスッと入るため交通が確認でき，自然口であることがわかります（図10, 11）．この自然口をきっかけにして，キュレットをここ

D 篩骨胞とsupra bulla cell(recess)

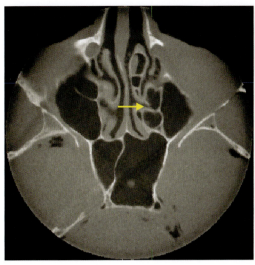
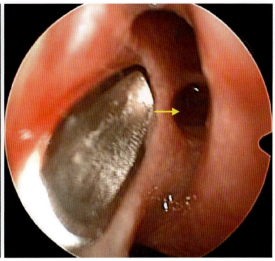

図11 斜視鏡での篩骨胞自然口の観察
retrobullar recessから篩骨胞自然口(矢印)を観察することができる．

　から前方に引くように，やや下向きに隔壁をクラッシュします．この操作で多くの場合，篩骨胞の骨と粘膜が遊離され，鋭匙鉗子で除去できます．ほとんどの症例では力は要りません．骨が硬く，力が要る場合には，スタンツェを使用してください．骨を鉗子で除去した後は，余剰の粘膜はデブリッダーで切除してください．大きな骨片をデブリッダーで処理しようとするとシェーバー先の詰まりの原因となりやすいため，骨は鉗子で除去して，粘膜をデブリッダーで処理します．

　キュレット先がきちんと中鼻甲介基板の直前，retrobullar recessに位置できている場合には，この1掻きまたは2掻きで，中鼻甲介基板が露出されることになります(図12，13)．もし中鼻甲介基板の前方に隔壁や粘膜が残存しているようであれば中鼻甲介を後方にたどるようにして，中鼻甲介と一続きになっている中鼻甲介基板を確認し，次のステップのためにこれを損傷しないようにして，前方の組織をキュレットやデブリッダーで清掃します．

b 眼窩，前頭蓋底，前篩骨動脈の確認

　上顎洞開放の際にすでに眼窩壁は確認されていると思いますが，眼窩内側壁を確認し，篩骨胞の眼窩付着部の隔壁を取り残しのないように丁寧に処理します．高度病変例やCTにて眼窩内側壁が菲薄化している症例ではもちろんのことですが，眼窩の確認のために必ず眼球を押してみて，眼窩周辺を処理する癖をつけるとよいと思います．危険部位では，デブリッダーは決して押し付けず，器械先端をやや離し，処理部分を常に明視下に置きながら，吸引される病的粘膜のみ処理をすることが，合併症，副損傷回避のために大切です．

　篩骨胞の開放後に篩骨洞天蓋，すなわち前頭蓋底の確認を行います．retrobullar recessから前下方の操作後には，まだ篩骨胞上方の隔壁が残存していると思います．retrobullar recessの上方にはsuprabullar recessという陥凹があり，supra bulla cellや篩骨胞上方のスペースにつながっています．キュレットの先端を残存した篩骨胞隔壁の後上方に進め，スペースを確認してから前方にクラッシュします．上向きの切除鉗子を隔壁の後ろに入れて，スペースを確認し，鉗子の先端部分の隔壁を鉗除してもよいと思います．篩骨胞が天蓋まで発育している場合は比較的頭蓋底の確認・同定が容易ですが，supra bulla cellがある場合は，retrobullar recessの上方の隔壁をやや外側に圧排する

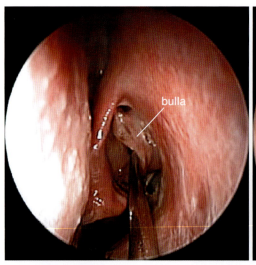
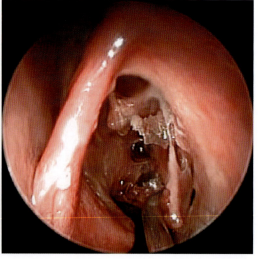

図12 篩骨胞切除
篩骨胞自然口に挿入したキュレットで前方に篩骨胞を引き起こすイメージで切除する．篩骨胞内の隔壁は前方に掻き出す．

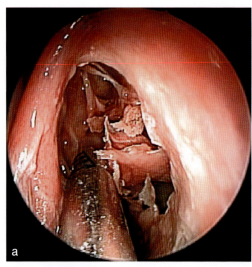
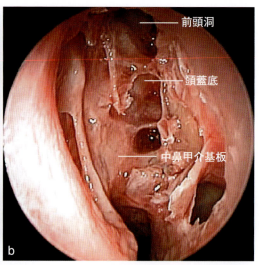

図13 篩骨胞切除
a：骨壁は鉗子，粘膜はシェーバーで摘除する．
b：篩骨胞切除後を示す．上方から，前頭洞，頭蓋底，中鼻甲介基板が観察できる．

ようにすると，suprabullar recess が拡がります（図14）．すなわち，中鼻甲介基板は天蓋に付着する完全基板の形状ですので，中鼻甲介基板を上方に追えるように視野を展開することで，頭蓋底が観察しやすくなります．

粘膜病変が強くなければ，前頭蓋底の確認と同時に頭蓋底を横行する前篩骨動脈とその眼窩起始部および頭蓋底進入部が確認できると思います．前篩骨動脈を早い段階で確認できれば，これより前方には危険なものはないので，前方の隔壁を頭蓋底まで処理することで，前頭洞のドレナージルートが拡大されます．頭蓋底の粘膜病変が強い場合には，デブリッダーにて慎重に清掃します．前篩骨動脈の floating type では確認・固定できていない限り，その周辺ではデブリッダーの使用は避けるべきです．また，前篩骨動脈の内側，頭蓋底進入部は骨が薄いため（図15），頭蓋底損傷に注意が必要です．篩骨胞の処理および前頭蓋底の確認はほとんど直視鏡にて行いますが，適宜，斜視鏡にて前頭洞および前頭

D 篩骨胞と supra bulla cell (recess)

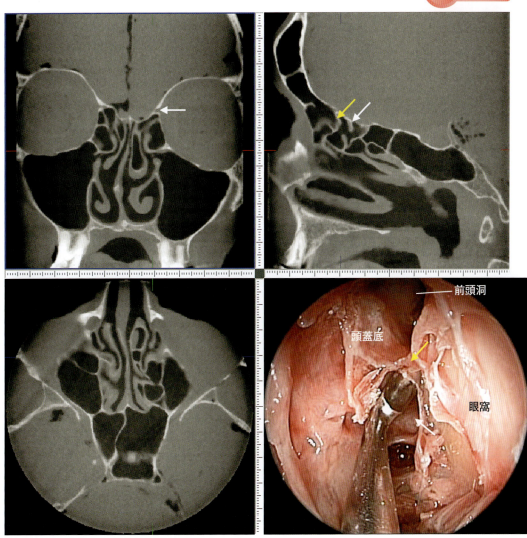

図14 supra bulla cell 切除
キュレットを用い，頭蓋底側から鼻腔側へと隔壁を掻き出す．黄矢印は supra bulla cell を示し，白矢印は前篩骨動脈を示す．

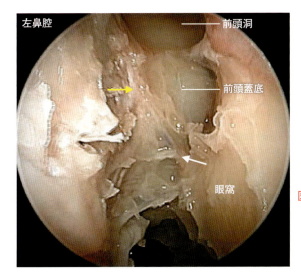

図15 前篩骨動脈の内視鏡所見
左鼻腔を示す．眼窩から前篩骨動脈が鼻腔内に入り（白矢印），中鼻甲介天蓋付着部で頭蓋内に入る（黄矢印）．頭蓋底進入部は骨壁が薄いので注意を要する．

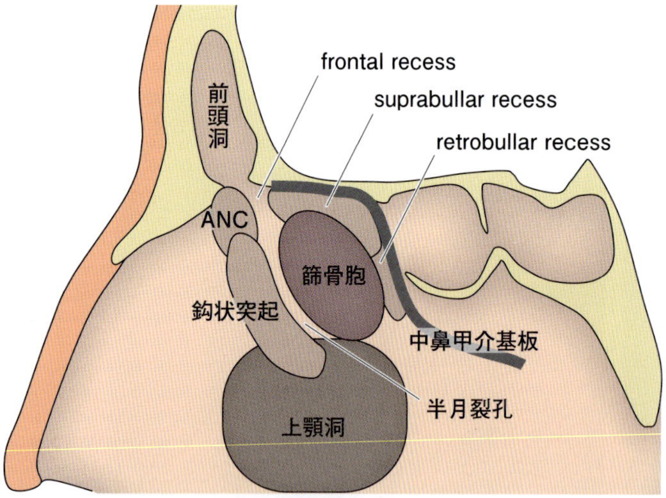

図 16　篩骨における recess（陥凹）
篩骨胞周囲のスペースはセルではなく陥凹と定義される.
（Lund VJ, Stammberger H, Fokkens WJ, et al: European position paper on the anatomical terminology of the internal nose and paranasal sinuses. Rhinol Suppl 24: 1-38, 2014 より改変）

洞ドレナージルートを確認し, 開大が不十分であれば, このステップでさらに開大の操作を行います.

③ supra bulla cell と suprabullar recess

　篩骨胞(bulla)の上にあるセルは supra bulla cell（旧分類では suprabullar cell）として知られています. cell という考え方は CT 断面で 1 つの腔となっているからで, すでにこの名称(用語)はわが国でも一般的になっているかもしれません. ところが鼻内解剖に基づいたヨーロッパの用語集では suprabullar recess と定義されています(図 16, 本章 C 項表 2 ➡ 32 頁参照). 篩骨胞が頭蓋底まで発育し, 一続きになっている症例もありますが, このように retrobullar recess と suprabullar recess が一体になっているものは, 解剖学的検討では 1 割未満であり, ほとんどの症例に suprabullar recess がみられると報告されています. 冠状断 CT 上は bulla の上にあるセルには間違いないのですが, このスペースは中鼻道(鼻腔)との交通(連続性)があり, 後壁は中鼻甲介基板, 側壁は眼窩, 上壁は篩骨天蓋であり, セルとしては前壁のみで後壁, 側壁を有しないことから, Stammberger や Castelnuovo らは cell ではなく recess であると主張しています. この空間はそれぞれ独立して発育した前篩骨洞と後篩骨洞の間にできた空間と考えられます. bulla 後面と中鼻甲介基板の間の空間が retrobullar recess であり, bulla 上部と頭蓋底, 眼窩, 中鼻甲介基板に囲まれた空間が suprabullar recess です(図 16, 17). できるだけシンプルに考えることを目的とした本書で, なぜこのような細かいことを述べているかというと, この解剖学的知識はシンプルかつスマートな手術に役立つと思うからです. retrobullar recess から篩骨洞自然口経由で篩骨胞開放を行う手順については本項ですでに解説していますが, retrobullar recess 上方には suprabullar recess の入り口があり, いったん suprabullar recess に到達すると, 粘膜病変が重度でない限りは, 比較的簡単に前篩骨動脈や頭蓋底, 眼窩の確認・同定が可能です. 前篩骨動脈の走行は個人

D 篩骨胞と supra bulla cell（recess）

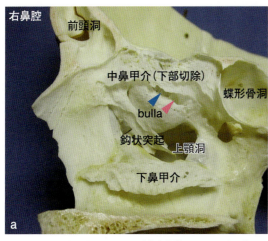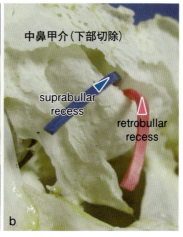

図17　retrobullar recess（赤矢頭）と suprabullar recess（青矢頭）
　　a：bulla の後方に retrobullar recess があり，その上方に suprabullar recess
　　　がある．この標本では骨に隔てられ，2つの recess が別々にある．
　　b：それぞれの recess に色付きゴムを挿入している．

差が大きいことが知られており，術野でその確認に迷うことがあるかもしれませんが，解剖学的にほぼ全例 suprabullar recess を走行します．あとは recess の前方か後方か，頭蓋底に接しているか，浮いているかの違いだけです．篩骨胞処理の際に，上方にスペースがあることを考えながら，粘膜や隔壁などで suprabullar recess をつぶさないよう手術を進めていくことが大切です．suprabullar recess へのアプローチについて本項では動画で示します．

4　手術手技解説動画

症例1　動画9　（図18）

　鈎状突起の上端の外側に前頭洞が観察できます．眼窩内側壁と篩骨胞の間に小さな agger nasi cell が観察できます．これらを切除すると，より明瞭に前頭洞が観察できます．篩骨胞自然口からキュレットを挿入し，篩骨胞を中鼻甲介基板から前方に挙上させ，中鼻甲介基板がよく見えるようにします．キュレットをゆっくりと動かすことがコツです．supra bulla cell の自然口からもキュレットを入れ，中鼻甲介基板から篩骨胞前壁を切離します．眼窩内側壁方向にキュレットを動かさないことにより，より安全な操作になります．眼窩内側壁と前篩骨神経管が観察できます．
　篩骨胞の天蓋付着部の処理では，前篩骨神経管および頭蓋底の損傷に留意します．原則的には，これらの構造物から逃げる方向にキュレットなどの器機を動かします．
　篩骨胞の切除により，前頭洞と前頭蓋底の一部が視認できます．

症例2　動画10

　右鈎状突起に引き続き前頭洞開放を行います．bulla をあえて温存し，suprabullar recess を開放し，前篩骨動脈，頭蓋底，眼窩を確認します．前頭洞ドレナージルートの拡大には後方の隔壁の処理も重要です．

3 鼻副鼻腔炎に対する手術─基本編

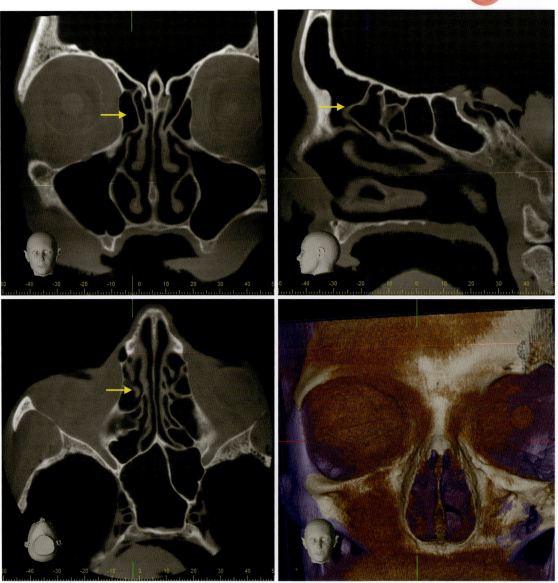

図18 動画標本 CT
　この例では，篩骨胞（黄色矢印）の発育が良好で，supra bullar cell と単一の大きな空間を形成している．矢状断で，前方への張り出しが著明であることがわかる．篩骨胞の切除により，前頭洞が広く開放されることが予想できる．

D 篩骨胞と supra bulla cell (recess)

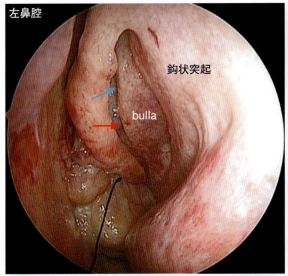
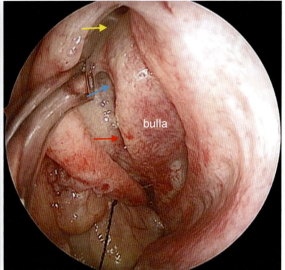
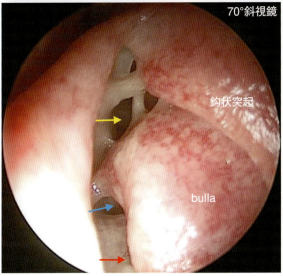

図19 症例3の鼻内所見
中鼻道に retrobullar recess（赤矢印）および suprabullar recess（青矢印）が観察される．術前における斜視鏡による観察も解剖の理解に役立つ．黄矢印は frontal recess を示す．

症例3　動画11

　左 suprabullar recess の開放（図19，20）．suprabullar recess の隙間から前篩骨動脈を確認同定し，鉤状突起，篩骨胞を温存したまま，suprabullar recess 前壁を切除し，前頭洞を開放しています．通常はあまり行わないアプローチですが，解剖学的位置関係の理解に役立つと思われます．

3 鼻副鼻腔炎に対する手術―基本編

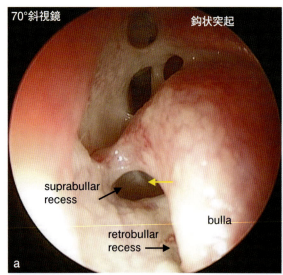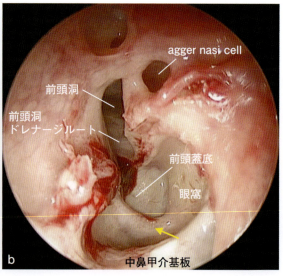

図20 症例3の鼻内所見
　左鼻腔を70°斜視鏡で観察．suprabullar recess の開放前（a）と開放後（b）．症例によっては術前から前篩骨動脈（黄矢印）の確認同定が可能である．suprabullar recess の処理により，前頭洞ドレナージルートの後方部分が拡大される．

（児玉　悟・中川隆之）

E 中鼻甲介基板と上鼻道

> **Point**
> ・中鼻道と上鼻道の交通を形成する.
> ・生理的なドレナージルートの拡大ではない.
> ・中鼻甲介基板骨の適切な温存により floppy turbinate を防止する.

　前項までの操作は，中鼻道に交通する副鼻腔に対する手術であり，生理的なドレナージ経路を拡大する操作でした．一方，中鼻甲介基板を開放し，上鼻道との交通を形成し，後篩骨洞，蝶形骨洞を開放するのは，生理的な経路に沿った手術操作ではありません．ご存じのように，後篩骨洞は上鼻道と交通し，蝶形骨洞の自然口は蝶篩陥凹にあり，嗅裂とつながっています．前項までの操作が，自然口あるいは生理的なドレナージ経路を目印に操作する明視下での操作であったのに対して，中鼻甲介基板を上鼻道に開窓する操作は，ブラインドでの操作となるため，確実に行うのは難しいステップです．この点を踏まえてCT読影に臨みましょう．

1 CT読影のポイント

a 中鼻甲介基板の同定

　中鼻甲介基板は，頭蓋底からいったん前方に向かい，篩骨胞の真後ろで最も前方に突出し，篩骨胞の下端の付着部付近から後方に向かいます．矢状断で見れば，丁度「く」の字のような形をしています．CT上で中鼻甲介基板の全体像を観察するのに最も適しているのは矢状断です（図1）．中鼻甲介の基板が平面的でなく，立体的な形状をもつことがよくわかります．

　一方，最も簡単にCT上で中鼻甲介基板を見つける方法は，冠状断での観察です．鉤状突起同定のきっかけとした上顎洞自然口付近の冠状断像から後方に下がっていくと，まず篩骨胞の内側のラインが観察できます（図2）．篩骨胞と中鼻甲介の間の陥凹を retro-bullar recess と呼びます．さらに後方に冠状断を進めると，中鼻甲介から水平方向に眼窩内側壁につながる骨のラインが現れます（図3）．ここが中鼻甲介基板の最も前方にあたり，「く」の字の突出している部分に相当します．篩骨胞下端のすぐ後方になります．

3 鼻副鼻腔炎に対する手術―基本編

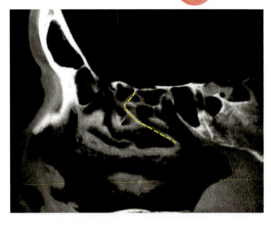

図1 中鼻甲介基板のCT矢状断画像
点線は中鼻甲介基板を示す.

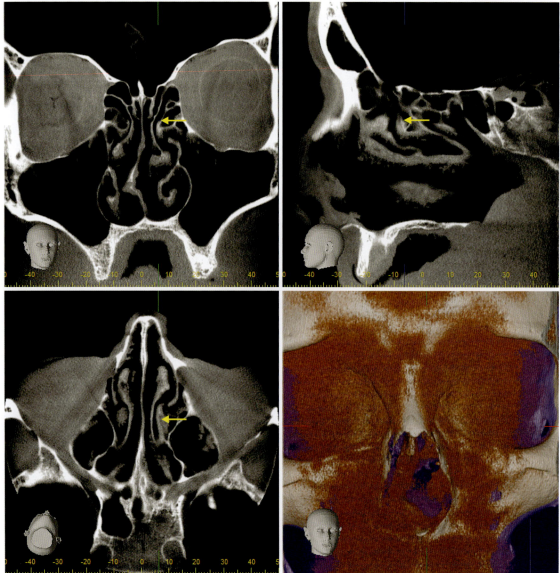

図2 CT画像での篩骨胞の同定
矢印は篩骨胞を示す.

E 中鼻甲介基板と上鼻道

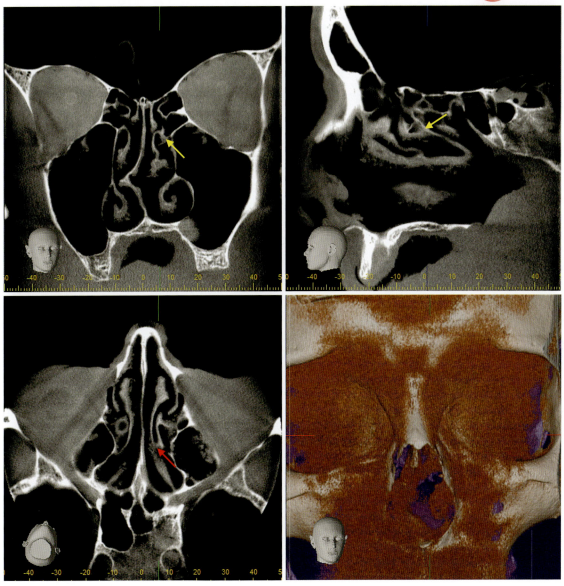

図3 CT画像での中鼻甲介基板の同定
　黄矢印は中鼻甲介基板，赤矢印は bulla recess を示す．冠状断で中鼻甲介と鼻腔外側壁をつなぐ水平方向の骨構造物が最初に現れる部位が中鼻甲介基板となる．

3 鼻副鼻腔炎に対する手術―基本編

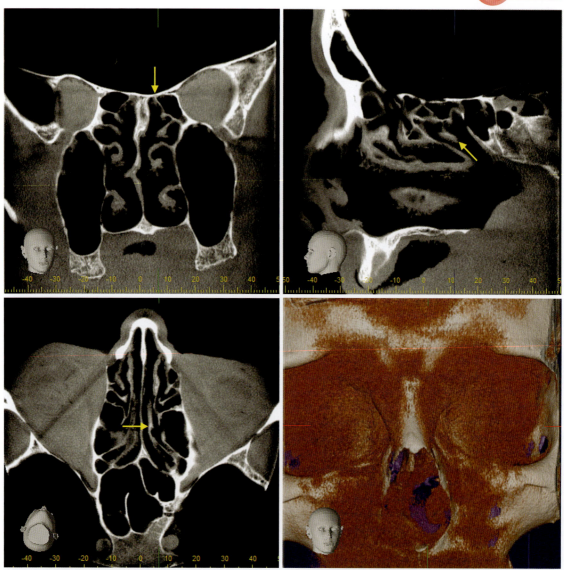

図4 CT画像での上鼻甲介の同定
冠状断にて蝶形骨洞から前方にスライスを進め，頭蓋底から直接下方に降りる構造物が上鼻甲介となる（矢印）．ただし，最上鼻甲介が存在する場合は2番目の構造物となる．

b 上鼻甲介，上鼻道の同定

　上鼻甲介の同定は，逆に，冠状断を後ろから前に動かすことによって同定できます．冠状断で蝶形骨洞から前方にスライスを進めると，頭蓋底から直接下方に降りる構造物が確認できます（図4）．これが上鼻甲介で，外側の空間は後篩骨洞になります．さらに前方のスライスに進めると，後篩骨洞の最も内側の壁となる上鼻甲介の下端から甲介らしい構造物が下方に伸展してきます（図5）．すぐ下方に中鼻甲介が認められます．この上鼻甲介と中鼻甲介の隙間が上鼻道です（図5）．さらに，少し前方のスライスに移動すると，先ほど同定した中鼻甲介基板の最前部に到達します．まれに最上鼻甲介が存在する症例がありますが，この場合は最上鼻甲介と中鼻甲介の間に上鼻甲介が存在することになります．
　少し読影に慣れれば，あえて後方から上鼻甲介を同定しなくても，冠状断での観察を前

68

E　中鼻甲介基板と上鼻道

3DCT 症例3

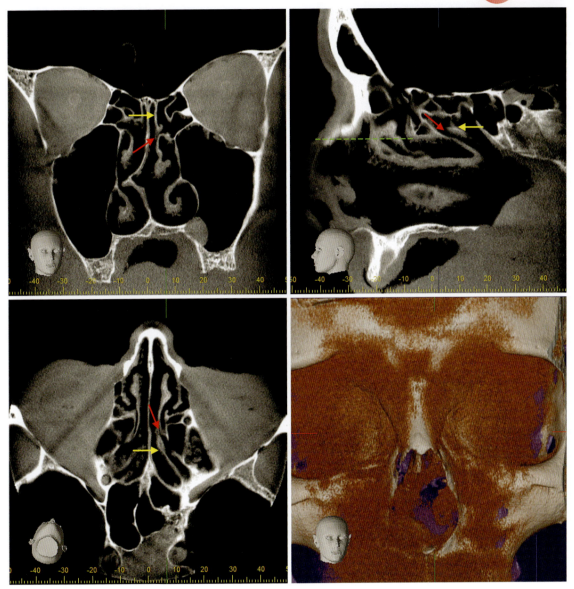

図5　CT画像での上鼻道の同定
　　冠状断にて図4からさらに前方に進めると，中鼻甲介基板付近で上鼻甲介と中鼻甲介の隙間として上鼻道が同定できる．黄矢印は上鼻甲介，赤矢印は上鼻道を示す．点線は篩骨胞の底の高さを示す．

方から進めていくことにより，中鼻甲介基板を同定したスライス，あるいはそのやや後方で上鼻甲介，上鼻道を読影できるようになります．高度病変があってわかりにくい症例では，基本に返り，後方から上鼻甲介を同定する方法を用いるとよいでしょう．

c 中鼻甲介開窓部位の同定

　上記の b までのステップで上鼻道と中鼻甲介基板の関係がかなり理解できたと思います．最後のステップは，「では，実際にどこから中鼻甲介基板を開放するのがよいのか」という読影になります．上鼻甲介の下端の高さ付近の軸位断を見ると，上鼻甲介，上鼻道，中鼻甲介の前後関係がよくわかります（図5）．軸位断を多少上下に動かせば，上鼻道がわかるスライスが見つかります．矢状断の中鼻甲介基板の高さで表現すると，「く」の字の突出部の少し下方に上鼻道があることがわかります（図5）．次に，冠状断を少し前方に動か

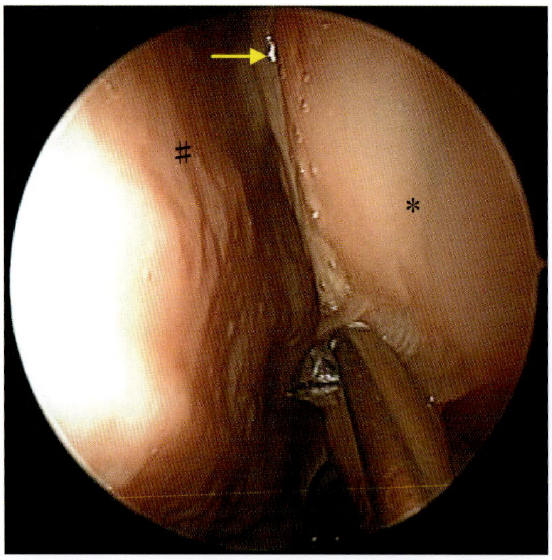

3　鼻副鼻腔炎に対する手術―基本編

図6　嗅裂側からの上鼻甲介観察
後鼻孔やや手前で後鼻孔付近から見上げるように嗅裂を観察する．中鼻甲介（＊）を外側にシフトすると，鼻中隔（＃）との間に上鼻甲介（矢印）が観察できる．

して，篩骨胞が観察できる位置まで移動すれば，篩骨胞の下端付近の高さに相当することがわかります．

　これらの位置関係は症例によって異なりますが，この手順で観察すれば，篩骨胞の位置を目安に，retrobullar recess で中鼻甲介を内後方に開窓すれば，上鼻道に交通することがわかります．言い換えると，中鼻道内の篩骨胞下端，retrobullar recess を目安に中鼻甲介基板の穿破部位を決定するということになります．

② 手術手技

a 嗅裂からの上鼻道観察

　嗅裂側から上鼻甲介および上鼻道を観察することが，第一のステップになります．中鼻甲介の損傷を伴わずに嗅裂側から上鼻道を観察するには少しコツが必要です．内視鏡を総鼻道に沿って後鼻孔付近まで進め，嗅裂を見上げるようにします（図6）．すると，上鼻道，蝶篩陥凹が中鼻甲介の無理な変位を生じずに観察することができます．観察がやや困難な場合，中鼻甲介よりもむしろ鼻中隔を反対側に圧排して観察すべきです．この場合は，鋤骨の少し上方を押さえるイメージです．斜視鏡で見上げることを選択肢に入れてもよいかもしれません．上鼻道や蝶篩陥凹にポリープが存在する場合はデブリッダーで切除し，後篩骨洞や蝶形骨洞の元来のドレナージルートを開放します．中鼻甲介基板の切除を行ってから嗅裂側からの操作を行うと，中鼻甲介を支持する組織構造が弱くなっていることから，floppy turbinate を引き起こす可能性が高くなります．したがって，上鼻道の操作は，中鼻甲介基板切除操作に先立って行うべきです．floppy turbinate というのは，支持構造を失った中鼻甲介が安定性を喪失し，"ぐらぐら"になった状態を示します．このような中鼻甲介は，外側（眼窩側）や内側（嗅裂側）で癒着を形成することが多く，副鼻腔炎再発などさまざまな問題の要因となります．

　次に，上鼻甲介下端が中鼻甲介のどの高さに位置するのかを観察します．うまく中鼻道側での位置がわからない場合は，中鼻甲介前端の上鼻甲介下端の高さを示す位置にコットンシートなど目印になるものを置き，中鼻道側の retrobullar recess のどの高さに位置するのかを観察するとよいでしょう．このステップで最も留意すべき点は，中鼻甲介を過度に外方圧排して，floppy turbinate にしてしまわないことです．上鼻道の上端は，中

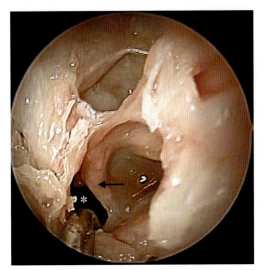

図7 中鼻甲介基部切開による中鼻道から上鼻甲介の観察
retrobullar recess で中鼻甲介基部に切開を加え，上鼻道（＊），上鼻甲介（矢印）を確認する．

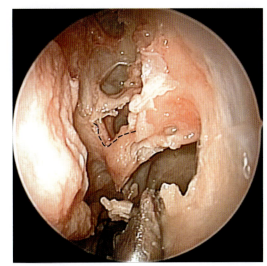

図8 中鼻甲介基部の温存
点線は，残存させている中鼻甲介基板を示す．

鼻甲介の最前部（「く」の字の頂点）よりも低い位置にあります．

b retrobullar recess 開窓

　retrobullar recess の上鼻甲介下端の高さで，直線的に後方ではなく，やや内側向きに中鼻甲介基板をキュレットで穿破します（図7）．できれば1枚だけ骨壁を丁寧に破り，上鼻道を確認するのが理想的です．この穿破部位をきっかけに前後にキュレットで少し拡大してスペースを作り，内視鏡を挿入すると，経中鼻道的に上鼻甲介を視認できます（図7）．必要に応じて，骨片は鉗子で摘除し，粘膜をデブリッダーで切除します．

　上鼻甲介を確認すると，上鼻甲介を目印として後篩骨洞および蝶形骨洞の開放が容易にできます．中鼻甲介基板を外側に向かって，眼窩内側壁まで開放しますが，最初に穿破した高さよりも下方の中鼻甲介基板は残すように留意します（図8）．一般的には，中鼻甲介基板の最前部よりも下方の構造を残せば，floppy turbinate にはなりません．また，中鼻甲介基板の眼窩内側壁付着部は，紙様板であることが多いことから，中鼻甲介基板外側部の切除，特にシェーバーの使用時には，眼窩内側壁の損傷に留意する必要があります．中鼻甲介基板を適切に残存させることにより，術後の中鼻甲介の外方変位，癒着による中鼻道狭窄を防止することができます．

　後篩骨洞のドレナージルートは元来上鼻道です．中鼻道から後篩骨洞への開放経路は，ドレナージルートではなく視野と手術操作のためのルートですから，中鼻甲介基板の「く」の字の下半分は，中鼻甲介を安定させるためにできるだけ残すほうが理にかなっていると言えます．

3 鼻副鼻腔炎に対する手術—基本編

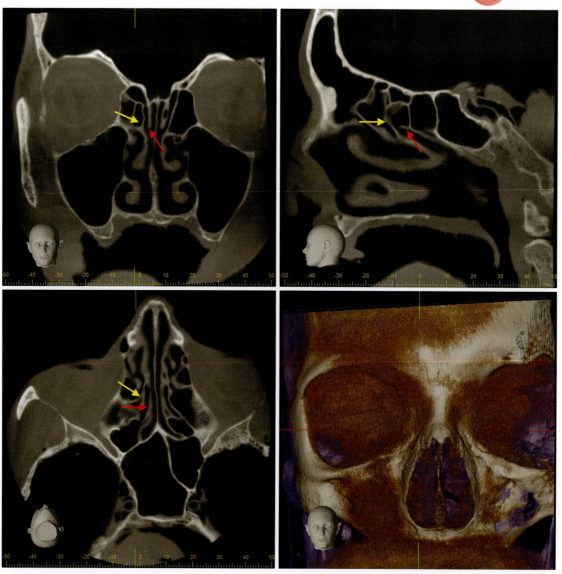

図9 手術手技解説動画症例 CT
冠状断は中鼻甲介の最前方部分を示す．黄色矢印は，動画12 での中鼻甲介基板の最初の穿破部位を示す．赤矢印は上鼻道を示す．

c 中鼻甲介基板天蓋方向の操作

　中鼻甲介基板の天蓋部分の操作においては，常に頭蓋底損傷のリスクに留意する必要があります．中鼻甲介は必ず眼窩内側壁と天蓋に付着しています．また，内側では天蓋との距離が外側に比較して，低いことにも注意しなければなりません（図9）．もう一点，前篩骨動脈の走行にも注意する必要があります．前篩骨動脈は，中鼻甲介基板の1枚前を走行していることが多いですが，中鼻甲介基板を走行している場合もあります．術前に前篩骨動脈の走行をきちんと読影しておくことをルーチンにしてください．

E　中鼻甲介基板と上鼻道

3　手術手技解説動画

症例1　動画12　（図9）

　中鼻甲介基板の最前方部の少し上方で中鼻甲介基板を穿破します．骨構造を1つだけ下内側方向に穿破します．中鼻甲介基板より後方の操作では，このように頭蓋底から逃げる方向に操作するように心がけます．頭蓋底方向に鉗子やキュレットなどの手術器機を動かす場合は，必ず頭蓋底の位置が視認できている状態で行ってください．

　次に，穿破した部位をきっかけとして中鼻甲介基板を切除していきますが，キュレットなどの先端を眼窩内側壁方向に向かって動かすことも，原則として避けてください．これも操作部位の眼窩内側壁が視認できている場合のみに行ってよい操作です．これら一連の器機の操作方向，あるいは力がかかる方向の原則を身につければ，頭蓋底や眼窩内側壁の副損傷が起こる危険性が回避できます．内から外ではなく，外から内方向，上から下方向に力を加える操作を行うことが大切です．

　いったん，嗅裂側から上鼻道の位置を確認し，中鼻甲介基板の切除を進め，中鼻道から上鼻甲介を確認します．後篩骨洞の隔壁を内下方へ穿破し，骨片摘除，粘膜をシェーバーで切除を繰り返すことにより，蝶形骨洞の開放まで操作を進めます．ときどき内視鏡を引いて，眼窩内側壁と頭蓋底の位置を確認し，頭蓋底近傍の隔壁はキュレットなどの器機を頭蓋底から遠ざける方向に動かして摘除していきます．

　一般的なESSでは，中鼻甲介基板の下半分は温存します．上鼻甲介を外側に変位させると，蝶形骨洞自然口が観察できます．

（中川隆之）

F 後篩骨洞と蝶形骨洞

> **Point**
> - 中鼻道から上鼻甲介，上鼻道をまず確認する．
> - 最後部篩骨洞と蝶形骨洞の位置関係に注意する（Onodi cell の認識）．
> - 視神経，眼窩尖端部の位置に留意する．
> - 蝶形骨洞を開放する手術と蝶形骨洞内で操作を行う手術を分けて考える．

　中鼻甲介基板の部分切除により中鼻道からも上鼻甲介が観察可能な状態を前項で形成しました．次に，経中鼻道で後篩骨洞と蝶形骨洞を開放します．蝶形骨洞病変が高度である場合，蝶形骨洞側窩の発達が良好で蝶形骨洞側窩へのアプローチが必要な場合，蝶形骨洞の腫瘍性病変が疑われる場合は，後述する拡大蝶形骨洞手術（4章 E 項「蝶形骨洞自然口からの蝶形骨洞アプローチ」，➡ 187 頁参照）が必要になります．本項では，一般的な副鼻腔炎に対する手術として，経中鼻道的に蝶形骨洞を開放する手技について説明します．

　後篩骨洞，蝶形骨洞の開放で重要な目印は，上鼻甲介になります．上鼻甲介を指標としたCT読影を行い，上鼻甲介を基準として開放すべきセルの位置を把握します．後篩骨洞，蝶形骨洞の手術操作に際しては，2つのことに留意しなければなりません．1つは，後壁と天蓋あるいは側壁を誤認しやすいということです．内視鏡は広角レンズであるため，自然な視野からかなり変形した画像が得られています．内視鏡の視野の辺縁部分は実際よりも拡大され，しかもやや球形に変形しています（図1）．広角レンズで集合写真をとると，中央の人は痩せて見えて，端にいる人が太って見えるのと同じ理屈です．開放すべき後壁と思ったところが，上壁（天蓋）や側壁（眼窩内側壁）である可能性があるということです．しかも，実際に天蓋や側壁は水平ではなく，中央に向かって傾斜しています（図1）．鼻腔の前方では，側壁や天蓋は意図して見ようとしなければ視野に入りません．すなわちブラインド操作をしなければ大けがはありません．しかし，後篩骨洞領域では視野の中に側壁も上壁も入ってきます．したがって，後篩骨洞天蓋や眼窩内側壁の位置については，周辺の構造物，上鼻甲介，蝶形骨洞天蓋などから相対的に把握する必要があります．ナビゲーションシステムがある場合，いったん天蓋，外側壁の位置を確認してから，切除操作を行うべきだと言えます．理想的には，ここまでの操作で眼窩内側壁と天蓋のラインが視認できていることが望まれます（図2）．これらが内視鏡の視野で理解できていれば，後篩骨洞の操作は，眼窩内側壁と天蓋のラインを蝶形骨まで延長する操作と言い換えることができます．すなわち，眼窩内側壁と天蓋のラインがしっかりとイメージできていれば，本章で述べる操作は容易なものになります．

　もう1つは，後篩骨洞と蝶形骨洞の粘膜は血流がよく，出血で視野が妨げられやすいということにも留意しておきましょう．したがって，吸引機能付きの器機が力を発揮しま

F　後篩骨洞と蝶形骨洞

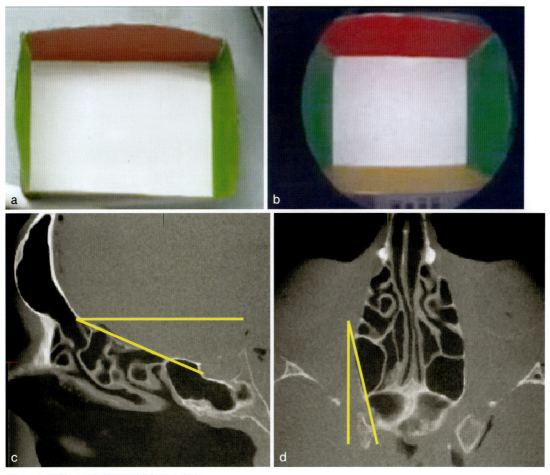

図1　内視鏡での後篩骨洞観察の注意点
　　a，b：底面を白色，上壁を赤色，側壁を緑色，下壁を黄色とした長方形の箱を手術用顕微鏡（a），通常の手術に用いる直視鏡（b）で観察した画像を示す．内視鏡画像では，上壁，下壁，側壁の辺縁部分が拡大されており，底面との境界部分がわかりにくい．
　　c：篩骨洞の天蓋が後方に下がる斜面であることを示している．
　　d：後篩骨洞の外側壁が内側に向かう斜面であることを示している．

3 鼻副鼻腔炎に対する手術—基本編

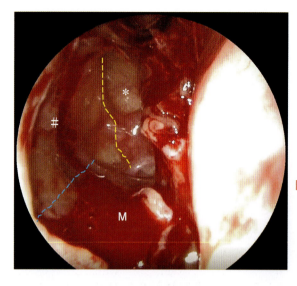

図2 手術例での右中鼻道にて中鼻甲介基板開放前の状態
黄点線は前頭蓋底と眼窩内側壁の境界，青点線は中鼻甲介基板の眼窩内側壁付着部を示す．＊は前頭蓋底，＃は眼窩内側壁，Mは中鼻甲介基板を示す．

す．また，繰り返しになりますが，中鼻道からの後篩骨洞，蝶形骨洞開放は，ドレナージルートの拡大ととらえず，あくまで手術で視野と操作性確保のための「窓」と理解し，ドレナージルートは上鼻道および蝶篩陥凹であることを認識してください．言い換えれば，副鼻腔炎治療の意味からは，上鼻道あるいは蝶篩陥凹へのドレナージルートが大切ということになります．

CT読影のポイント

a 上鼻甲介と後篩骨洞

　上鼻甲介が術野での重要な目印になるわけですから，上鼻甲介を軸とした後篩骨洞に対する手術プランを立てる必要があります．CTでは冠状断が最も有用で，補助的に矢状断を使うと，後篩骨洞の読影は簡単です．冠状断で中鼻甲介基板を同定したスライスから読影を進めます．中鼻甲介基板のこの位置は，「く」の字の最も前に突出した部位であり，すでに中鼻甲介基板は開放されているので，CT冠状断とほぼ同じ視野が得られているわけです．冠状断を後方に進めながら，上鼻甲介に接する内下方に位置するセルから上方または外方にいくつセルがあるのか，特に上下にいくつセルがあるのかを確認しておけば，頭蓋底損傷のリスク回避につながります（図3）．前後関係でのセルの数は，矢状断で確認できます（図3）．

F 後篩骨洞と蝶形骨洞

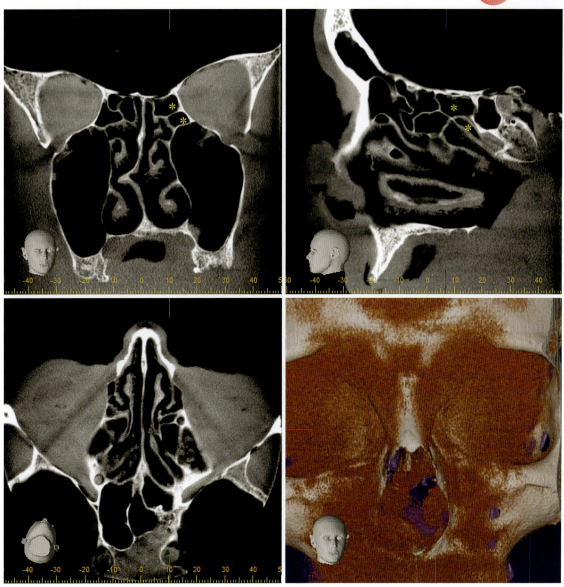

図3 CT画像での左後篩骨洞の確認
　上鼻甲介を基準に上下に2つのセル(＊)が存在する．

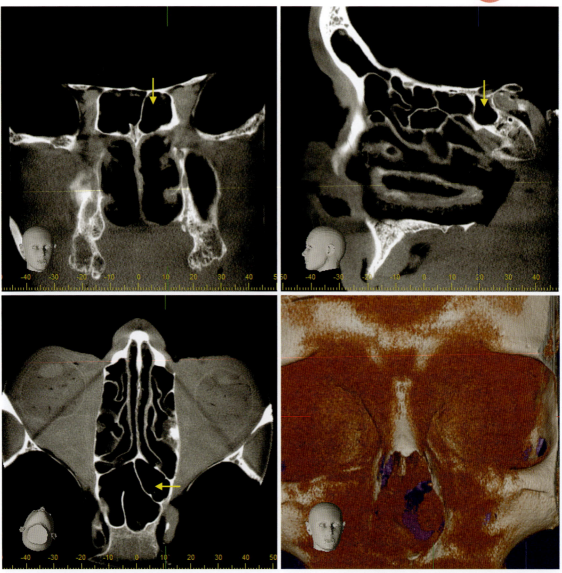

図4 CT画像での左蝶形骨洞の確認
冠状断CT画像で中隔に接している（中隔から直接始まる）セルが蝶形骨洞（矢印）である．

b 後篩骨洞と蝶形骨洞

　後篩骨洞と蝶形骨洞の位置関係の理解には，冠状断で蝶形骨洞から前に進めて，後篩骨洞を観察すると，術野に近いイメージで手術解剖が理解できます．冠状断で完全に蝶形骨洞内に入っているレベルまで後方にいったん下がります（図4）．蝶形骨洞は中隔から直接始まっているセルです．中隔とセルの間に天蓋から下方に延びる隔壁がある場合は，すでに後篩骨洞です．

　前方に進めると，天蓋から直接隔壁が降りてきているセルが現れます（図5）．これが最後部篩骨洞です．最後部篩骨洞と蝶形骨洞の位置関係は，個人差が大きいですが，一般に最後部篩骨洞の内下方に蝶形骨洞が存在します．最後部篩骨洞が大きく蝶形骨洞内にオーバーハングしている場合に，Onodi cellと呼ばれます（図6）．この場合，最後部篩骨洞の

F 後篩骨洞と蝶形骨洞

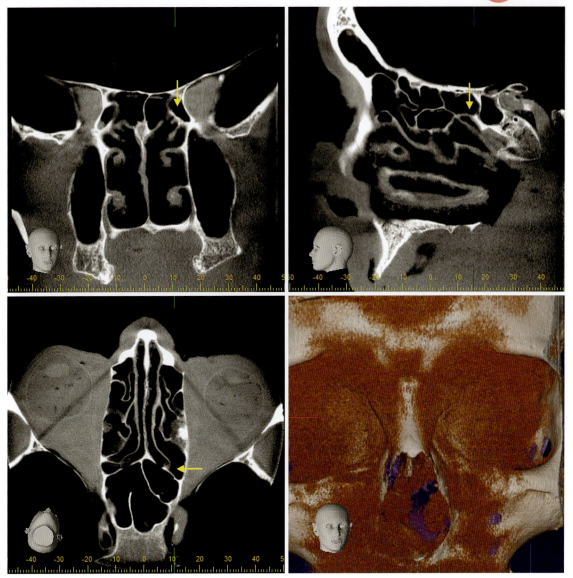

図5 CT画像での左最後部篩骨洞の確認
蝶形骨洞を含む冠状断CT画像を前方のスライスへと進めると，蝶形骨洞の上外側に最後部篩骨洞（矢印）が視認できる．

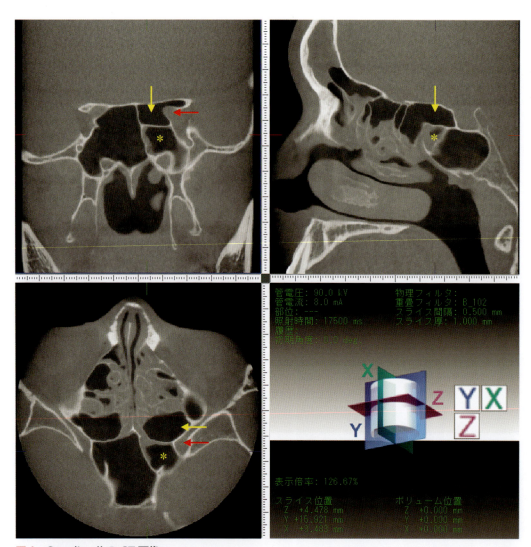

図6 Onodi cell の CT 画像
蝶形骨洞(＊)の上方に最後部篩骨洞(Onodi cell，黄矢印)がオーバーハングしている．視神経管(赤矢印)は最後部篩骨洞に認められる．

上外側に視神経管，後壁に頸動脈隆起が存在することが多いので，これらの洞内での位置をしっかりと確認する必要があります．下垂体手術など蝶形骨洞内で操作を行う手術では，視神経管と頸動脈隆起が視認できていることが必須になります．したがって，Onodi cell が存在する症例では，蝶形骨洞だけでなく，後篩骨洞も開放して，視神経管と頸動脈隆起が同位置視野に入るようにしなければなりません．

蝶形骨洞の発達が不良な場合，後篩骨洞と蝶形骨洞が接している部分がほとんどないことがあります．これも重要な情報で，このようなケースでは，中鼻道から蝶形骨洞を開放せず，蝶篩陥凹からのアプローチのみにとどめるべきです．

c 蝶形骨洞の危険部位の把握

蝶形骨洞にドレナージを設けるという意味では，上記 b までの読影で十分な情報が得られます．しかし，真菌症や腫瘍性病変など蝶形骨洞内の病変を摘除しなければならない場合，蝶形骨洞内の解剖を十分に理解している必要があります．特に，蝶形骨洞に隣接する危険部位について把握しておく必要があります．第一に注意すべきポイントは，骨欠損の有無です．欠損とまではいかなくても，骨がきわめて薄い部位がしばしばあります．次に

F　後篩骨洞と蝶形骨洞

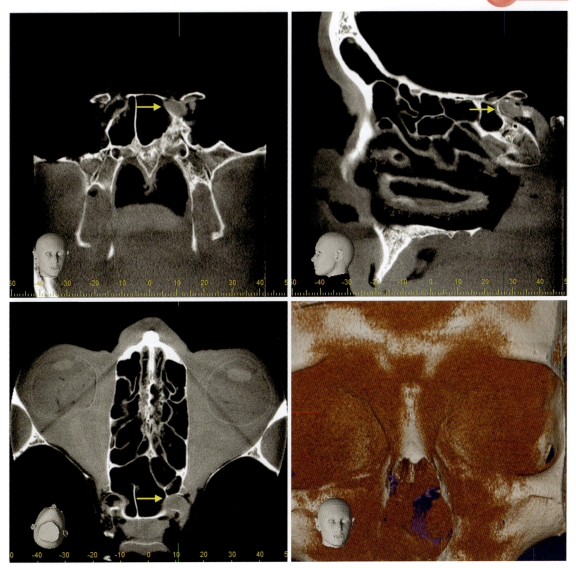

図7　頸動脈隆起のCT画像
　　矢印は頸動脈隆起を示す．本例では，蝶形骨洞中隔が頸動脈隆起に付着している．

　把握しなければならないのは，内頸動脈の位置です．内頸動脈は蝶形骨洞の後外側壁を走行します．最も前方かつ内側に張り出している部分を頸動脈隆起といい，骨壁が薄いことが多く注意が必要です（図7）．蝶形骨洞内にはしばしば洞内隔壁が存在しますが，洞内隔壁の基部や蝶形骨洞中隔が頸動脈隆起に付着していることが多いので（図7），洞内隔壁および蝶形骨洞中隔削除に際しては細心の注意が必要です．逆に，洞内隔壁や蝶形骨洞中隔が頸動脈隆起のよい目印になると言い換えることができます．
　視神経管も把握しておくべき構造物です．視神経管は，多くの場合蝶形骨洞の上外側を走行しています（図8）．最後部篩骨洞内を走行している場合があることは，上記 b の Onodi cell の説明に記載しました．これらの構造物は軸位断での観察が有用です．内頸動脈，視神経については軸位断で同定し，冠状断で位置を認識すると術野のイメージに近い認識ができます．これらは，下垂体手術における必須のランドマークになります．

3 鼻副鼻腔炎に対する手術—基本編

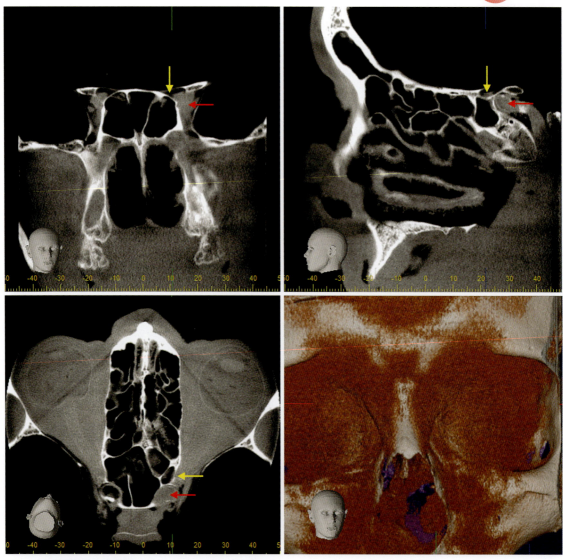

図8 視神経管のCT画像
　　黄矢印は視神経管，赤矢印は内頸動脈を示す．

2 手術手技

a 後篩骨洞の開放

　上鼻甲介を起点にCTの読影情報に基づいて眼窩側，天蓋側のセルを開放します（図9）．セルの開放はサクションキュレット（出血が少なければキュレット）で穿破し，内部を観察してから開放します．骨片を鉗子あるいは吸引で除去し，デブリッダーで粘膜を切除します．骨壁が厚い場合はスタンツェを用います．2章「基本操作」（➡7頁参照）で説明しましたが，デブリッダーは吸引機能付きの鉗子のイメージで使用し，ブラインドでの操作を絶対に行わないでください．吸引で視野のよい手前に粘膜を引き出して，切除するという使い方が安全です．一般に，後篩骨洞のセルの数は多くないので，きっちりとCT所見を参照しながら行っても時間は要しません．出血が多い場合でも，アドレナリンを付けた

F 後篩骨洞と蝶形骨洞

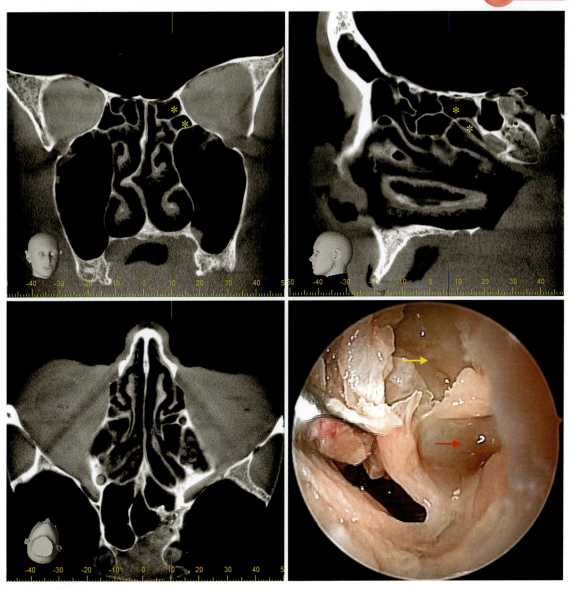

図9 後篩骨洞の開放
CT画像上で認められるセル(＊)が中鼻甲介基板切除により内視鏡下でも確認できる．黄矢印が上方のセル，赤矢印が下方のセルを示す．

コットンシートを当てて数分待てばコントロールできます．
　注意すべき点は，天蓋を確認することです．内視鏡の視野では，天蓋が後壁に見える場合があります．天蓋か後壁か迷った場合は，蝶形骨洞を開放して，蝶形骨洞天蓋の位置を確認してから，再度後篩骨洞の処理を行うとわかりやすくなります．後篩骨洞の操作で迷いが生じた場合は，いったん中鼻道を離れ，蝶篩陥凹から蝶形骨洞自然口の位置を確認し，少し引いた視野で中鼻道に戻るとわかりやすくなります．
　この段階の操作は重篤な手術合併症を起こします．慌てずにナビゲーションできっちりと確認すべきステップです．最も大切なことは，明視下で操作することです．

3 鼻副鼻腔炎に対する手術―基本編

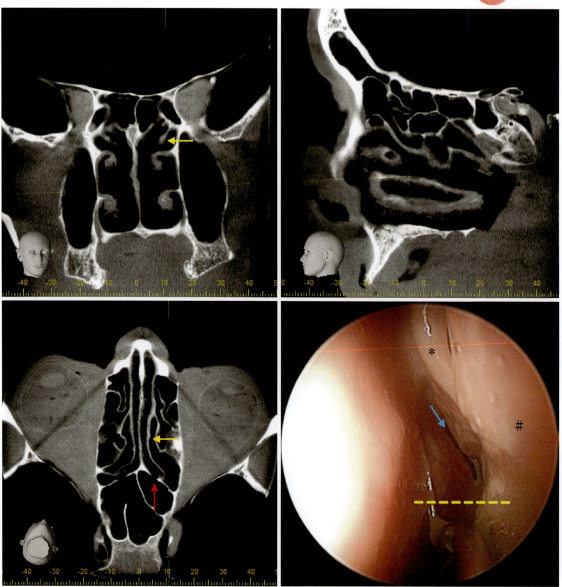

図10 蝶篩陥凹の観察
　　黄矢印は上鼻甲介，赤矢印は蝶形骨洞自然口を示す．＊は上鼻甲介，♯は中鼻甲介，青矢印は蝶形骨洞自然口を示す．点線は上鼻甲介下端の高さを示す．

b 蝶篩陥凹の観察

　いったん中鼻道から離れ，嗅裂から蝶篩陥凹を観察し，蝶形骨洞自然口と上鼻甲介の位置関係，特に高さに関する位置関係を確認します（図10）．症例によっては，上鼻甲介を外側に変位させることにより，直接中鼻道から蝶形骨洞自然口が観察できる場合もあります．通常，蝶形骨洞自然口は，蝶形骨洞の天蓋の高さ近くに存在します．すなわち，蝶形骨洞天蓋の位置のよい目安になるわけです．上鼻甲介の蝶形骨洞自然口の高さに相当する部分にコットンシートを置き，中鼻道側から観察すれば，後篩骨洞と蝶形骨洞の高さの関

F 後篩骨洞と蝶形骨洞

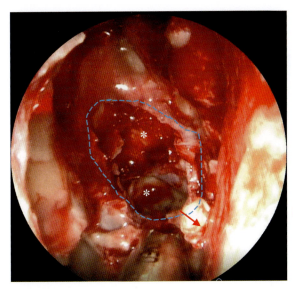

図11 手術例で右後篩骨洞から蝶形骨洞を開放する前の状態
青点線は中鼻甲介基板の開窓部位を示す．＊は前頭蓋底であり，蝶形骨洞は赤矢印の方向に存在する．

係が明視下に置けます．後篩骨洞の開放に際しては，今自分が後壁と思っている構造物が天蓋である可能性を念頭に置いてください（図11）．原則として，内下方に次のセルが存在します．

c 蝶形骨洞の開放

　上鼻甲介に置いた蝶形骨洞自然口の高さの目印を用いれば，最後部篩骨洞よりも蝶形骨洞が低い位置にあることが容易に理解できます．最後部篩骨洞下壁の最内側をキュレットで蝶形骨洞に向かって穿破すれば，蝶形骨洞の上外側と交通が形成されます（図12）．中鼻道からの蝶形骨洞開放，すなわち後篩骨洞から蝶形骨洞は，すべての症例で行えるわけではありません．蝶形骨洞の左右方向への拡がりが小さい場合は困難ですので，無理に行う必要はありません．このような場合，蝶形骨洞内の病変へのアプローチは蝶篩陥凹の蝶形骨洞自然口から行うべきです．

d 蝶形骨洞内操作が必要な場合

　蝶形骨洞を鼻腔，あるいは中鼻道に開放すればよい手術と蝶形骨洞内で手術操作を要する手術は，分けて考えるべきであり，手術計画も異なると認識してください．重要なポイントは，手術操作に十分な蝶形骨洞の開放を行う点にあります．どこを開放するのか，どの程度開放するのかは，症例により異なりますが，原則は下垂体手術における蝶形骨洞の処理と考えてください．蝶形骨洞内に内視鏡を挿入して，さらに手術機器が挿入可能な骨削除を行う必要があります．蝶形骨洞自然口を正中に向かって拡大し，広く蝶形骨洞前壁を開放し，蝶形骨洞内の視野を十分に確保したうえで，蝶形骨洞側壁，後壁にある危険部位に十分注意を払って，洞内操作を行う必要があります．注意すべき点は，蝶形骨洞自然口よりも下方の骨を十分に削除することです．見えているのに触れないという事態が回避できます．蝶形骨洞自然口よりも上方の開放に際しては，嗅上皮の位置（3章K項「嗅覚温存のための工夫」，➡120頁参照）に留意し，操作が必要な病変の位置に応じて削除範囲を決定します．病変の位置，拡がりを術前に十分検討して，あらかじめ，どの程度の蝶形骨

85

3 鼻副鼻腔炎に対する手術—基本編

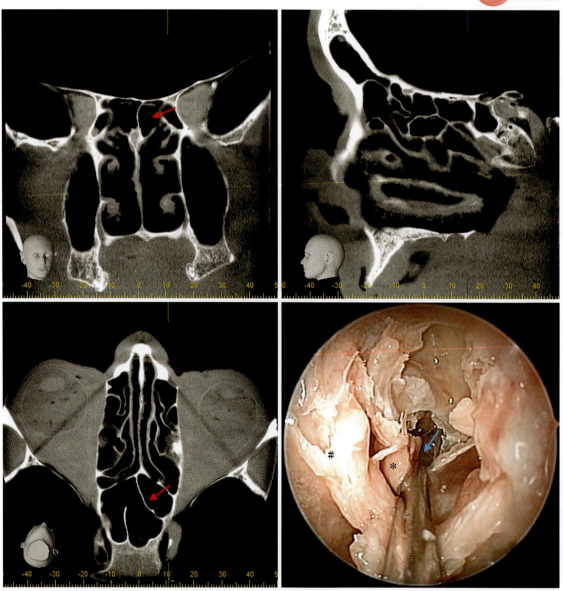

図12 経中鼻道（経篩骨洞）での蝶形骨洞開放
赤矢印は後篩骨洞から蝶形骨洞へのアプローチ経路を示す．＊は上鼻甲介，♯は中鼻甲介を示し，青矢印は蝶形骨洞の方向を示す．キュレット先端は蝶形骨洞に挿入されている．

洞開放が必要なのかを検討しておくことが大切です．詳細は，4章E項「蝶形骨洞自然口からの蝶形骨洞アプローチ」（➡187頁），5章D項「経蝶形骨洞アプローチ」（➡233頁）を参照してください．

（中川隆之）

G 下鼻道から上顎洞へのアプローチ

> **Point**
> - 鼻涙管の位置を把握する．
> - 下鼻道の最も骨が薄い部分から穿破する．

　上顎洞のドレナージルートは中鼻道ですが，上顎洞自然口の拡大だけでは，洞内の病変に十分なアプローチができない場合があります．特に，上顎洞の外側壁，前壁へのアプローチは，中鼻道自然口経由では斜視鏡にて観察が可能でも，病変の清掃などの操作は困難です．このような場合，術野確保のために，下鼻道から上顎洞を開放するアプローチを追加します．このアプローチ法は上顎洞前壁に基部を有する後鼻孔ポリープや内反性乳頭腫などに有用です．下鼻道からの術後性上顎囊胞の開放や歯根病巣へのアプローチにも応用可能です．適切な下鼻道からのアプローチを用いることにより，上顎洞病変は内視鏡下経鼻アプローチで処理が可能になります（図1）．また，良好な上顎洞へのアプローチ経路を作成することは，上顎洞の後方に位置する翼口蓋窩（5章H項「経上顎洞アプローチ① 翼口蓋窩」，➡ 284頁参照）や側頭下窩（5章I項「経上顎洞アプローチ② 側頭下窩」，➡ 299頁参照）へのアプローチや，眼窩下壁（5章K項「経眼窩アプローチ・眼窩減圧術」，➡ 323頁参照）へのアプ

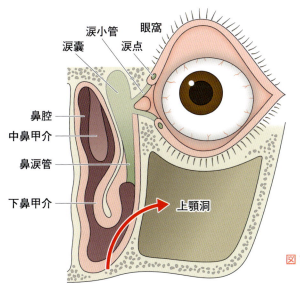

図1　涙道と下鼻道からのアプローチ（矢印）
　　　鼻涙管は涙嚢から下鼻道へ下行している．

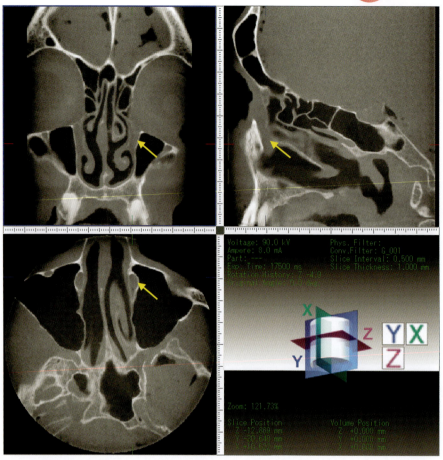

図2 鼻涙管のCT画像
鼻涙管（矢印）は眼窩（涙嚢）から下鼻道へ，鼻腔側壁（上顎洞内側壁）を少し前から後ろへ下行している．

ローチにもつながります．

CT読影のポイント

a 鼻涙管

　下鼻道の解剖は，上顎洞根本術術後の症例を除けば比較的シンプルです．注意すべき構造物は，鼻涙管です．鼻涙管は上顎洞内側壁内の骨性鼻涙管に囲まれており，中鼻甲介前端付近の鼻腔側壁内を下鼻道へほぼ垂直にやや前から後ろへ下行しています．鼻涙管の同定は，冠状断でも軸位断でも容易に行えますが，下鼻道からの上顎洞へのアプローチにおいては，軸位断での読影が重要となります．軸位断で上顎洞を含むスライスを観察すると，鼻涙管は上顎洞の内側前端付近に円形の構造物として同定できます（図2, 3）．鼻涙管の後方から，目的とする上顎洞の部分へのアプローチが可能かどうかを判定します．角度的に困難と判断した場合は，鼻涙管よりも前方で開放するアプローチを用います（図3）．手術操作に自信がもてない場合は，ためらわずに歯根部からのアプローチを用いるべきです．

G 下鼻道から上顎洞へのアプローチ

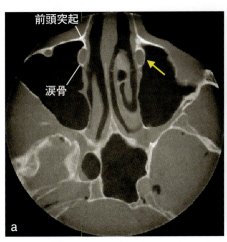
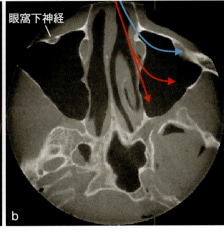

図3 鼻涙管と経下鼻道上顎洞アプローチの関係
　a：鼻涙管（黄矢印）の位置を示す．鼻涙管の前は前頭突起，後ろは涙骨である．
　b：鼻涙管後端から上顎洞へのアプローチ（赤矢印）と前方からのアプローチ（青矢印）を示す．

図4 下鼻道側壁のCT冠状断画像での評価
　左が前方スライスとなる．鼻涙管（黄矢印）から後方へスライスを進め，側壁の骨の厚さを評価する．最も薄い（穿破しやすい）部位を白矢印で示す．

b 下鼻道側壁

　下鼻道側壁の骨の厚さも重要な情報です．下鼻道側壁の評価は冠状断中心で行います．鼻涙管を含む冠状断から，スライスを後方に進めて，下鼻道側壁の骨の厚さ，上顎洞内の病変との位置関係を評価します（図4）．骨壁の厚さは，最初に開窓する部位を想定するために評価します．最も穿破しやすいと思われる部位（通常は上顎洞自然口に近い部位です）と上顎洞病変との位置関係を軸位断で観察し，前後上下にどの程度下鼻道を開放するのか決定します．上顎洞根本術術後の症例では下鼻道側壁，すなわち術後性上顎嚢胞の内側壁が通常の位置よりも外方に変位しているので，予測以上に外側の操作が必要になります．

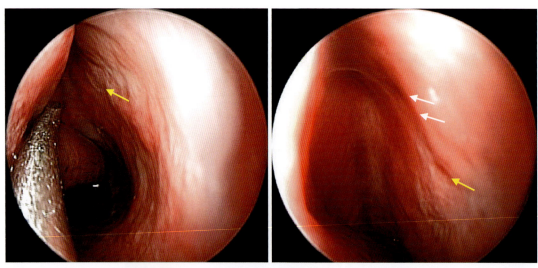

図5 下鼻道における鼻涙管の確認
左下鼻道にて，膜様鼻涙管（白矢印）および鼻涙管開口部（黄矢印）が観察される．

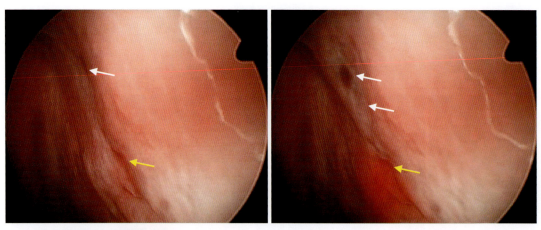

図6 涙点圧迫による鼻涙管の確認
左下鼻道の斜視鏡画像．涙点を圧迫すると鼻涙管の動揺（白矢印）および開口部から涙液の排出（黄矢印）がみられる．

2 手術手技

a 鼻涙管の同定

　鋭匙鉗子や粘膜剝離子などを下鼻甲介の下鼻道側に挿入し，下鼻甲介を上方に変位させ，下鼻道を拡げます．この際，下鼻甲介粘膜からできるだけ出血させないように留意します．次に，斜視鏡を下鼻道に挿入し，鼻涙管の開口部を同定します（図5，6）．鼻涙管は下鼻道側壁前半の上方にあります．わかりにくい場合は，助手に内眼角や涙点を圧迫してもらうと，粘膜の可動性や涙液の排出から判断することができます．

G　下鼻道から上顎洞へのアプローチ

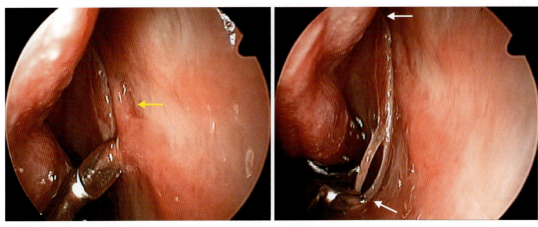

図7　左下鼻道側壁の粘膜切開
鼻涙管（黄矢印）の後方で下鼻甲介基部から鼻腔底まで縦切開を加える（白矢印）．

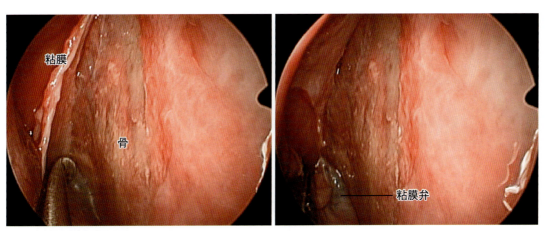

図8　左下鼻道粘膜の剥離と粘膜弁の作製
粘膜剥離後に切開し，鼻腔底に折りたたんでおく．

b 下鼻道側壁粘膜弁挙上

　キュレットや鎌状メスを用いて鼻涙管の後方で下鼻道側壁粘膜に縦切開を加え，下鼻道側壁切除の前方の限界を決めます（図7）．縦切開は，下鼻甲介基部から鼻腔底まで大きめに入れます．下鼻道側壁の後半に小さめの開窓を設けるだけで十分な操作が行える場合は，鼻涙管を確認するのみで十分です．

　次に，CT所見に基づいて，シーカーあるいはキュレットを用いて下鼻道側壁の最も薄いと思われる部分を圧迫し，部位を確認します．開窓想定部位の上方，下鼻甲介基部から前方に向かって，下鼻道外側壁に水平な粘膜切開を入れます．通常のメスあるいは鎌状メスを使います．鼻涙管後方の縦切開，あるいは，必要と思われる開窓部の前端まで粘膜切開を加えます．前方から，サクションキュレットもしくはエレベーターで骨粘膜弁を後方に剥離していきます（図8）．鼻腔底までしっかりと挙上しないと，骨粘膜弁がきれいに上がりません．また，後述するドリルでの操作が困難になります．後方では，下鼻甲介基部後端まで剥離を進めてください．

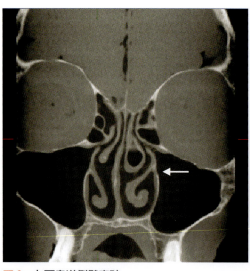
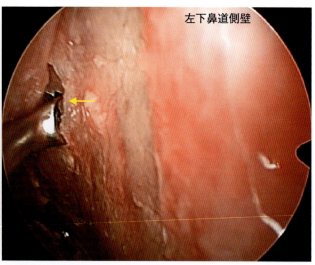

図9　左下鼻道側壁穿破
CT所見に基づいて(白矢印)，側壁骨の最も薄い部位(黄矢印)を穿破する．

c 上顎洞開放

　下鼻道側壁骨の最も薄い部分をキュレットで穿破します(図9)．骨壁が厚く，キュレットで穿破できない場合は，ドリル(ダイヤモンドバー)にて開窓予定部位を骨の薄い後ろから前に広く削除します．この際，1か所だけを深く掘ろうとせずに，全体を浅く削ることがポイントです．骨粘膜弁を大きく作っておけば，ドリルに巻き込まれることもありません．キュレットで穿破できるぐらいの骨の薄さになるまで削除し，最も穿破しやすい部位で上顎洞を開放します．上顎洞側の骨膜あるいは粘膜が厚い場合，骨壁の切除と骨粘膜の切除は別個に行っても問題はありませんが，まず目的とする上顎洞が開放されていることを洞内と交通を形成することによって確認してください．骨壁が薄い場合は，バックワード鉗子で開窓部を前方に拡大します．骨壁が厚い場合は，4 mm弱弯のノミもしくは鼻中隔用のノミを使うと素早く開放することができます．上顎洞内の操作終了後は，挙上しておいた粘膜弁を下鼻道側壁，上顎洞開窓部辺縁へ戻し，露出した骨面を被覆します．

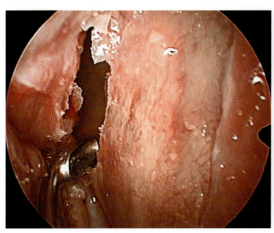
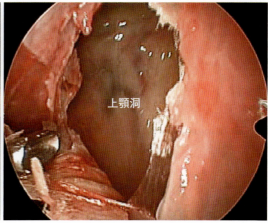

図10　経下鼻道上顎洞開放
　　　上顎洞との交通を下方，さらに前方へ拡大する．

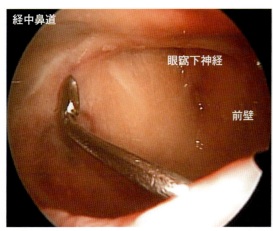
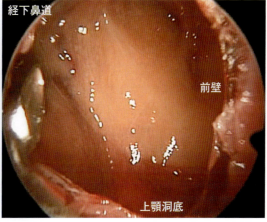

図11　斜視鏡による中鼻道および下鼻道から上顎洞内の観察
　　　広く上顎洞内が観察（処置）可能である．下鼻道よりキュレットを挿入している．

d 鼻涙管前方からのアプローチ

　鼻涙管後方からのアプローチで十分に上顎洞内，特に前壁が観察できない場合，オプションとして，鼻涙管の前からも上顎洞を開放する場合があります．この場合，鼻涙管の前方にも縦切開を加え，骨粘膜を剥離，挙上し，骨削除を加えて，さらに上顎洞を開放します（図10）．鼻涙管を下鼻道から剥離して下鼻甲介側に挙上し，下鼻道側壁全体を広く開放すると，操作性がさらによくなります（図11）．挙上した鼻涙管は，そのまま戻しても術後に問題になることはありません．症例に応じて選択してください．

（児玉　悟）

H 鼻中隔矯正術

> **Point**
> - 粘膜切開後は確実に軟骨膜下で剥離を行う．
> - 鼻中隔軟骨はできるだけ温存する．
> - 軟骨を篩骨垂直板，鋤骨から分離する．
> - keystone area に注意する．

　鼻中隔矯正術は内視鏡下鼻内手術を行ううえでは欠くことのできない基本的な手術手技です．鼻中隔矯正術単独で行われることよりも，下鼻甲介手術や副鼻腔手術と併せて行われることのほうが多い手術です．以前はヘッドライト下に直視下で行われていましたが，最近では視野のよさから，内視鏡下で行うべき手術となりました．また，内視鏡下で観察することにより，軟骨から篩骨垂直板や鋤骨への移行部がわかりやすくなります．弯曲の程度や鼻腔の大きさにより，手術があまり難しくない症例から極端に難しい症例までさまざまですが，内視鏡手術の術者として早い段階（若手のうち）からマスターしておきたい手術手技の1つです．また，手術手技としては直視下であっても内視鏡下であっても大きな差はありませんので，これまで内視鏡手術をあまり行われてこなかった先生にも内視鏡手術の入門編として違和感が少なく，入りやすい手術だと思います．近年，広まりつつある内視鏡下中耳手術のトレーニングにもなる手術です．

　鼻中隔矯正術を行う際には鼻中隔の解剖の理解が重要で，個人差が大きいために症例ごとの解剖の理解と手術プランニングが必要になります．最近では，鼻中隔前方の弯曲（前弯）が強い場合や外鼻変形を伴う鼻中隔弯曲症に対して，鼻中隔外鼻形成術も行われるようになりました（図1，2）．症例ごとに鼻閉の原因となっている弯曲部位を的確にとらえ，適切な術式を選択し，丁寧に処理することが重要です．

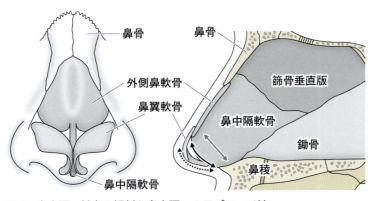

図1 鼻中隔・外鼻の解剖と鼻中隔へのアプローチ法
実線灰色矢印は通常の鼻中隔矯正術の切開（Killian法）を示す．実線黒矢印は transfixion 切開であり，鼻中隔軟骨前端部を切開する．septorhinoplasty では**鼻翼軟骨前縁**より，左右の鼻翼軟骨を分け，鼻中隔軟骨前端や外側鼻軟骨にアプローチする（点線黒矢印）．
（児玉 悟：鼻中隔矯正術と外鼻形成術．日耳鼻 118：1406-1413, 2015 より改変）

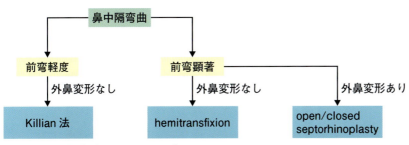

図2 鼻中隔弯曲矯正のストラテジー
前弯が顕著な症例では通常の Killian 法では矯正困難なため，一側の transfixion 切開による hemitransfixion アプローチにより鼻中隔前端より矯正する．外鼻変形を伴う鼻中隔弯曲に対しては，外鼻変形の程度に応じて open もしくは closed septorhinoplasty により矯正を行う．
（児玉 悟：鼻中隔矯正術と外鼻形成術．日耳鼻 118：1406-1413, 2015 より改変）

1　CT読影のポイント

　鼻中隔は鼻中隔軟骨，篩骨垂直板，鋤骨，鼻稜から成り，外鼻も含めて，前方が軟骨で後方が硬い骨です．CTでは軟骨は透過性ですので，軟骨の正確な評価は困難です．CT読影ではまず冠状断を用いて，前方から後方に動かします．左右どちらに曲がっているかをまず把握します．弯曲の部位（どこが曲がっているか）や程度（どのくらい曲がっているか）を確認した後，弯曲に関与している骨，軟骨を読影します．

　篩骨垂直板では弯曲の程度と骨の厚みを読影します（図3）．症例によっては極端に厚くなっている場合があり，この場合は軟骨と骨の接合部を外す際に苦労することがあります（図4）．鋤骨では骨棘を形成していることがあり，棘の大きさや厚みを把握しておきます．手術の際に鼻中隔の粘膜が裂けやすい部分なので注意が必要です．鼻稜（上顎骨鼻稜）

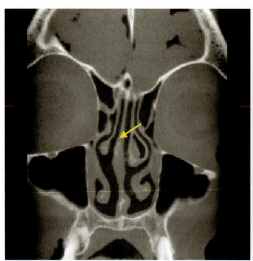
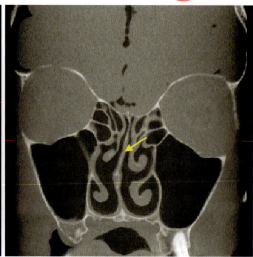

図3　篩骨垂直板のCT画像
矢印は篩骨垂直板を示す．

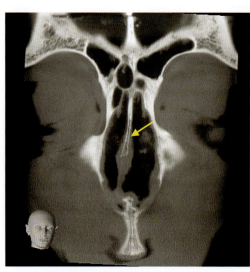
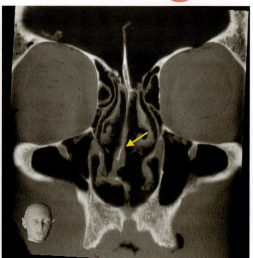

図4　篩骨垂直板のCT画像
矢印は篩骨垂直板を示す．

が左右どちらかに傾いていたり，鼻内から見て突出している場合には鼻稜の削除も必要になります．冠状断CTを前方から後方に動かし，どの部位がどの程度，弯曲しているかを把握しておきます．鼻内所見（内視鏡所見）とCT所見を一致させることは，他の副鼻腔病変に比べると容易ですが，その手術操作は必ずしも容易でない場合もあります．前後での弯曲の評価には軸位断CTも有用です．

　keystone areaとは外側鼻軟骨と鼻骨の接合部のことで，構造的に鼻の最も弱い部分であり，この接合部が外れると鞍鼻をきたします．keystone areaにおける軟骨・骨の関係は個人差が大きく，また加齢によっても変化します．keystone areaの評価には矢

H 鼻中隔矯正術

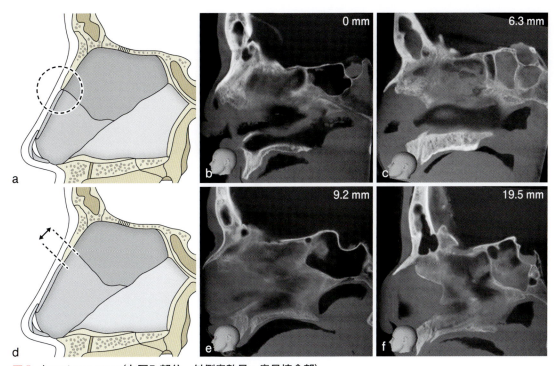

図5 keystone area（丸囲み部分．外側鼻軟骨・鼻骨接合部）
矢状断CTにて篩骨垂直板前端と鼻骨前端の距離（両矢印）を測ることで，篩骨垂直板がどの程度，keystone areaに関与しているかがわかる．篩骨垂直板がkeystone areaに接している症例では（a, b），鞍鼻のリスクがあり，注意が必要である．

状断CTが有用で，鼻骨前端と篩骨垂直板の距離を見ることで，どの程度，篩骨垂直板がkeystone areaに接しているかがわかります（図5）．この距離が2mm以下で，篩骨垂直板がkeystone areaを支えているような症例では，篩骨垂直板前端部を上方まで切除したりすると，鼻中隔軟骨を温存しておいた場合でも術後に鞍鼻をきたす恐れがあり，注意が必要です．

2 手術手技

a 粘膜切開と粘膜剥離

　Killian切開による鼻中隔矯正術について解説します．粘膜切開は通常，左鼻腔から行っていますが，症例によっては右鼻腔から切開を行ってもよいと思います．術者により好みもあると思いますが，通常の内視鏡手術では内視鏡は左手，器械は右手に持ちますので，右利きの方は慣れないうちは左側からアプローチしたほうが容易と思われます．常に凸側に粘膜切開を入れる，あるいは凹側に切開を入れることを好む術者があります．鼻中隔矯正術にある程度慣れた段階で，自分が行いやすいパターンを決めていくとよいのではないかと思います．
　粘膜切開を加える前に剥離子やシーカーで鼻中隔を触診し，軟骨の前端部分を確認すると，軟骨のない前方に切開を加えてしまうミスを防ぐことができます．また粘膜切開の位置を決めた段階で一度，直視下でその位置を確認すると，案外，後方部分に切開を加えようとしていることがよくあります．慣れないうちは，切開を加える前に直視下で確認することをお勧めします．

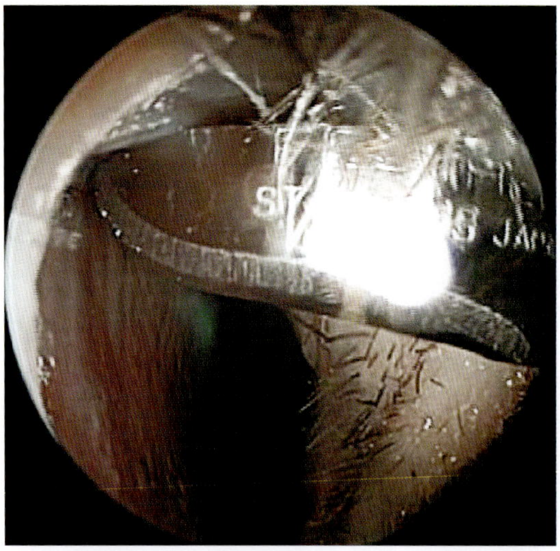

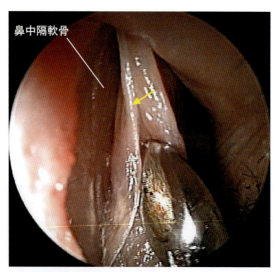

図6 鼻中隔矯正術の粘膜切開
左鼻腔からの粘膜切開．メスが鼻中隔にほぼ垂直に当たっているのがわかる．

図7 鼻中隔軟骨膜下での剥離
矢印は軟骨膜を示す．

　その後，軟骨前端部，皮膚粘膜移行部より後方で上から下に粘膜切開を加え，そのまま鼻腔底部の内側1/3の地点まで切開を延ばします（図6）．この際にメスの背で鼻翼を持ち上げるようにして上方から切開を始めます．

　粘膜切開を行った後に粘膜の剥離を行います．もし仮にはじめの切開が軟骨を貫通し，反対側鼻腔まで達してしまっても問題ありません．確実に軟骨膜下の層で剥離を始めることがとても重要です．粘膜の剥離は，切開した鼻中隔の中央あたりから始めます（図7）．その理由は，上方はワーキングスペースが狭く，下方は軟骨膜が骨膜に移行し癒着しているからです．すなわち，最も剥離を行いやすい部位から確実に軟骨膜下に入ることが大切です．再手術例や外傷症例でない限りは，軟骨膜下に入れば剥離はスムーズです．剥離操作でひっかかるなと感じたら，軟骨膜が残っていないかをできるだけ早い段階で再確認してください．粘膜断端から出血することがよくあるので，サクションキュレットなど，吸引付きの剥離子が便利です．出血のため視野の確保が難しい場合はアドレナリン付きタンポンやコットンシートなどをあて，少し待つことで止血されます．電気凝固は必ずしも必要ありません．粘膜切開後，内視鏡でよく観察すると軟骨膜が観察でき，慣れてくると軟骨そのものなのか，軟骨膜が1枚被っているのかもわかるようになります．はじめの段階で上下に剥離を拡げておき，入口のワーキングスペースを拡げておくと，粘膜が裂けてしまうリスクも減らすことができます．

b 軟骨・骨境界部の同定と骨切除

　前方から後方へ剥離操作を進め，まず鼻中隔軟骨・篩骨垂直板の境界を同定します（図8）．この境界は内視鏡下では比較的容易に確認可能であり，視診でも軟骨と骨は比較的明瞭に違いがわかりますし，実際に器械で触診すると，軟骨は軟らかく，骨は硬く感じ，同定は難しくありません．ある程度後方まで一側を剥離した後にこの境界をサクションエレベーターや両刀鋭匙などで上下方向に割り，反対側の軟骨膜あるいは骨膜下に入り，反対側も剥離を進めます．篩骨垂直板が厚い症例ではこの境界部を外すのに難渋する場合もありますが，慎重に行えば反対側の粘膜を損傷することなく，外すことができます．また弯曲のために境界部を外すことが困難な場合は，境界部の2～3mm前方の軟骨に切り込みを入れ，反対側の軟骨膜下に入り，反対側の剥離を進めます．

H 鼻中隔矯正術

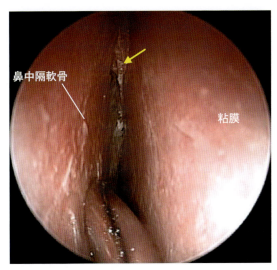

図8 鼻中隔軟骨と篩骨垂直板(矢印)の境界

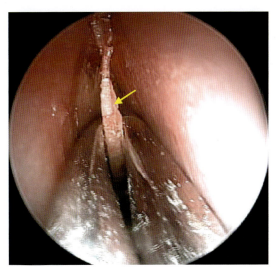

図9 篩骨垂直板(矢印)の鉗除

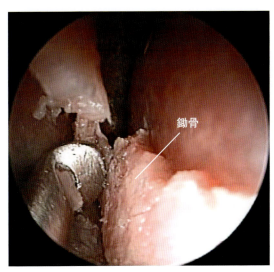

図10 反対側鼻中隔粘膜の剥離

　ある程度，両側の剥離を行った後に，篩骨垂直板を鉗除します(図9)．篩骨垂直板の前端部を過度に上方まで切除もしくは力が加わると，たとえ軟骨を残したとしても術後に鞍鼻をきたすおそれがあるので，注意が必要です．

　操作を下方に進め，鋤骨を鉗除し，さらに前方に戻り，鼻稜から軟骨を外します(図10)．弯曲した骨や突出した棘部分での処理は，無理に粘膜を剥離するのではなく，骨の凸側から凹側へ骨を折るように処理していくと，粘膜穿孔が生じにくいです．万一，穿孔が生じても，慌てる必要はなく，鼻中隔血腫予防のドレナージルートと考えれば問題ありません．問題となるのは，粘膜を切除してしまい，粘膜欠損を作ることです．

　骨切除後は，鼻中隔弯曲が適切に矯正されたか両側の鼻腔から観察し，触診で確認します．軟骨切除が必要となる場合もありますが，可能な限り軟骨は温存したほうが術後合併症の予防となります．軟骨切除を行わなくても，前後方向に浅く軟骨に切開線を凸部に入れることで弯曲の調節が可能な場合が少なくありません．このような操作が必要と術前に想定される場合は，鼻中隔の凸側に粘膜切開を置いたほうが反対側の軟骨の剥離操作を省くことができます．

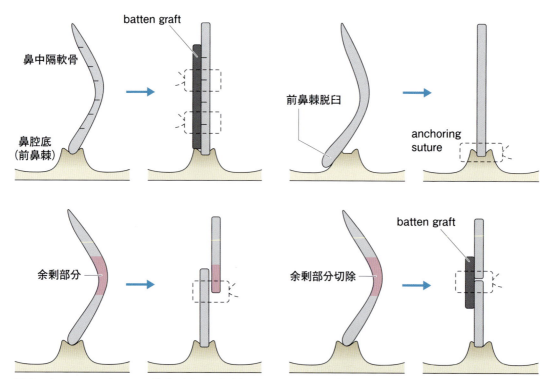

図 11　batten graft による前弯の矯正と前鼻棘における軟骨の処理
鼻中隔弯曲の凹側軟骨に横切開を入れ，軟骨片（もしくは骨）による batten graft にて固定し，前弯を矯正するとともに再弯曲を防止する．鼻中隔軟骨が上下方向で余剰となっていたり，前鼻棘からずれている場合は余分な軟骨を切除してもよい．前鼻棘から鼻中隔軟骨前端をいったん外す場合はしっかりと縫合再固定する（anchoring suture）．
（児玉 悟：鼻中隔矯正術と外鼻形成術．日耳鼻 118：1406-1413，2015 より改変）

C 前弯や外鼻変形の取り扱い

　　前弯が強い場合や外鼻変形を伴う場合は，通常の鼻内からの鼻中隔矯正術では弯曲の矯正は困難です．このような場合には鼻中隔軟骨の前端を露出させて，前端から両側とも剥離し，鼻中隔軟骨をいったん骨構造から切離する必要があります（図 1，2）．外鼻鼻柱に外切開を加える open septorhinoplasty（鼻中隔外鼻形成術）が代表的な術式です（動画 13）．また外切開を加えず，鼻側縁切開による closed septorhinoplasty もあり，症例の外鼻変形の程度や鼻背の処置の必要性に応じて術式を選択します．外鼻や鼻中隔前端付近の操作は直視下で行いますが，鼻腔内の鼻中隔矯正は Killian 切開による鼻中隔矯正と同様に視野の優れている内視鏡下に操作を行います．

　　鼻中隔軟骨を後方の骨組織から外すだけで，ある程度の外鼻の変位は矯正されますが，再弯曲防止と補強のために軟骨グラフトを用いて再建を行います．batten graft は前弯矯正のために用いるグラフトで，鼻中隔軟骨前端に縫合固定し，上下方向の矯正と再建を行います（図 11，動画 14）．鼻中隔軟骨が余剰となっている場合は，鼻内法で軟骨を上下に伸ばして直としても，外鼻の重さを支えることができず，術後に再弯曲をきたすことが多いです．したがって open 法で鼻柱の形成を行う場合を除き，鼻中隔軟骨余剰例では鼻中隔弯曲矯正のために，いったん鼻中隔軟骨前端を切開，もしくは余剰軟骨を切除し，鼻中隔が直となって鼻が低くならない高さで軟骨を再縫合します（図 11）．鼻中隔軟骨前下

H 鼻中隔矯正術

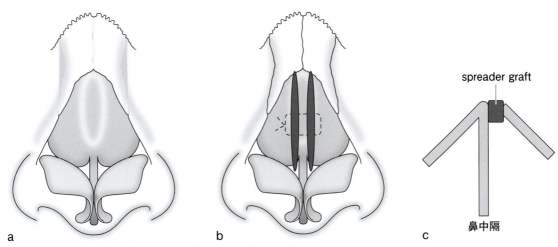

図12 spreader graft による鼻中隔軟骨・外側鼻軟骨の矯正
鼻中隔軟骨と外側鼻軟骨の接合部に縦切開を入れ，軟骨片による spreader graft を挿入し縫合固定する．b は両側に，c は一側に spreader graft を挿入している．spreader graft は鼻弁開大にも応用できる．
（児玉 悟：鼻中隔矯正術と外鼻形成術．日耳鼻 118：1406-1413，2015 より改変）

端を前鼻棘から外した場合は，軟骨と前鼻棘を再度，縫合固定する必要があります（anchoring suture）．spreader graft は外鼻の変位，斜鼻の矯正と再建に用いるグラフトです．外側鼻軟骨の鼻中隔軟骨との接合部を縦に切開し，挿入し固定します．spreader graft により外側鼻軟骨の弯曲および長軸方向の鼻中隔弯曲が矯正されます（図12，動画15）．

3 手術手技解説動画

症例1 動画16

open septorhinoplasty 症例．外鼻変形を伴う鼻中隔弯曲症，前弯に対して，外切開を加えて外鼻と鼻中隔を矯正しました．再建グラフトとしては，外鼻（斜鼻）に対して外側鼻軟骨および鼻中隔軟骨上端に spreader graft を用い，前弯に対しては鼻中隔軟骨前端に batten graft を用いて矯正，再建しています（図13）．

症例2 動画17

closed septorhinoplasty 症例．顕著な前弯と軽微な外鼻変形に対して，鼻側縁切開により鼻中隔と外鼻を矯正しました．前弯に対しては鼻中隔軟骨前端に batten graft を用いています．外切開を加えなくても，鼻背の手術操作はある程度可能です（図14）．

3　鼻副鼻腔炎に対する手術―基本編

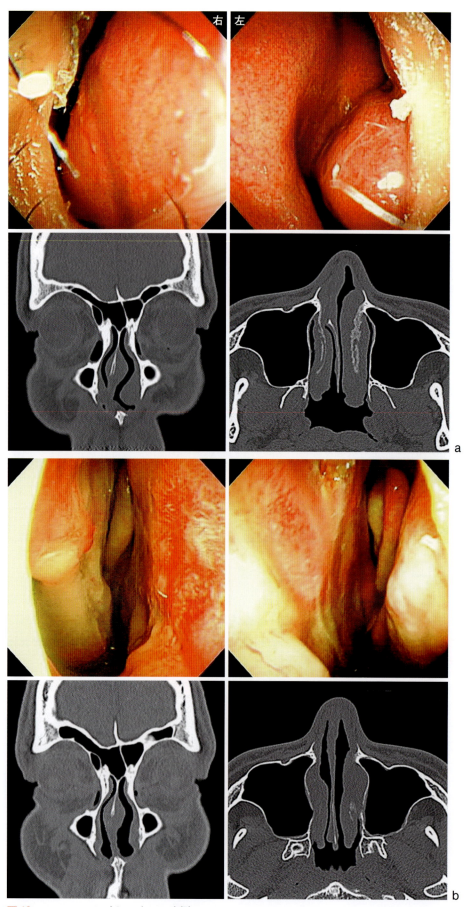

図13 open septorhinoplasty 症例
術前(a)と術後(b)の鼻内およびCT所見．両側の粘膜下下鼻甲介骨切除術も併施している．

H 鼻中隔矯正術

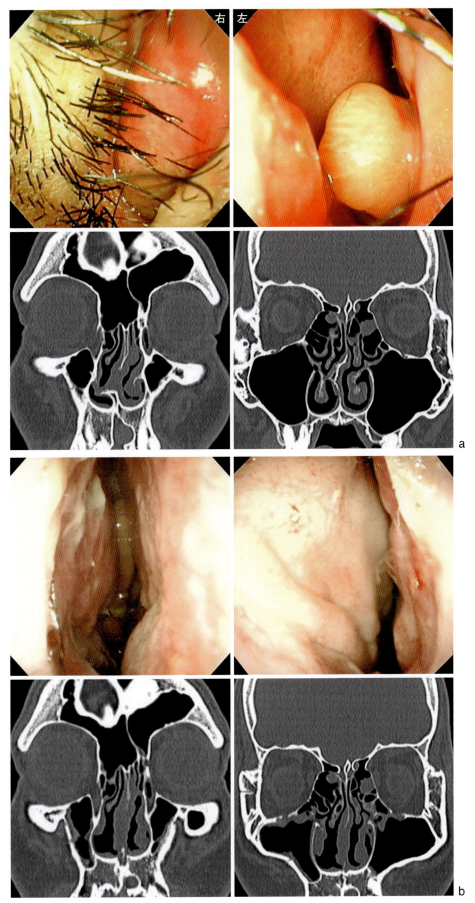

図14 closed septorhinoplasty 症例
術前(a)と術後(b)の鼻内およびCT所見．両側の粘膜下下鼻甲介骨切除術も併施している．

3　鼻副鼻腔炎に対する手術─基本編

症例3　動画18

　ここでは，通常の切開による内視鏡下手術例を呈示します．本例は，鼻中隔前方が右に突出し，左に骨棘が存在します．

　右側粘膜に切開を入れます．粘膜および軟骨膜からの出血を超音波凝固装置で止血します．サクションキュレットで軟骨膜下に剥離を進め，篩骨垂直板まで剥離します．篩骨垂直板から鋤骨に剥離を進めます．サクションエレベーターで篩骨垂直板と軟骨を分離し，反対側に入ります．反対側での骨膜下剥離を行います．篩骨垂直板を部分切除し，術野を拡大します．

　左側骨棘部の剥離を行います．骨棘部を切除し，左鼻腔で狙いとした矯正が行えていることを確認します．軟骨前弯部に切開を入れ，反対側軟骨膜下の剥離を行い，軟骨左側の弯曲部に浅い切開を入れます．鼻中隔切開部位を縫合します．

（児玉　悟・中川隆之）

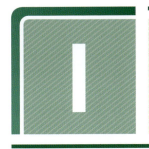

下鼻甲介手術

> **Point**
> ・鼻閉改善，あるいは中鼻道へのアクセス改善をする目的に行う．
> ・骨膜下での剥離が出血防止の観点からも大切である．
> ・血管・神経を含む索状物を同定して処理する．

　粘膜下下鼻甲介骨切除術は，アレルギー性鼻炎や肥厚性鼻炎で拡大した下鼻甲介の容積を減少させて総鼻道を拡げ，鼻閉を改善するための手術です．また，副鼻腔手術においても中鼻道への手術アプローチを行いやすくするという意義もあり，汎用性の高い手術テクニックです．

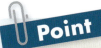 **CT読影のポイント**

ａ 下鼻甲介の形態

　冠状断を前から後ろへと進めて，下鼻甲介骨の形と厚さ，軟部組織の厚さを読影します（図1a〜c）．骨切除による下鼻甲介容積減少効果がある程度予想できます．骨が薄く，軟部組織の容積が大きい場合，骨切除以外の容積減少の手段を考える必要があります．粘膜の凝固や切除が選択肢になります．

　下鼻甲介前半・鼻涙管を含むレベル（図1a）では，下鼻甲介骨の上方は骨面が平滑で，下鼻甲介骨内側面は凹凸があります．下鼻甲介骨の総鼻道面や下鼻道面には前後に連続する溝状あるいは管状の構造が見られ，この中を後鼻神経と蝶口蓋動脈の分枝を含む索状物（neurovascular bundle）が走行しています．篩骨胞が見えるレベル（図1b）で下鼻甲介は最も内側に突出しています．下鼻甲介後端（図1c）では，鼻腔を狭窄させているのは骨ではなく粘膜の軟部組織であることがわかります．下鼻甲介骨の形態や軟部組織の厚さ，索状物の走行は症例ごとに異なりますので，どのように手術を進めるのか，何を減量させればよいのか，的確なプランニングが必要です．

ｂ 中鼻道との関係

　下鼻甲介骨の基部上端を軸位断で見ると（図1d），鼻孔と蝶口蓋孔を結ぶ直線（図1d 青矢印）と基部が重なっており，下鼻甲介基部が中鼻道へのアクセスの妨げになることがわかります．図1bで描出されている下鼻甲介基部を積極的に削除することで，中鼻道へのアクセスが改善することがわかります．

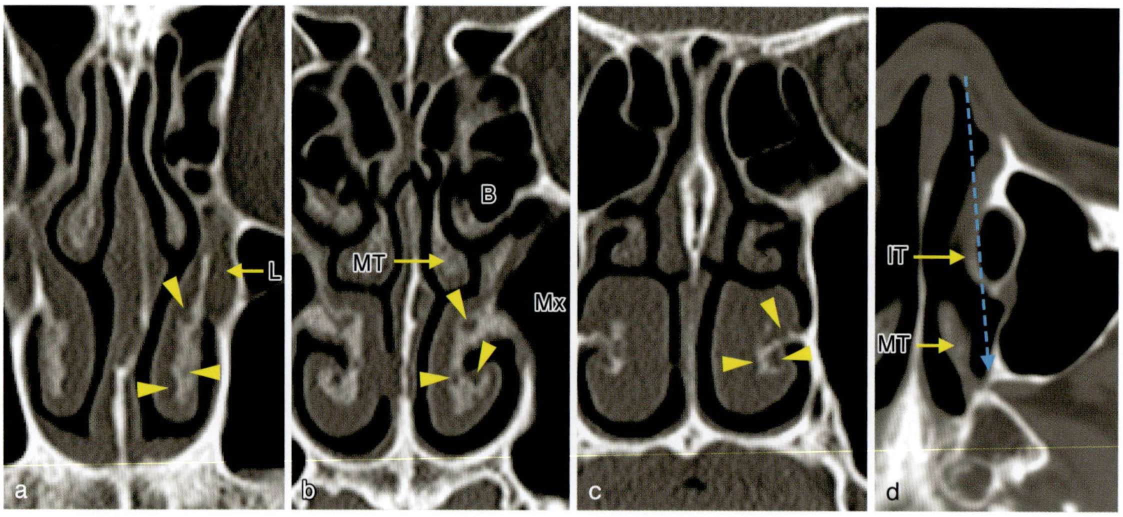

3 鼻副鼻腔炎に対する手術―基本編

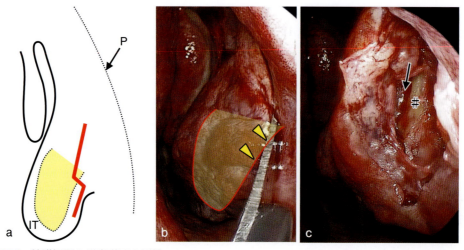

図1 下鼻甲介骨のCT
　a〜c：冠状断CT．aが前方．Lは鼻涙管，MTは中鼻甲介，Bは篩骨胞，Mxは上顎洞を示す．矢頭はneurovascular bundleが入る溝を示す．
　d：軸位断CT．MTは中鼻甲介，ITは下鼻甲介を示す．中鼻道へのアクセスルートを青矢印で示す．

図2 粘膜切開と総鼻道面の剥離
　a：ITは下鼻甲介，Pは梨状口縁を示す．赤線は切開線，黄色は下鼻甲介骨を示す．
　b：左下鼻甲介前端の切開．下鼻甲介骨（黄色）の前端（矢頭）を横切るようにメスを外側へ回転させる．
　c：骨面（♯）を露出し，骨膜と骨の境界（矢印）を確認する．

2 手術手技

a 粘膜切開と止血

　内視鏡の焦点距離は副鼻腔手術よりも短めに設定します．鼻腔の前方外側をキュレットで触診しながら，粘膜下にある上顎骨前頭突起（梨状口縁），下鼻甲介骨前端の位置を確認し，切開線をデザインします（図2a）．切開は前頭突起の鼻腔面から下鼻甲介前端へとメス（No.15 M）を進めます（図2a，b）．骨面に対してなるべく垂直にメスを入れ，ブレードを骨に当てて骨膜を切開します．骨膜は粘膜よりも硬いので，骨膜を切った感覚がわかり

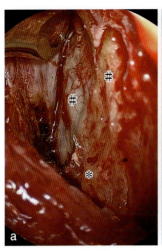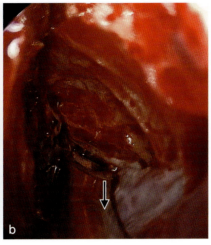

図3 下鼻甲介内側面の剥離
a：下鼻甲介骨の上方（#）は平滑で，下方（*）は凹凸が多い．平滑な部分を利用して，後方に剥離を進める．
b：剥離子の柄の部分で粘膜を下方に押し下げて（矢印），剥離する．

ます．メスを下方に進め，下鼻甲介骨前端を横切るところでメスの方向を外側に向けて回転させます（図2b）．ここでも下鼻甲介骨の前端に触れて骨膜を切ることを意識します．下鼻甲介骨の前端を超えたところで下鼻道面に平行になるように再びメスの方向を下向きに変え，さらに下方に切開を進めます．

切開部をサクションキュレットで吸引しながら観察します．出血が多ければアドレナリン付きコットンシートを粘膜断端に当てたり，バイポーラや超音波凝固装置を用いたりして止血します．明瞭な視野が得られたら，骨膜が切開されて骨面が露出している部位を確認します（図2c）．骨面が露出できていない場合は，同じ切開線で再びメスで切開したり，コットンシートで擦過したりして確実に骨面を露出します．

粘膜下下鼻甲介骨切除術でバイポーラを使用する場合，最終的に粘膜が余るので，粘膜が縮小することは問題ありませんが，粘膜を炭化させると粘膜が壊死してしまうので好ましくありません．

b 骨粘膜の剥離

サクションキュレットの先端を骨と骨膜の境界（図2c）にあて，確実に骨膜下に入ります．骨膜を持ち上げるというよりも，サクションキュレットの先端で骨を外側下方に圧迫するような動作が有効です．骨膜下に空間ができたら，内視鏡先端をポケットの中に入れて，リトラクターとして用いながら剥離を進めます．ポケット内の血液は，内視鏡先端が水没するまでイリゲーションの水を貯めてから吸引すると効率よく洗浄でき，視野がよくなります．骨面が比較的平滑な下鼻甲介基部で後方へと剥離を進めます（図3a）．下鼻甲介骨が内側に突出している部分を越えて無理に後方に剥離を進めると，粘膜に穿孔を生じます．後方への剥離がある程度進んだら，サクションキュレットの柄の部分を下方に押し下げることで下鼻甲介下部の凹凸の多い部分を受動的に剥離します（図3b）．

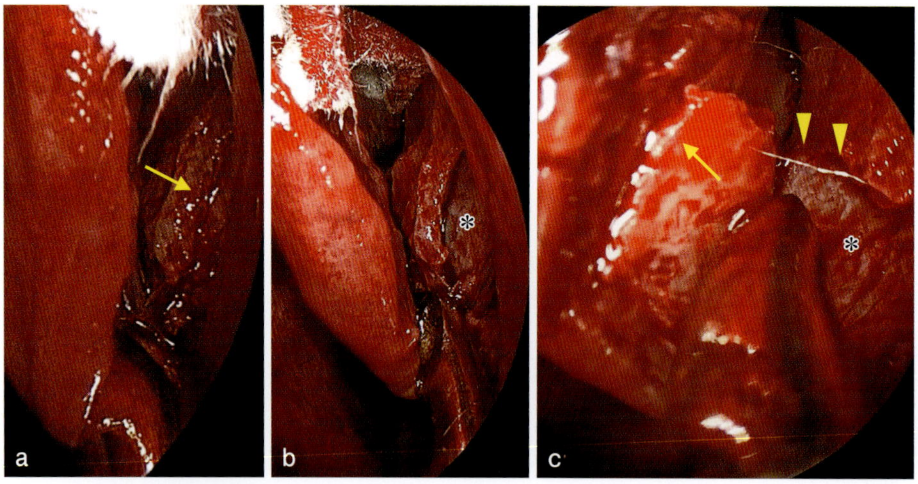

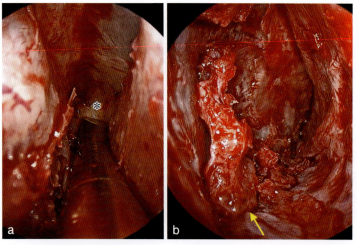

図4　下鼻道側粘膜の剥離 ①
　a：左下鼻甲介骨前端（矢印）を露出する．
　b：下鼻甲介骨前端を一部鉗除し，下鼻道側の粘膜（＊）を視野に入れる．
　c：下鼻甲介骨基部を上内側に持ち上げ（矢印），基部を骨折させる（矢頭が骨折線）．＊は下鼻道粘膜を示す．

図5　下鼻道側粘膜の剥離 ②
　a：後方・上方に剥離を進め，下鼻道後端の骨（＊）を露出する．
　b：下鼻甲介骨の下端（矢印）まで，剥離を完成させる．

　次に，下鼻甲介骨前端の剥離を行います．下鼻甲介骨の前端を下端近くまで露出させ（図4a），続いて下鼻甲介骨の下鼻道面を少し剥離します．ハイマン鼻鉗子の先端が挿入できる程度になったらいったん剥離を止め，鉗子で前端の骨を小さく除去することで下鼻道粘膜を視野に入れます（図4b）．そして下鼻道側にサクションキュレットの先端を挿入し，下鼻甲介骨基部の前方を内側に持ち上げるようにして骨折させます（図4c）．この操作によって，下鼻道側に内視鏡や剥離子を挿入することができるようになります．

　下鼻道面の剥離を後方へ，上方へと進め，下鼻道後端まで骨を露出します（図5a）．その後，下鼻道側の下端，総鼻道側の後端・下端の剥離を完成させます（図5b）．サクションキュレットを下方に押し下げる，骨面を擦るように回転させる，ハイマン鼻鉗子の先端を骨膜と骨の間に挿入して開くなどの操作が有効です．

　剥離中，neurovascular bundle が下鼻甲介骨の溝に入っていたり，骨を貫通していた

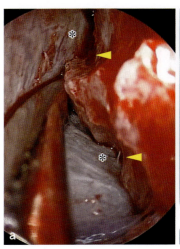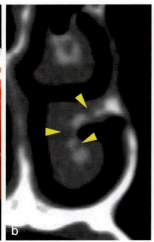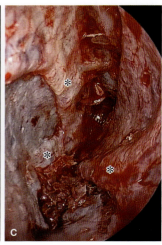

図6 neurovascular bundle の処理
 a：骨の溝（矢頭）にはまっている索状物（＊）を剥離，保存する．
 b：冠状断 CT．剥離中の骨の溝（矢頭）が確認できる．
 c：下鼻甲介骨摘除後，neurovascular bundle（＊）がはっきり確認できる．超音波凝固装置などで変性させる．

りするのが確認できます（図 6a, b）．溝から外す，あるいは骨の管を破壊するなどして索状物を損傷しないように剥離します．索状物を損傷して出血するようならバイポーラで止血します．下鼻甲介は主に後方からの血流で栄養されているので，なるべく後方で止血したほうが効果的です．下鼻甲介骨を摘出すると，索状物の走行がはっきりわかります（図 6c）．出血がなくても，超音波凝固装置で索状物を変性させておきます．

c 下鼻甲介骨の摘除

　下鼻道面の剥離のときに基部の前方を骨折させましたが，基部後方がまだ付着しているようなら後方まで骨折線を延ばします．下鼻甲介骨を鉗子で把持して動かしてみて，下端や後方などの剥離できていないところがあれば上記の剥離動作を追加して剥離を完成させ（図 5b），下鼻甲介骨を摘出します．

　ここで鼻腔から粘膜面を観察すると，下鼻甲介基部が突出しているのがわかります（図 7a）．下鼻甲介骨基部（図 7b）をスタンツェや鉗子で除去すると，中鼻道へのアクセスが改善します（図 7c）．

　粘膜ポケット内に戻り，後方に残存している骨があれば剥離して摘出します．後端では，口蓋骨の鼻甲介稜を剥離・露出させます（図 8a）．通常，鼻甲介稜は必ずしも除去する必要はありませんが，肥厚した粘膜（図 8b の＃）の下の骨膜を露出して，超音波凝固装置による処理ができるようにしておきます．

　下鼻甲介骨の摘出に際しては，下鼻甲介の底面側にも neurovascular bundle があり，この部分の剥離が不十分で摘出しにくいことが少なくありません．この際，上から下に力を加えると粘膜損傷が起こりやすいので，下鼻甲介骨を下から上に擦りあげるようにすると，粘膜や血管の損傷を最小限にとどめ，下鼻甲介骨を摘出することができます．

d 下鼻甲介形成

　下鼻甲介の粘膜下組織の体積を減少させるため，超音波凝固装置またはバイポーラを用いて処理します．超音波凝固装置であれば，プローブを粘膜ポケット後端，口蓋骨の鼻甲介稜のところまで挿入し，内視鏡洗浄装置の水をポケット内に入れて内部の骨膜を濡らし

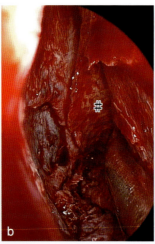
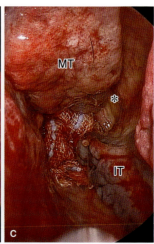

図7　下鼻甲介骨基部摘除前後の比較
　a：摘除前．下鼻甲介基部が鼻腔に突出（#）していて中鼻道は見えない．MT は中鼻甲介，IT は下鼻甲介を示す．
　b：粘膜ポケット内で，下鼻甲介骨基部の骨（#）を摘除する．
　c：摘除後．中鼻道（*）へのアクセスが改善した．

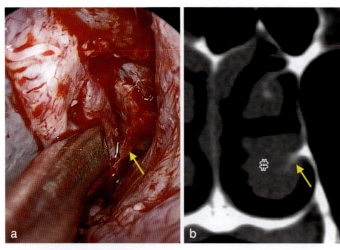

図8　下鼻甲介後端の処理
　a：口蓋骨の下鼻甲介稜（矢印）を剥離，露出する．
　b：冠状断 CT．口蓋骨の鼻甲介稜（矢印）は小さく，粘膜下組織（#）は肥厚している．

ておきます．鼻腔から観察しながら凝固・変性させて，粘膜を縮小させます．下鼻甲介下端を中心に，後方から前方へと進めます．バイポーラを使用する場合は，変性させすぎて粘膜を壊死させることがないように注意します．

　下鼻甲介後端で十分な粘膜縮小が得られなかった場合，粘膜面を減量します．骨膜を損傷しないように注意し，確実に止血します．

　剥離中に保存した neurovascular bundle（図 6c）は，超音波凝固装置やバイポーラで処理しておきます．

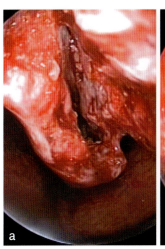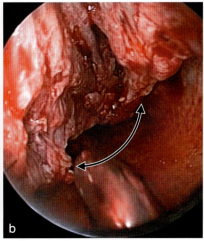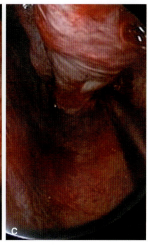

図9 下鼻甲介粘膜ロールアップ法
a：下鼻道側の下鼻甲介粘膜を一部切除する．
b：総鼻道側の粘膜を下鼻道側に折り曲げる（矢印）．
c：ロールアップ後，総鼻道が拡大した．

　これらの操作でも下鼻甲介の体積が十分に減量できない場合，下鼻甲介粘膜を一部切除して下鼻甲介の形成を行います．下鼻甲介下端で前から後ろに粘膜をハサミで切断して総鼻道面と下鼻道面を分割し，次に下鼻道面の粘膜をトリミングします（図9a，b）．少しずつ切除して，形態を見ながら必要に応じて追加切除します．総鼻道側の粘膜を下鼻道側にロールアップし（図9c），総鼻道側から止血用酸化セルロースシートを当てて固定します．術後，粘膜はある程度萎縮するので，過剰に切除しないように注意します．

3 手術手技解説動画

症例1　動画19

　アレルギー性鼻炎症例における右下鼻甲介に対する手術です．
　下鼻甲介前端に縦切開を入れます．下鼻甲介骨前端に触れたところで切開を少し外側にずらし，下鼻甲介骨の下鼻道側にも少し切開が入るように工夫します．下鼻甲介骨が比較的平坦な高さ（中鼻道の中央ぐらい）で，下鼻甲介骨基部まで後方に剥離をサクションキュレットで行い，下鼻甲介骨基部の稜線（尾根）を後下方に下がっていくと容易に剥離が進みます．
　次に下鼻甲介骨の下鼻道面の剥離を行います．ある程度剥離を進めたら，ハイマン鉗子を用いて剥離すると，下鼻甲介骨剥離を手早く行えます．下鼻甲介骨は，一塊に切除する必要はなく，適宜剥離の進行に伴って摘除してください．
　下鼻甲介骨基部の下鼻道面の剥離を行います．剥離する組織の下鼻道側には鼻涙管が含まれ，下鼻甲介骨の裏側は上顎洞自然口になります．下鼻甲介骨切除は，上顎洞自然口の裏側から開始すると，同部の骨は薄く容易に骨を外すことができます．
　下鼻甲介骨後端部分の剥離，摘除が最後のステップです．作製した下鼻甲介のポケットの底面で神経および血管束を下鼻甲介骨から剥がす操作がポイントになります．下から上に持ち上げるように剥離すると，下鼻甲介粘膜を破ることなく剥離が進みます．
　仕上げに下鼻甲介ポケット内に生理的食塩水を満たし，超音波凝固装置やバイポーラで主に下鼻甲介ポケット底面を凝固します．

〔坂本達則・中川隆之〕

J 後鼻神経切断術

> **Point**
> - 後鼻神経本幹は蝶口蓋動脈との索状物に含まれている．
> - 蝶口蓋孔を同定し，適切な止血操作を行い，明視下で操作する．
> - 血管と神経を分離し，血管を温存しつつ，神経のみを選択的に切断する．

　後鼻神経切断術はアレルギー性鼻炎や血管運動性鼻炎の鼻漏を抑える手術です．後鼻神経は翼口蓋窩で翼口蓋神経節から蝶口蓋孔を通り，鼻腔内に分布します(図1)．翼口蓋神経節は三叉神経の第二枝である上顎神経とVidian神経が吻合して形成されています(図1)．後鼻神経は，蝶口蓋孔では顎動脈の枝である蝶口蓋動脈とともに1つの索状物となっていますので，手術では鼻腔内でこの索状物を見つけることが基本です．蝶口蓋孔で見つけるのが最も簡単であり，後鼻神経本幹の切断は通常，蝶口蓋孔付近で行います．

　後鼻神経切断術の手術手技は後鼻神経を同定，処理するだけではなく，同時に蝶口蓋動脈を同定する手技にもなります．鼻腔腫瘍の栄養血管の処理目的や難治性鼻出血の止血術としての蝶口蓋動脈切断術としても応用可能であり，マスターしておきたい術式です．

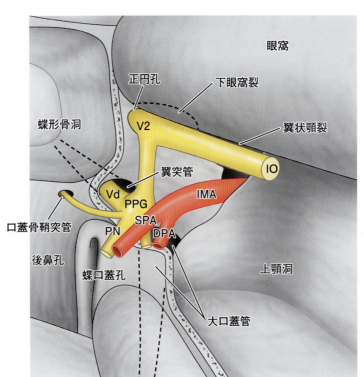

図1 左蝶口蓋孔解剖の模式図
後鼻神経は蝶口蓋動脈とともに蝶口蓋孔を通り，鼻腔内に分布する．
IO：眼窩下神経，V2：上顎神経，PPG：翼口蓋神経節，PN：後鼻神経，Vd：Vidian神経
IMA：顎動脈，SPA：蝶口蓋動脈，DPA：下行口蓋動脈

J 後鼻神経切断術

1 CT読影のポイント

a 蝶口蓋孔の同定

　冠状断CTで蝶形骨洞周囲を観察すると，下壁の外側と外側壁に骨の管腔様構造が認められます．蝶形骨洞底，下壁側が翼突管（Vidian canal）であり，蝶形骨洞側壁，外側に存在するのが上顎神経です（図2）．CTを後方から前方に動かしていくと翼口蓋窩に交通する部位があり，ここに翼口蓋神経節があります（図3）．翼突管と上顎神経がつながっていくのがわかると思います．また，冠状断CTを上顎洞レベルで前方から後方に動かしていくと，上顎洞の内側壁の後方で蝶形骨との間に骨の間隙があり，この部位が蝶口蓋孔にあたります（図4）．軸位断CTでは蝶形骨洞前壁と上顎洞後壁の間の間隙があり，この部位が翼口蓋窩であり，鼻腔への出口が蝶口蓋孔です（図5）．鼻腔内の立体的な解剖として，蝶口蓋孔は蝶形骨洞底の高さで上顎洞自然口の後方，中鼻甲介水平部の下方に位置しています．

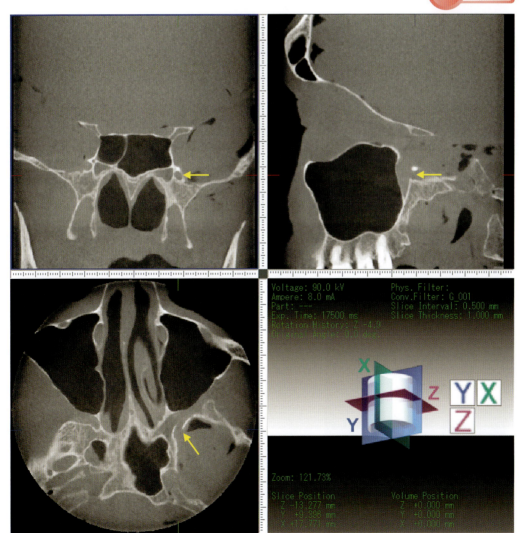

図2　正円孔のCT画像
　矢印は正円孔を示し，この中を三叉神経第二枝である上顎神経が走行している．

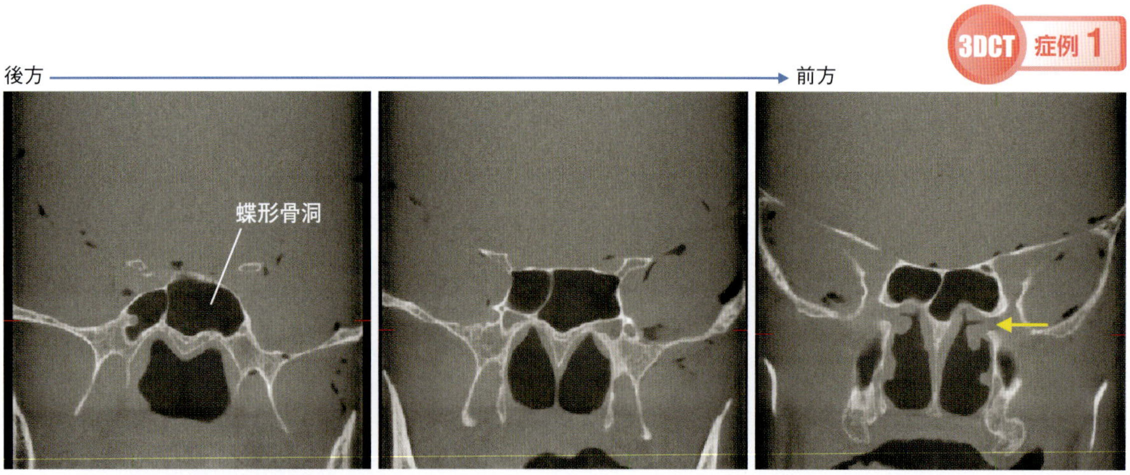

3　鼻副鼻腔炎に対する手術—基本編

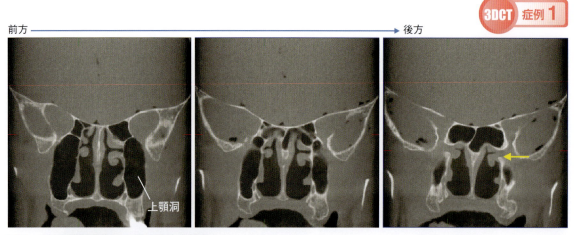

図3　CT冠状断画像での蝶口蓋孔の同定
左が後方．蝶形骨洞から前方にスライスを進めると蝶口蓋孔（矢印）が蝶形骨洞底の高さに現れる．

図4　CT冠状断画像での蝶口蓋孔の同定
左が前方．上顎洞から後方にスライスを進めると蝶口蓋孔（矢印）が上顎洞の後方に現れる．中鼻甲介との位置関係に留意する．

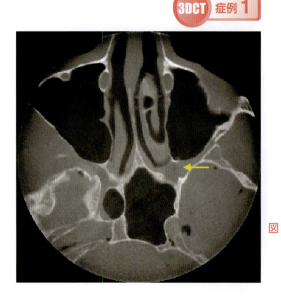

図5　CT軸位断での翼口蓋窩の同定
上顎洞後方，蝶形骨洞との間の空間に翼口蓋窩（矢印）が認められる．翼口蓋窩と鼻腔が交通する部分が蝶口蓋孔に相当する．

J 後鼻神経切断術

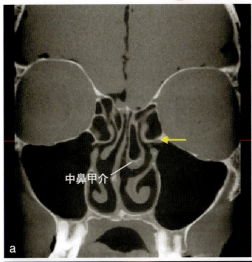
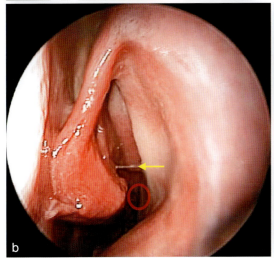
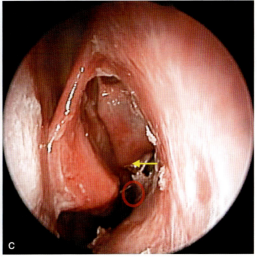

図6 中鼻甲介と篩骨胞下端との位置関係
矢印は篩骨胞下端を示し，赤線は蝶口蓋孔と予想される位置を示す．

b 中鼻甲介，篩骨胞下端との関係

　内視鏡での鼻内の観察で，蝶口蓋孔の位置を推定するための目印となるのが，中鼻甲介です．前述した冠状断のスライスを観察する際に中鼻甲介および篩骨胞下端との位置関係を把握しておくと，鼻内での蝶口蓋孔位置の推測が容易になります(図6)．

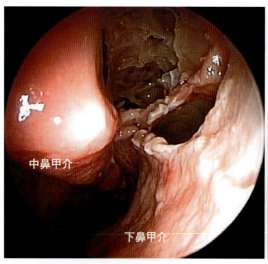 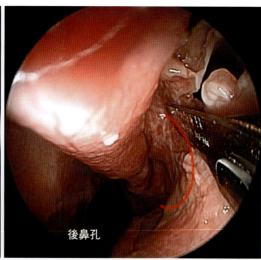

図7　左後鼻神経切断術の粘膜切開
赤線は粘膜切開線を示す．

2 手術手技

a 中鼻道からアプローチする方法

　後鼻神経本幹は前述のように蝶口蓋孔から出てきますので，手術操作は蝶口蓋孔へのアプローチとなります．蝶口蓋孔は蝶形骨洞底の高さで上顎洞自然口の後方，中鼻甲介基板の下方に位置しています．通常の後鼻神経切断術は上顎洞や蝶形骨洞は開放しませんので，目印になるのは中鼻甲介になります．

　手術ではまず，粘膜剥離子などで中鼻甲介を鼻中隔側に圧排し，中鼻道後方をよく観察します．中鼻甲介基板が観察できる部位は，篩骨胞よりも下方に存在する部分です．上顎洞膜様部の後端で篩骨胞下縁の高さから後鼻孔の高さまで垂直に粘膜切開を入れます．ここから骨膜下に剥離を進め，粘膜弁を形成します(図7)．この際にできるだけ下方の骨がしっかりとした部分から剥離を行うと，粘膜弁の形成が容易になります．切開部の上方から先に剥離を進めると，粘膜弁がうまく形成できない場合があります．

　剥離操作は，サクションキュレットで行います．上顎洞内側壁の骨が薄い症例では，あまり強く押すと骨が割れ，上顎洞内に入るため，間違えて上顎洞粘膜を剥離してしまうことがあるので，まず下方に向かって剥離することにより剥離操作を行っている部位を確認することを推奨します．

　粘膜弁形成後，必要に応じて，粘膜切開の上下に切開を加えます．下から上へ，後方へ粘膜弁を挙上していくと，中鼻道鼻腔後壁付近で上顎骨と蝶形骨の接合部，すなわち蝶口蓋孔が確認でき，蝶口蓋孔から鼻腔内に延びる索状物を確認することができます(図8)．この索状物が後鼻神経本幹と蝶口蓋動脈です(図9)．この索状物が出てくる前下方で細い索状物が骨壁の中に入っていくことがありますが，これは静脈ですので間違わないように注意しましょう．

　動脈からの出血に注意しながら，後鼻神経本幹の索状物を周囲から全周性に剥離します．さらに後鼻神経本幹の索状物をサクションキュレットやシーカーを用いて神経と血管を剥離・分離し，血管を温存しつつ，神経のみを選択的に切断します．蝶口蓋孔レベルでは神経はおよそ3本分離同定でき，それぞれを個々に切断することが可能です．神経と血

J 後鼻神経切断術

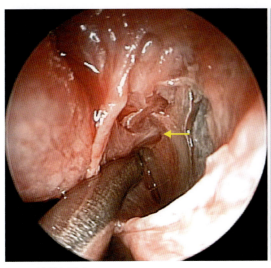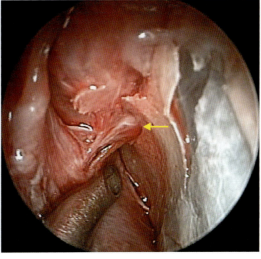

図8 粘膜弁挙上
下方から剥離を進め，粘膜弁をしっかりと挙上してから上方に展開し，蝶口蓋孔で後鼻神経と蝶口蓋動脈を含む索状物（矢印）を同定する．

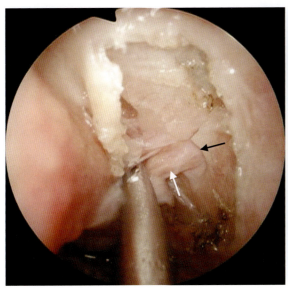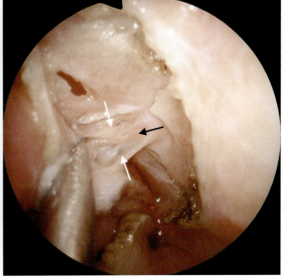

図9 後鼻神経と蝶口蓋動脈
蝶口蓋孔付近で後鼻神経（白矢印）と蝶口蓋動脈（黒矢印）を別同定し，さらに血管と神経を分離し，神経のみを選択的に切断する．

　管を分離せず，両者を同時に切断する方法と，動脈を温存する方法があり，好みにもよりますが後者は加湿や加温といった鼻腔機能の温存を目的としています．
　難治性鼻出血や鼻副鼻腔腫瘍の際に，蝶口蓋動脈と後鼻神経を同時に凝固切断する場合，手術器械としてはハーモニックスカルペルやソノサージなどの超音波凝固装置が便利です（図10）．可能であれば，血管クリップを中枢側にかけてから凝固・切断すると，より安全，確実です．慌てずにゆっくりと凝固しながら切断します．バイポーラも操作性に問題がなければ，使用可能です．ただし，出力は弱めにして，凝固させることがポイントです．粘膜や血管からの出血で手術がやりにくい場合は，粘膜ポケットの下方にコットンシートを留置しておくと視野とスペースが確保できます．切断後は蝶口蓋孔が円形に観察される状態になっているかを確認します（図10）．神経（血管）切断後の蝶口蓋孔には酸化

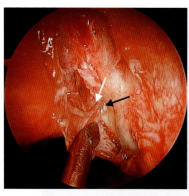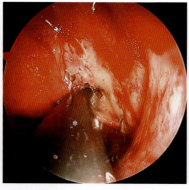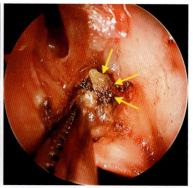

図10 蝶口蓋動脈と後鼻神経の分離・凝固・切断
索状物の被膜を切開すると，蝶口蓋動脈（黒矢印）と後鼻神経（白矢印）を分離することができる．超音波凝固装置（＊）にて切断後，円形の蝶口蓋孔が観察される（黄矢印）．

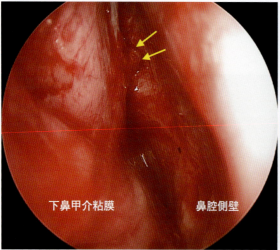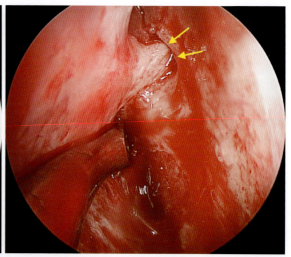

図11 左下鼻甲介粘膜下層（粘膜下トンネル）から蝶口蓋孔へのアプローチ
粘膜下下鼻甲介骨切除術の総鼻道側粘膜剥離を後方に進めることにより，蝶口蓋孔（矢印）に到達することができる．

セルロースシートを留置し，粘膜弁を戻しておきます．粘膜弁の圧迫，パッキングは不要です．

b 下鼻道からアプローチする方法

　アレルギー性鼻炎の手術として，粘膜下下鼻甲介骨切除術とともに後鼻神経切断術を行うことも多いと思います．この際には下鼻甲介骨を切除後の粘膜下の層（粘膜下トンネル）から蝶口蓋孔にアプローチすることもできます（図11）．この場合も確実に骨膜下で粘膜剥離を進めていくことが大切です．

　下鼻甲介骨の側壁付着部の後端から後方に向かって粘膜を剥離していきます．上顎洞内に入らないように，上顎洞内側壁に注意しながら剥離操作を上方に進めていきます．前述の中鼻道から直接アプローチする方法に比べると，スペースが狭く，距離的にも遠く感じるかもしれませんが，粘膜と骨の間の剥離を上下に広くしておくと，よい視野，よい術野が確保できます．蝶形骨洞底，後鼻孔天蓋の方向へ剥離を進めていくと前述の後鼻神経を含む索状物が同定できます．

J 後鼻神経切断術

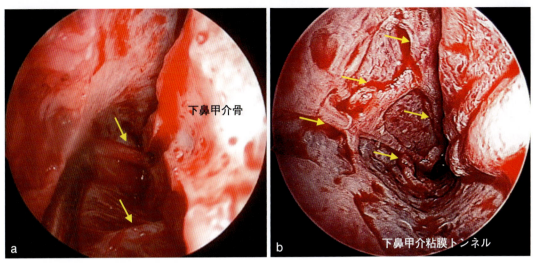

図12 左下鼻甲介内の後鼻神経末梢枝
　下鼻甲介骨切除前(a)と切除後(b)を示す．後鼻神経末梢枝は下鼻甲介骨の溝を通り，ネットワークを形成している．矢印は後鼻神経末梢枝を示す．

c 後鼻神経の末梢枝の同定方法

　後鼻神経の本幹を処理する際に，同時に処理が必要となるのが蝶口蓋動脈であり，後鼻神経切断術の術後合併症として最も問題となるのが蝶口蓋動脈からの術後出血です．術後出血のリスクを避ける意味で，後鼻神経の本幹に触れずに末梢枝を処理する方法もあります．

　術式は粘膜下鼻甲介骨切除術と同様ですが，下鼻甲介骨の表面にはゴツゴツとした溝があり，この溝にはまるように後鼻神経の枝が走行しています（図12）．下鼻甲介骨から骨膜下に粘膜剥離を進めていきます．下鼻甲介骨の中央付近で，骨から少し粘膜を浮かせるようにして剥離をすると，下鼻甲介骨に入り込むようにしている索状物が同定できます．これが後鼻神経の末梢枝です．血管も含まれているので凝固・切断します．

〈児玉　悟〉

K 嗅覚温存のための工夫

> **Point**
> ・嗅裂構造物（中鼻甲介，上鼻甲介，鼻中隔）を温存する．
> ・嗅裂ポリープを切除する．
> ・上鼻道を開放する．
> ・嗅裂の癒着を予防する処置を行う．

　鼻腔の後上部で，中鼻甲介，上鼻甲介と鼻中隔に挟まれた部位が嗅裂です（図1）．この部分には嗅覚受容体を有する嗅細胞が分布しているので，嗅粘膜と言います．空気中のにおい分子が気導性に嗅粘膜に到達して嗅覚受容体を刺激し，その情報が嗅細胞の軸索，嗅球，嗅索，大脳辺縁系の順に伝導され，最終的に前頭葉の眼窩前頭皮質へと伝わり，におい感覚が生じます（図1）．鼻内手術で嗅覚を温存するためには，嗅粘膜を損傷しないことが重要ですが，ポリープ病変が存在し，そのために気導性の嗅覚障害が生じている場合は，逆に積極的に操作を加えなければなりません．しかし，手術的な観点からみると，嗅裂は狭く，易出血性で，術後に癒着が生じやすく，また嗅裂天蓋は篩板を損傷すると髄液漏が生じやすいので，手術操作には慎重を要します．

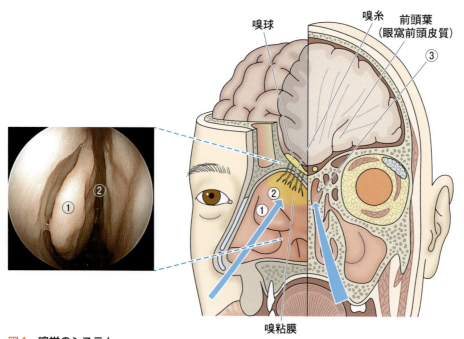

図1　嗅覚のシステム
①は右中鼻甲介，②は嗅裂（右），③は嗅裂（左），青矢印は吸気の流れを示す．

K 嗅覚温存のための工夫

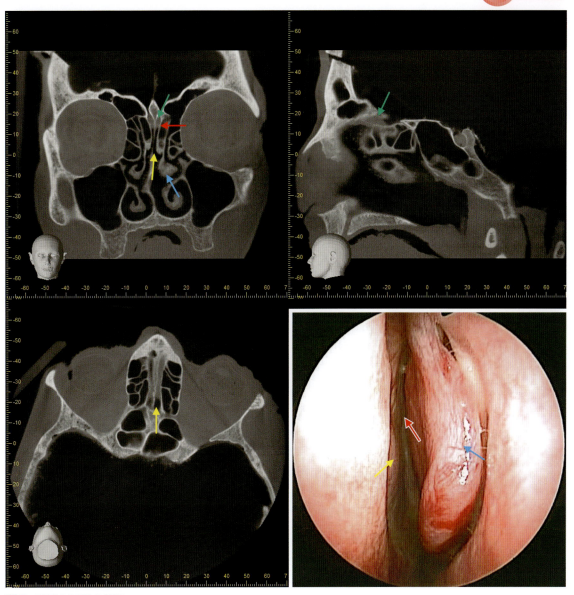

図2 嗅裂と周囲の構造
　黄矢印は嗅裂，赤矢印は篩板，緑矢印は嗅球（嗅溝部），青矢印は中鼻甲介を示す．

1 CT読影のポイント

a 嗅裂の位置と篩板，嗅糸

　嗅裂は冠状断像で容易に確認できます．前方から後方へ確認を進めると中鼻甲介が，さらに後方で上鼻甲介が確認できますが，その中鼻甲介，上鼻甲介と鼻中隔との間のスペースが嗅裂です（図2）．軸位断像でも確認できます．嗅裂天蓋部には篩板があり，その上部に嗅球が付着しています．

3 鼻副鼻腔炎に対する手術—基本編

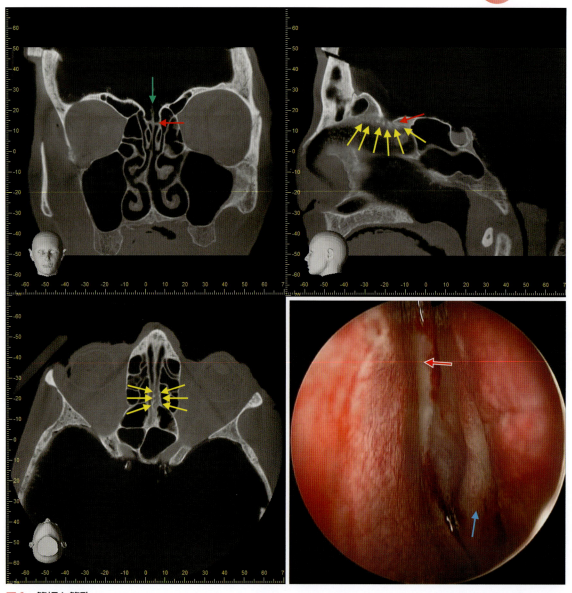

図3 篩板と篩孔
赤矢印は篩板，黄矢印は篩孔，緑矢印は鶏冠，青矢印は上鼻甲介を示す．右下写真は直視鏡で左嗅裂内を前方から見た像．

　矢状断像を見ると，篩板に嗅神経軸索の束（嗅糸）が通過する孔（篩孔）が確認でき（図3），軸位断像で見ると，篩孔が左右ともに前後方向に2列に並んで存在するのが確認できます．内側の篩孔は鼻中隔上端外縁，外側の篩孔は上鼻甲介上端内縁に沿って並び，篩板の前端（鶏冠の前外側下端）から後端（蝶形骨洞前壁上縁）にわたります．

K 嗅覚温存のための工夫

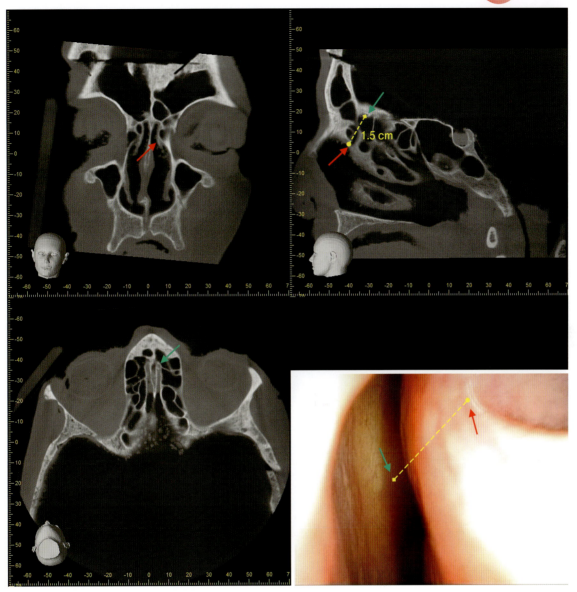

図4 篩孔(嗅糸)と中鼻甲介の位置関係
中鼻甲介垂直部基部前端(赤矢印),最前部篩孔(最前部嗅糸)(緑矢印).右下写真は45°斜視鏡で左嗅裂を前下方から見上げた像.中鼻甲介垂直部基部前端(黄丸印・赤矢印)から最前部篩孔(黄四角印・緑矢印)までの距離は約1.5 cm(黄点線).

b 嗅粘膜と中鼻甲介,上鼻甲介との位置関係

　嗅糸が通過する最前端の篩孔は,中鼻甲介垂直部前端が鼻堤に付着する部位から後上方約1.5 cmの位置になります(図4).また,これは上鼻甲介の前縁の接線を上鼻道入口部に沿って上方へ延長して達する嗅裂天蓋部に相当します(図5).嗅裂内の嗅粘膜は,この最前部篩孔周囲から蝶形骨洞前壁までの範囲に存在します.

3 鼻副鼻腔炎に対する手術―基本編

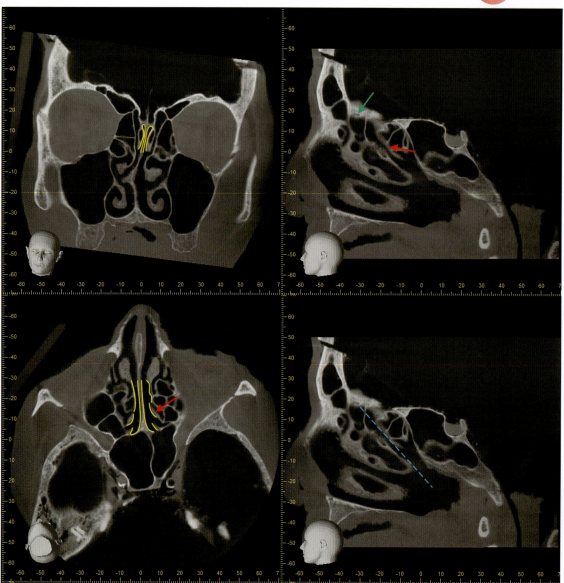

図5 篩孔（嗅糸）と上鼻甲介，嗅粘膜の位置関係
上鼻甲介垂直部前縁（赤矢印），最前部篩孔（最前部嗅糸）（緑矢印），嗅粘膜の範囲（黄線）．上鼻甲介前縁の接線延長上に最前部篩孔（最前部嗅糸）が存在する（青点線）．

K 嗅覚温存のための工夫

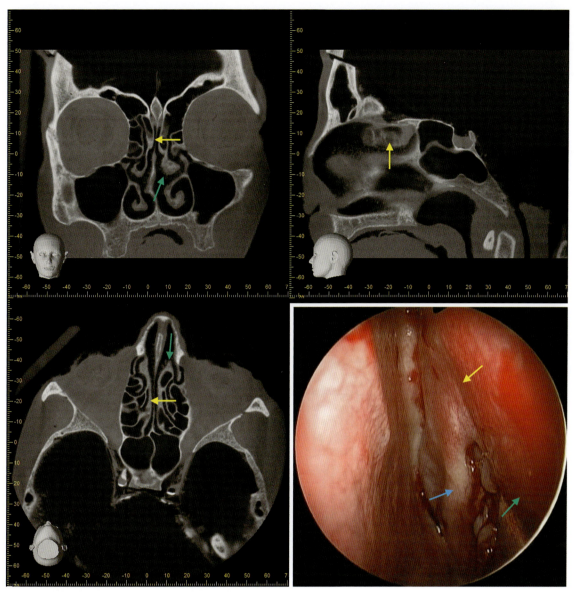

図6 共通甲介板(conchal plate)(黄矢印)
中鼻甲介(緑矢印),上鼻甲介(青矢印).
右下写真は直視鏡で左嗅裂後部を前下方から見た像.

C 共通甲介板

　上鼻道上縁の上部は中鼻甲介と上鼻甲介が1枚の甲介板として連続しており,これを共通甲介板(conchal plate)と言います(図6).この内側面にも嗅粘膜が存在します.

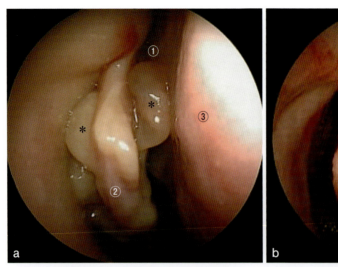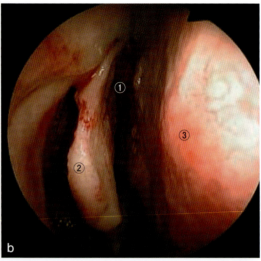

図7　嗅裂処理前（a）と処理後（b）の右鼻内所見
　　①は嗅裂，②は中鼻甲介，③は鼻中隔，＊はポリープを示す．

2 手術手技

a 嗅裂構造物（中鼻甲介，上鼻甲介，鼻中隔）の温存

　図1で示したように，嗅粘膜は上鼻甲介内側面と中鼻甲介内側面後部，これらに相対する部分の鼻中隔と嗅裂天蓋部に存在します．嗅裂側壁である中鼻甲介，上鼻甲介，最上鼻甲介（存在すれば），鼻中隔を損傷すると，粘膜損傷部の癒着により嗅裂の狭窄，閉鎖をきたして気導性嗅覚障害を生じたり，嗅細胞が減少することによる嗅神経性嗅覚障害を生じたりする原因となります．嗅裂に病変がなく，術前の嗅覚機能も正常であれば，嗅裂部に粘膜損傷をきたすような操作をしないことが大事です．上鼻道開放は，できるだけ嗅裂側粘膜の損傷を避けて行うべきです．

　嗅裂構造の温存とともに，嗅裂への気流路が確保されていることが重要です．内視鏡下で上鼻甲介・中鼻甲介-鼻中隔の間にスペースが確保されていることを確認します．これは術後癒着予防のためにも重要です．鼻中隔弯曲により極端に嗅裂が狭い例には鼻中隔矯正術を行います．また，中鼻甲介蜂巣が存在して嗅裂が狭い例には，中鼻甲介の中鼻道側の部分を切除して，中鼻甲介がfloppy（ぐにゃぐにゃ）にならないように注意しながら，最低限嗅裂に気流路が確保される程度に中鼻甲介を外側へ変位させて，嗅裂形態を整えます．中鼻甲介がfloppyになると，術後に鼻中隔あるいは鼻腔側壁に癒着して嗅裂や中鼻道への気流障害が生じたり，また，中鼻甲介骨が脱落すると術後に中鼻甲介の退縮を生じることがあるので，それらの予防に努めます．

b 嗅裂ポリープの切除

　嗅裂にポリープ病変が存在する場合には，病変処理が必要です（図7）．最初にキュレットで嗅裂内のポリープの基部を確認します．嗅裂病変は易出血性であることが多く，また狭いので，血液により視野が悪くなることを避けるために，吸引付きのキュレット（サクションキュレット/エレベータなど）を使うと便利です．

　ポリープの基部が確認できたら，マイクロデブリッダーで前方下部の視野がよい部分からポリープを基部に向かって削除します．マイクロデブリッダーを使用すると，血液を吸

K 嗅覚温存のための工夫

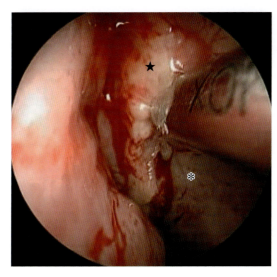

図8 右嗅裂ポリープの処理操作
鼻中隔矯正術後に，吸引圧でフラッターリングする鼻中隔粘膜をマイクロデブリッダーの背面で押さえて固定し，ブレード先端に吸い込まれる鼻中隔の広基性ポリープ(★)だけを削除する．＊はポリープ削除処理後のきれいな創面を示す．

引しながら視野を確保できるので，ポリープをきれいに削除できます．先端がローテータブルのマイクロデブリッダーを用いると，狭い嗅裂内の操作には便利です．

このときの注意点は，マイクロデブリッダーの刃を嗅裂構造物（中鼻甲介，上鼻甲介，鼻中隔）に押し当ててこれらの構造物を損傷しないことです．また，骨面を露出させると癒着や嗅粘膜減少の原因となるので，骨膜を温存することが必要です．嗅裂が狭くてマイクロデブリッダーの挿入が困難な場合は，鼻中隔を矯正してワーキングスペースを確保します．このとき，マイクロデブリッダーの吸引による陰圧で鼻中隔粘膜がはためいて（フラッターリング），デブリッダーの刃面に吸い付きがちになりますが，このときはデブリッダーの刃がない背面を鼻中隔粘膜に当ててフラッターリングしないようにして，ポリープの吸引される部分だけを削除すれば，きれいな創面形成として処理できます（図8）．

嗅裂は上部になるほどワーキングスペースが狭くなります．嗅裂天蓋である篩板の損傷は回避しなければなりません．しかし，この部位でポリープを残せば，術後の外来処置では対処できない癒着や瘢痕形成を生じる可能性が高くなります．工夫の1つとして，先端径が細い（3.5 mm）ローテータブルの90°弯曲のマイクロデブリッダーを用いて嗅裂上部のポリープを削除する手技があります．これを用いると，0°内視鏡の視野でデブリッダーの刃面がよく見え，嗅裂天蓋にはデブリッダー先端の背面が当たります．そのため，天蓋に過度な力をかけずに嗅裂上前部から後方の蝶篩陥凹へ向かって，先端のローテーション機能を活用しながらポリープを削除するときれいな創面が形成できます（図9）．ただし，篩板の骨膜を温存し，篩板の骨面を絶対に露出させないようにする注意が必要です．

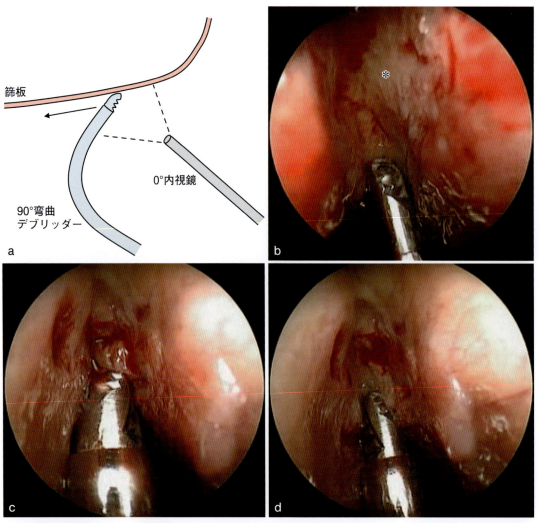

図9　嗅裂天蓋部のポリープ処理法
　a：90°弯曲マイクロデブリッダーを用いた嗅裂処理のシェーマ．
　b：デブリッダーの刃面が見える状態でポリープを削除する．＊は削除処理後のきれいな創面．
　c, d：デブリッダー先端のローテーション機能を活用して左右のポリープを削除する．

c 上鼻道の開放

　副鼻腔炎手術後の嗅覚障害改善のためには，嗅裂の気流路，通気性の確保が必要です．また，術前のCT評価による篩骨洞炎症の程度と嗅覚障害の程度は有意に関連があります．よって，嗅覚改善のためには，きちんとした篩骨洞処理を前提とした上鼻道開放が重要なポイントとなります．

　嗅覚障害例で，本来の上鼻道が狭い場合や重症の好酸球性副鼻腔炎の場合には，中鼻甲介と上鼻甲介上部が連続している共通甲介板まで上鼻道を切り上げて上鼻道を上下に広く開放し，術後の狭窄が生じにくいように処理します（図10）．共通甲介板にも嗅粘膜は存在しますが，嗅覚改善のためには嗅裂の通気性の改善が優先事項であり，上鼻道開放の延長として，共通甲介板を前後幅を最小限にして上方へ開放するのであれば，この操作による嗅覚低下はまず生じません．このとき，中鼻甲介骨を前方へ削除するとfloppyになりますので，注意が必要です．

K　嗅覚温存のための工夫

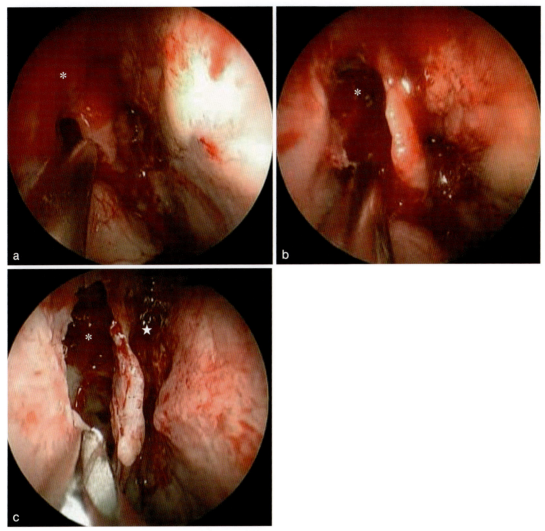

図10　共通甲介板（conchal plate）への操作（右鼻内）
　a：処理前の上鼻甲介と上鼻道．＊は conchal plate．
　b：処理後．＊部分が削除されて後篩骨洞内が見えている．
　c：手術終了時．上鼻道と嗅裂（★）が上下に広く開放されている．

d 嗅裂の癒着予防処置

　副鼻腔炎手術や内視鏡下経鼻的頭蓋底手術の術後に生じる嗅覚障害の原因の多くは，嗅粘膜の過剰な削除ではなく，嗅裂部に生じる癒着です．嗅裂粘膜に損傷が生じなかった場合は特に処置は不要ですが，これが生じた場合や嗅裂ポリープを処理した後には，術後の癒着を予防する処置が必要です．

　癒着予防の方法として，嗅裂に癒着予防材料を挟んでおく方法が一般的です．これまでに使われてきた素材にはシリコンプレート，ガーゼタンポン，キチン素材タンポン，ゼラチンスポンジ，アルギン酸カルシウム塩素材などがあります．このときの注意点は，嗅裂に厚い素材を挿入すると中鼻甲介が外側へ変位して中鼻道の狭窄や閉塞の原因となるので，挿入素材を薄くすることです．また，ゼラチンスポンジは瘢痕形成を生じることもあるので，挿入したゼラチンスポンジの中にステロイド液を染み込ませておくと瘢痕形成を予防できます．

3 手術手技解説動画

症例1 動画20

　マイクロデブリッダーと吸引機能付きの器具を用いて嗅裂内の術視野を確保し，上鼻道，上鼻甲介，共通甲介板，篩板などの嗅裂内構造物を確認します．鼻中隔に基部を有するポリープに対しては，マイクロデブリッダーの背面を鼻中隔に当てて，吸引されるポリープのみを切除し，鼻中隔穿孔を生じないように注意します．上鼻道を開放後，共通甲介板を上方へ切り上げて，上鼻道を上下方向に広く開放します．篩板付近の処理は90°弯曲のマイクロデブリッダーを用いると便利で，0°内視鏡下でその刃面のすべてを見ながら安全に，骨膜を露出させたり篩板を損傷したりしないように注意してポリープを切除します．ブレード先端のローテーション機能を活用することと，血液吸引できれいな術野を保つことがコツです．

〔小林正佳〕

4

鼻副鼻腔炎に対する手術
—応用編

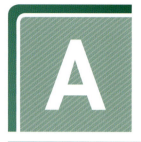

拡大前頭洞手術（Draf type Ⅱb・Ⅲ手術）① inside-out アプローチ

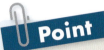

- inside-out アプローチ，outside-in アプローチについて理解し，適切な術式を選択する．
- 片側アプローチと両側アプローチのいずれか適切な術式を選択する．
- 骨削開の範囲は術後の骨増生を考えて，はじめから大きくとる．
- 視野の確保およびドリル操作に習熟し，できるだけ直視鏡下でドリリングを行う．

　拡大前頭洞手術は，前頭洞底を削除し，最大限に前頭洞と鼻腔の交通を形成する手術であり，Drafの手術として知られています．Draf type Ⅰ手術は前頭洞の開放にとどまりますが，Draf type Ⅱ手術以上が拡大前頭洞手術に該当し，一側の前頭洞底を前端から後端まで広く削除する術式が Draf type Ⅱa 手術で，骨削除を正中，鼻中隔まで進めると Draf type Ⅱb 手術となり，術後の再狭窄を考慮して，Draf type Ⅱb 手術が行われることが多いです．最近では，一側鼻腔から Draf type Ⅱb 手術を行ったうえで，前頭洞中隔を削除し，反対側の前頭洞に交通を形成する Draf type Ⅱc 手術も行われるようになりました．鼻中隔を開窓し，両側前頭洞の単洞化手術が Draf type Ⅲ手術であり，endoscopic modified Lothrop procedure とも呼ばれており，日本では内視鏡下副鼻腔手術Ⅴ型にあたります．

　本項では前頭陥凹・前頭洞の中から外に向かって骨削除を進める従来からの inside-out アプローチでの Draf type Ⅱb 手術（片側アプローチ）と Draf type Ⅲ手術（両側アプローチ）について解説します．片側鼻腔のみで手術操作を行う Draf type Ⅱb 手術のほうが難易度は高く，鼻中隔に開窓部を設け，両側鼻腔を使って手術操作ができる Draf type Ⅲ手術は削る骨の量は多くなりますが，手技としては容易です．拡大前頭洞手術は前頭蓋底手術の基本となる術式としても重要です．

  CT 読影のポイント

　前頭洞の発育の程度，病変の位置を確認します．拡大前頭洞手術においても前頭洞のドレナージルートの確認は重要です（図1，2）．そして手術操作の大半はドリリングですので，切除すべき骨を内視鏡画像で適切に把握することを目的として CT 読影を行います．

A 拡大前頭洞手術(Draf type Ⅱb・Ⅲ手術)① inside-out アプローチ

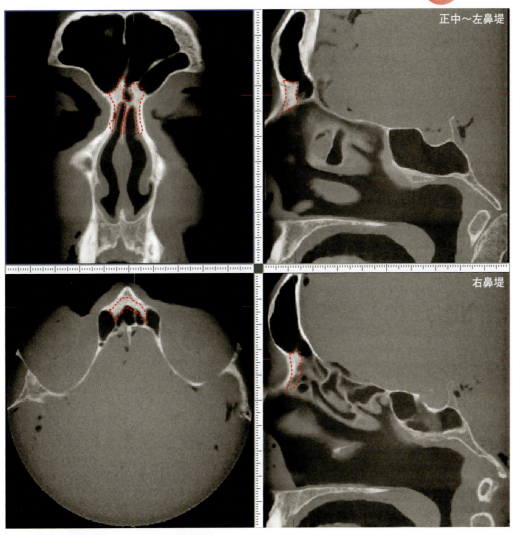

図1 拡大前頭洞手術における骨削除範囲
骨削除範囲を点線で示す．片側だけの場合は Draf type Ⅱb 手術となり，鼻中隔・前頭洞中隔も含め両側削除の場合は Draf type Ⅲ手術(endoscopic modified Lothrop procedure；EMLP)となる．

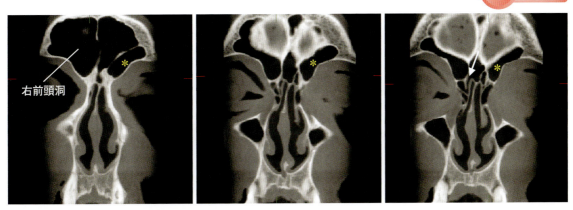

図2 CT 冠状断画像での前頭洞ドレナージルートの確認
＊印が左前頭洞．拡大前頭洞手術においても前頭洞ドレナージルート(前頭洞底)の確認は重要である〔3章 C 項「前頭洞と agger nasi cell」(➡ 31 頁参照)〕．右前頭洞と左前頭洞の間にセルがあり，右中鼻道に開口している(intersinus septal cell)(矢印)．

4 鼻副鼻腔炎に対する手術—応用編

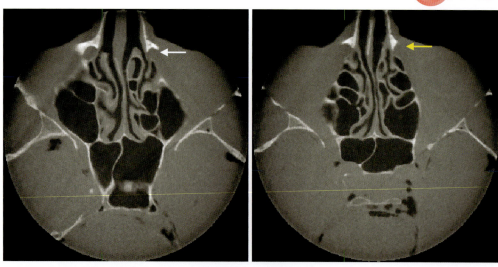

図3 CT軸位断での鼻涙管（白矢印）と涙嚢（黄矢印）の確認

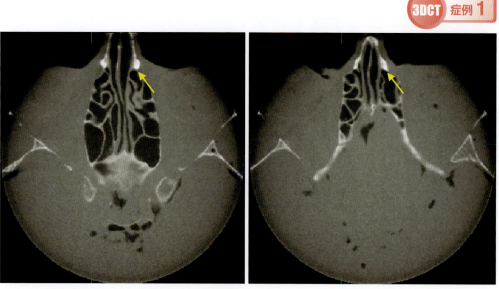

図4 CT軸位断での鼻堤骨削除部位（矢印）の確認

a 鼻涙管，涙嚢，鼻堤

　軸位断CTにて，鼻涙管が観察できる高さまで下がり，鼻涙管を目安に涙嚢を同定します（図3）．これより少し上のスライスで鼻堤部の骨削除予定部位を観察することができます（図4）．

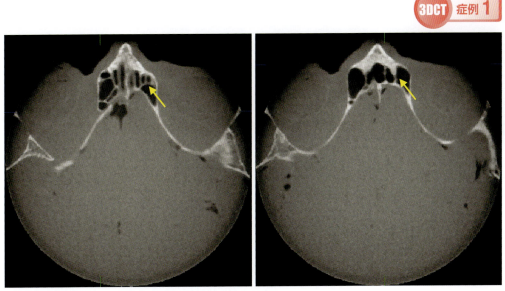

図5 CT軸位断での前頭洞底骨削除部位(矢印)の確認

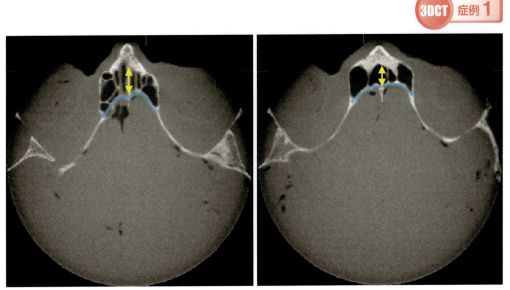

図6 前頭蓋底の形状(青線)と前壁から頭蓋底までの距離(矢印：A-P diameter)

b 前頭洞底削除の予定部位

　さらに，上のスライスに進み，前頭洞底部を観察することにより，前頭洞前壁，内側でどの程度の骨削除が必要なのかを評価します(図5)．また，後方の前頭蓋底の形状を観察しておくと，鼻腔内から頭蓋底が同定しやすくなります(図6)．正中部分で前壁から頭蓋

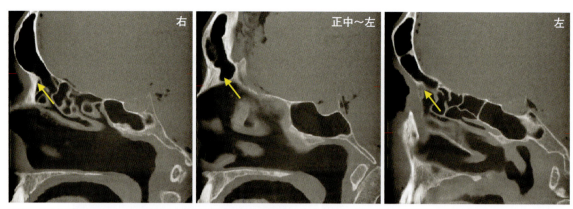

図7 CT矢状断での frontal beak の厚さ（矢印）の評価

底までの距離を計測しておくと，削除に用いるドリルの選択に役立ちます．矢状断で観察することにより，frontal beak をどのぐらい削らなければならないかを予測しておきます（図7）．

症例によって削除すべき骨の厚さには差があり，frontal beak の厚い症例はドリリングに時間を要します（図8）．また A-P diameter が短い症例はワーキングスペースが狭く，術後の再狭窄のリスクも高いです．したがって，本手術においても症例ごとの術前プランニングが必要です．

2 手術手技

　Draf type IIb 手術と Draf type III 手術の最も大きな違いは，反対側の鼻腔からのアプローチが使えるか否かにあります．Draf type III 手術では，中鼻甲介前端のレベルで鼻中隔に開窓を設け，反対側の鼻腔からも手術器機や内視鏡を挿入できるようにします．このためワーキングスペースが広くなり，骨削除が容易になります．一方，手術の最終段階で，前頭洞中隔の削除が必要になります．本項では基本的に Draf type IIb 手術の手術手技を解説し，適宜 Draf type III 手術の場合の手順について説明を追加します．

a agger nasi cell の前壁削除

　鈎状突起切除後，直視鏡下で agger nasi cell の前壁に相当する鼻堤部分をスタンツェで削除します（図9）．この操作で，直視鏡下での前頭洞自然口観察が可能になれば，次の b のステップは不要です．

A 拡大前頭洞手術（Draf type Ⅱb・Ⅲ手術）① inside-out アプローチ

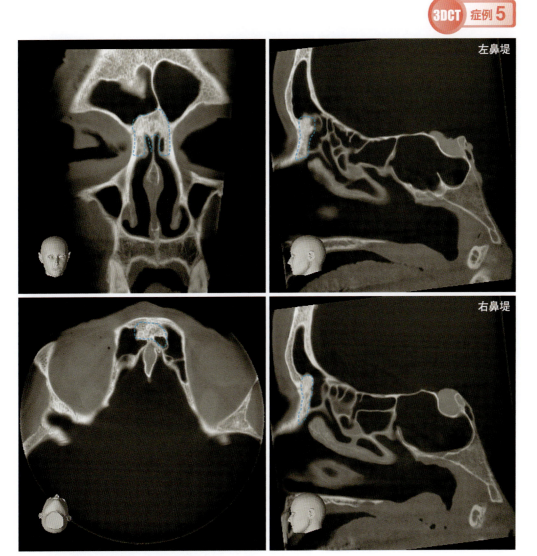

図8 CT画像での骨削除部位の評価
　症例により削除する骨の厚さ（量）は異なり，症例ごとのプランニングやドリルの準備が必要である．点線部は骨削除範囲を示し，3DCT 症例1 と比べ frontal beak が厚い．

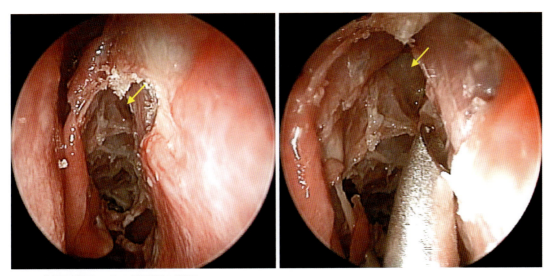

図9 鼻堤骨削除による前頭洞の視認
　前頭洞口（矢印）が直視鏡下に観察可能である．

137

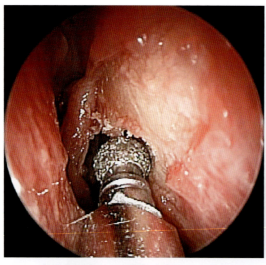
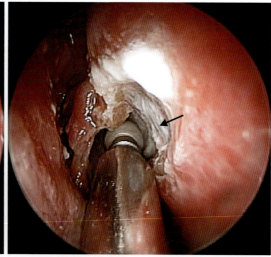

図10 鼻堤骨削除による涙嚢の露出
矢印は涙嚢を示す．

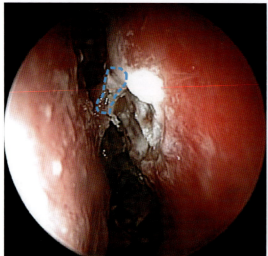
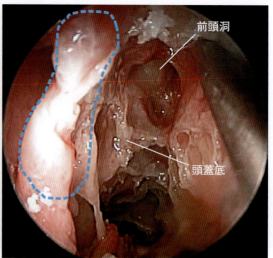

図11 中鼻甲介前上部（点線で囲んだ部分）の予定切除部位

b 前頭洞自然口の確認

　直視鏡下での前頭洞自然口観察が可能となるまで鼻堤骨をドリルで削除します．ドリルは直径が大きめのダイヤモンドバーを使います（図10）．

c 中鼻甲介の部分切除

　鼻堤削除により鼻堤との接続を失った部分の中鼻甲介を切除し，切除範囲を頭蓋底に接するところまで延長します（図11）．この操作により，内側からドリルでの鼻堤骨の削除が可能になります．Draf type III手術では，中鼻甲介を切除する前に，中鼻甲介前端レベルを後端として反対側の鼻堤が観察可能となるように，鼻中隔天蓋付近に開窓を設けます．

d 鼻堤の骨削除

　このステップの骨削除は，前頭洞底の骨削除を行う準備のための骨削除になります．一

A 拡大前頭洞手術（Draf type Ⅱb・Ⅲ手術）① inside-out アプローチ

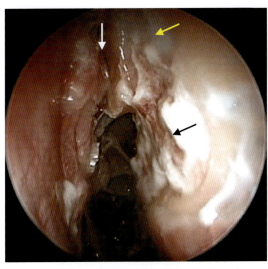
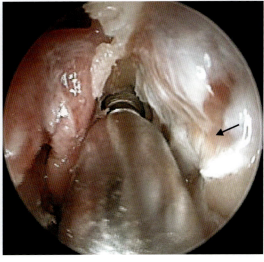

図12　外側限界の露出と前頭洞底のドリリング
外側で皮膚（黄矢印）と涙嚢（黒矢印）が露出している．鼻背や涙点を圧迫するとわかりやすい．白矢印は最前部嗅糸を示す．

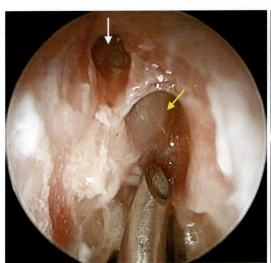
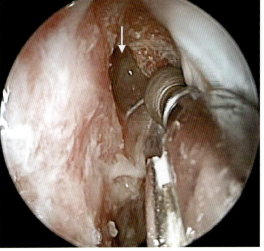

図13　前頭洞底のドリリング
左前頭洞（黄矢印）と内側のセル（白矢印）が視認できる．

般に皮膚側の骨膜が出るところまで十分に削除し，前頭洞 frontal beak や前頭洞底にドリルが当たるようにします（図12）．Draf type Ⅲ手術では，患側鼻腔に内視鏡，反対側鼻腔からドリルを挿入して行うと，より迅速に骨削除が行えます．ドリルの赤道面が適切に削除部位に当たるように，適宜ドリルを挿入する鼻腔を選択して行います．

e 前頭洞 frontal beak の削除

この操作から，45°もしくは70°斜視鏡下での操作とします．前頭洞自然口周辺でのドリル操作が可能となれば，まず前頭洞 frontal beak の骨削除を行い，斜視鏡で前頭洞前壁が観察できるようにします．この操作により，前頭蓋底の隆起が確認できます．次に，前頭蓋底に触れずに，前頭洞底の骨削除を行えるスペースが得られるまで，前頭洞 frontal beak の骨削除を追加します（図13）．

4 鼻副鼻腔炎に対する手術—応用編

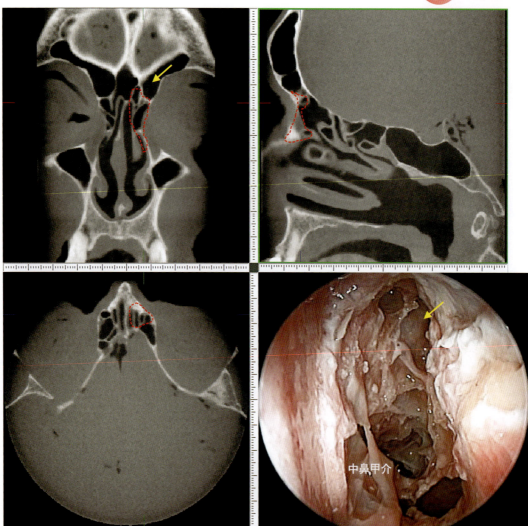

図14 **左側 Draf type Ⅱb 手術**
点線で囲まれた部分がここまでの骨削除範囲を示す．左前頭洞（矢印）と内側のセルが交通している．鼻堤より下方の中鼻甲介は温存されている．篩骨洞・蝶形骨洞開放後であり，広く頭蓋底が観察できる．軸位断・矢状断 CT における頭蓋底の形状も内視鏡下所見と一致している．

f 前頭洞底の骨削除，嗅糸の確認

　鼻中隔に向かって，前頭洞底の骨削除を進めます．前頭洞底を前頭洞の後ろから前まで，内側は鼻中隔まですべて削除すれば Draf type Ⅱb 手術の完了です（図14）．鼻腔と前頭洞に大きく交通を形成することにより，前頭洞内の病変の処理，例えば乳頭腫の基部の処理なども可能になります（図15）．鼻中隔と中鼻甲介の間（嗅裂）で鼻中隔側の粘膜を押し下げることで，第一嗅糸を確認でき，これを前頭洞底骨削除の後方の限界（頭蓋底前縁）とします（図16）．

A 拡大前頭洞手術（Draf type Ⅱb・Ⅲ手術）① inside-out アプローチ

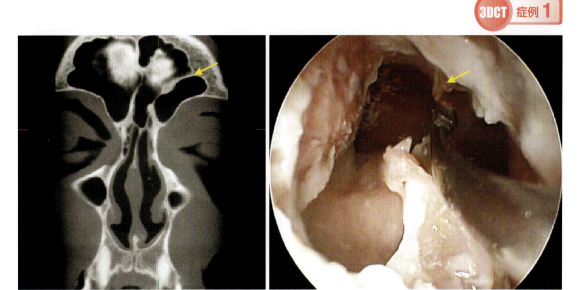

図15 左側 Draf type Ⅱb 手術後の前頭洞へのアクセス
前頭洞深部の隔壁（矢印）の操作が可能となる．

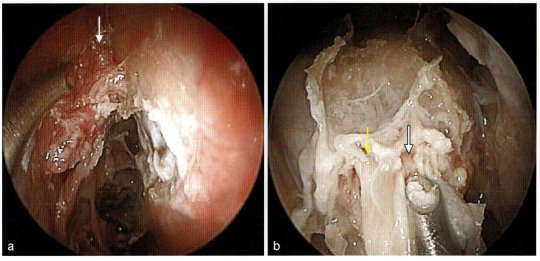

図16 嗅糸の確認
手術前半でも嗅糸（白矢印）の確認は可能である（a）．b は同一症例の Draf type Ⅲ手術終了後の左右の嗅糸（右：黄矢印，左：白矢印）．

4 鼻副鼻腔炎に対する手術―応用編

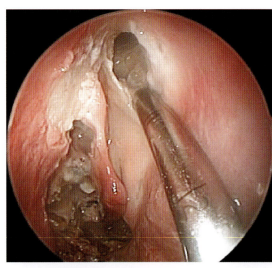
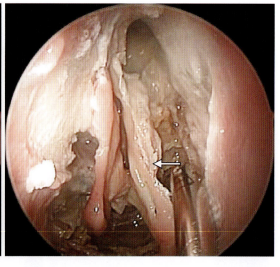

図 17 鼻中隔開窓部の作製
左図はシェーバーで左側鼻中隔粘膜切除し，開窓を行っているところ．右鼻腔から左鼻腔の鼻堤，中鼻甲介（矢印）が観察できる．鼻中隔前端から約 20×20 mm 大のエリアを切除している．

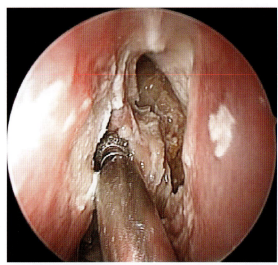
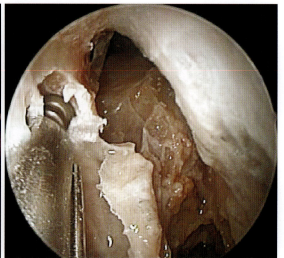

図 18 右鼻堤の骨削除
大きく開放された対側の前頭洞と交通を形成するように，骨削除を進めていく．

■ 前頭洞の単洞化（Draf type III 手術）

　Draf type III 手術では，両側で同様の操作を行います．前述のように中鼻甲介前端の前方で鼻中隔を開窓します（図 17）．この操作ははじめに行っても構いません．その場合，一側の鼻腔から反対側の鼻堤および中鼻甲介が観察できるまで開窓してください．適宜，前頭洞開口部を確認しながら，鼻堤と前頭洞底の骨削除を進めていきます（図 18）．対側の前頭洞開口部を視野に入れ，頭蓋底のラインを認識しながらドリリングを行うことで，操作を安全かつスムーズに進めていくことができます．第一嗅糸の部位まで鼻中隔天

A 拡大前頭洞手術（Draf type Ⅱb・Ⅲ手術）① inside-out アプローチ

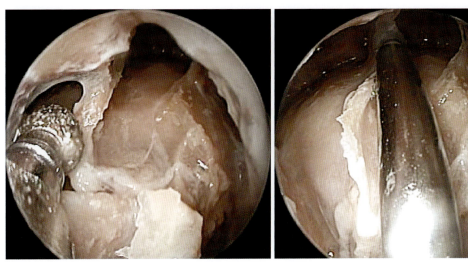

図19　鼻中隔上端から前頭洞中隔の骨削除
右前頭洞と内側のセルの隔壁を処理している．

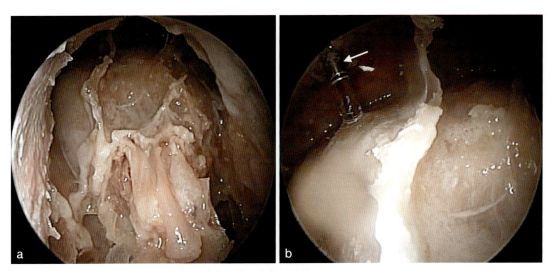

図20　Draf type Ⅲ手術（前頭洞単洞化）完了時の内視鏡画像
左右の鼻堤は削除されているが，中鼻甲介は温存されている（a）．b は右前頭洞前壁に留置されたミニトレフィン（矢印，3章 C 項「前頭洞と agger nasi cell」図14 ➡ 41頁参照）からの注水（洗浄）を示す．

蓋部，篩骨垂直板を削除します．前頭洞中隔については，強弯したドリルを用いて削除します（図19）．前頭洞と鼻腔の交通について，特に前後方向に最大のドレナージルートが得られるように，前後の骨をしっかりと削除するのがポイントです（図20）．Draf type Ⅲ手術により，鼻腔と前頭洞に大きく交通を形成し，良好な視野と広いワーキングスペースを得ることで，一側の鼻腔からでは到達困難な前頭洞病変でも両側の鼻腔からアプローチすることで処理が可能にもなります（図21）．もちろん，確実な処理が困難な場合は外切開を加える必要があります．

4 鼻副鼻腔炎に対する手術―応用編

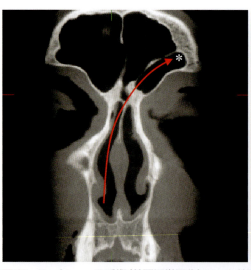
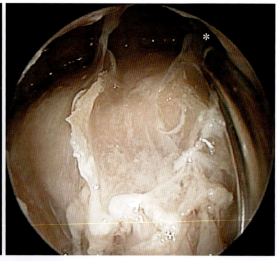

図 21 Draf type Ⅲ手術（前頭洞単洞化）による前頭洞最外側へのアプローチ
前頭洞外側端（*）は鼻内から最もアプローチ困難な部位であるが，前頭洞の発育がよく，A-P diameter が長い症例では Draf type Ⅲ手術により到達可能となる（矢印）．

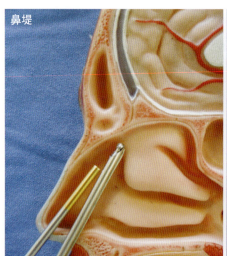
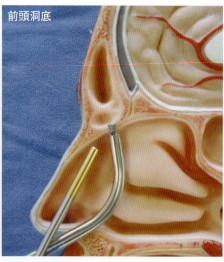

図 22 鼻堤，前頭洞底のドリルによる骨削開のイメージ
内視鏡（直視鏡）が上でドリルが下となり，ドリル先を必ず明視下に置くことが重要である．ドリルはカッティングバー，ダイヤモンドバーがあり，直，弱弯，中弯，強弯がある．弱弯のダイヤモンドバーが一般的である．

Tips ドリリングのコツとピットフォール

　前項までで述べた基本的な ESS のⅠ～Ⅳ型とⅤ型を含めた拡大前頭洞手術との大きな違いは，ドリルによる骨削除の操作が手術の主体となる点です．ドリリングの巧拙は手術時間や仕上がりに大きく影響するため，ドリリング技術の習得も大切です．
　ほとんどすべての操作を 0°内視鏡下に行い，内視鏡が上でドリルが下からの操作になります（図 22）．内視鏡先を術野（ドリル先）に近づけすぎると，内視鏡先が汚れやすくなり，視野が悪くなりやすいため，適度な距離を保つことが大切です．ドリルの選択としてはカッティングバーよりも，基本的にダイヤモンドバーを用います．
　ドリルの赤道面を削るべき骨面にあてて，決して押し付けるのではなく，ドリル先端を

A 拡大前頭洞手術（Draf type Ⅱb・Ⅲ手術）① inside-out アプローチ

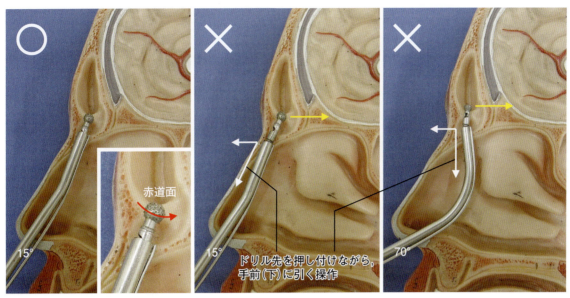

図23 ドリルの赤道面での骨削除
ドリル先端を押し付けながら引いてしまうと，術者の力の向き（白矢印）と反対方向にバーの内筒は伸びてしまい（黄矢印），破損してしまうこともある．このような操作では，弱弯のバーよりも強弯のバーのほうが負荷がかかりやすい．

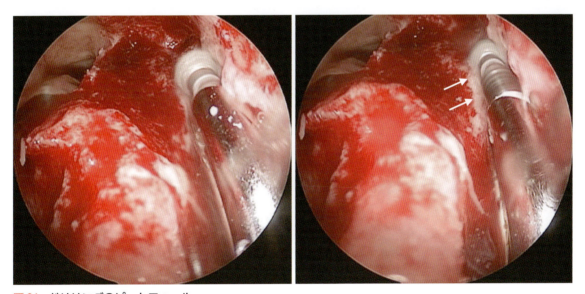

図24 ドリリングのピットフォール
ドリル先端を骨面に押し付け，力を入れて手前に引くようにドリリングを行うと，バーの中のシャフトが伸びてしまい（矢印），破損しやすくなるため，注意が必要である．

転がすように骨削除を進めていきます（図23）．耳科手術のバーと異なり，ESS 用のドリルは弱弯（15°）から中弯（40°），強弯（70°）までほとんどが弯曲したバーで，構造上，外筒と内筒があります．ドリルの赤道面で転がすように削るのが理想的と述べましたが，前頭洞開口部から frontal beak へ，後方から前方に向かって骨削除を進めることも多いです．この際，ドリルを骨面に押し付け，力を入れて手前に引くようにドリリングを行うと，内筒が伸び，バーの弯曲度に比例してシャフトへの負荷が大きくなり，バーが破損しやすくなります（図24，動画21）．症例の骨の硬さにもよりますが，ドリリングが不適切な場合，1回の手術で多くのバーを消費してしまう可能性があります．

4 鼻副鼻腔炎に対する手術―応用編

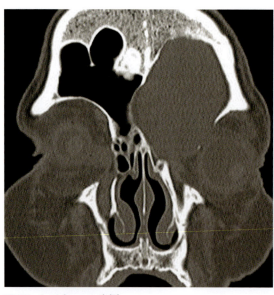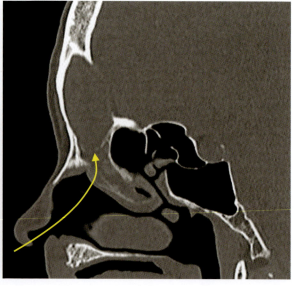

図 25 inside-out 症例
骨性閉鎖した左前頭洞嚢胞．鼻堤の骨削除を行い，前頭陥凹の中から外に向かって(矢印)，前頭洞(嚢胞)を開大する．

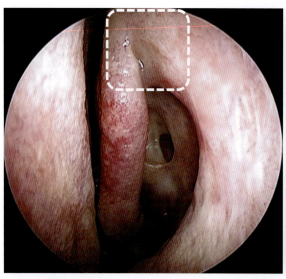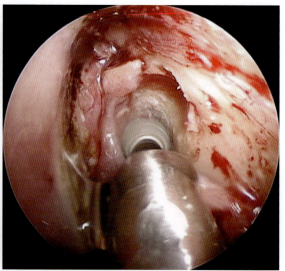

図 26 症例の左鼻腔
点線はドリリングによる骨削除の開始部分を示す．粘膜弁を挙上し，骨を露出させ，鼻堤の骨削除を行う．0°内視鏡下に 15°ダイヤモンドバーを用いている．常にドリル先端を明視下に置き，決してブラインドで操作してはならない．

3 手術手技解説動画

症例 1　動画 22

骨性閉鎖した左前頭洞嚢胞症例に対する Draf type III 手術です．inside-out アプローチを示します(図 25〜29)．

A 拡大前頭洞手術（Draf type Ⅱb・Ⅲ手術）① inside-out アプローチ

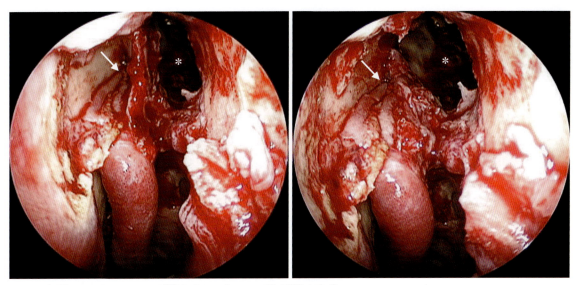

図27 左側の Draf type Ⅱa 手術から Draf type Ⅱb 手術の完成
前頭洞嚢胞（*）は開放され，前頭洞底は大きく削除されている．中鼻甲介上部，鼻堤の骨削除を鼻中隔まで進めると Draf type Ⅱb 手術となる．第一嗅糸（矢印）を同定することで，頭蓋底のレベルが確認できる．

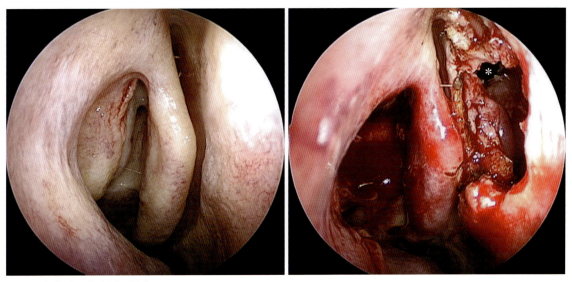

図28 右鼻腔と鼻中隔の開窓
鼻中隔開窓は中鼻甲介前端のレベルを鼻中隔穿孔の後端とし，上方は鼻中隔上端から下方は反対側の鼻堤，中鼻甲介が見える高さまで，約 15×15 mm の大きさで作製する．右鼻腔から開放された左前頭洞嚢胞（*）と中鼻甲介が観察できる．

4 鼻副鼻腔炎に対する手術―応用編

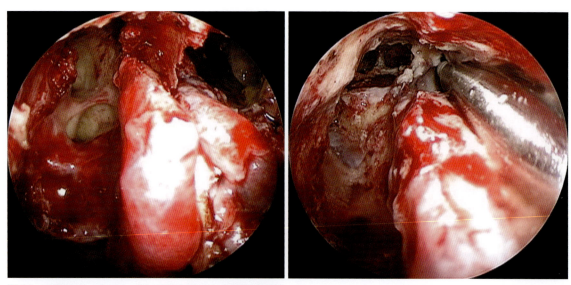

図 29 右側の Draf type Ⅱb 手術の完了と前頭洞単洞化
　右前頭洞底と鼻中隔上端，前頭洞中隔の骨削除により，左右の前頭洞を単洞化する．0°内視鏡下に 70°ダイヤモンドバーを用いている．

（児玉　悟）

B 拡大前頭洞手術（Draf type Ⅱb・Ⅲ手術）② outside-in アプローチ

Point

- 良好な視野と広いワーキングスペースを確保する．
- 第一嗅糸と血管を区別する．
- 解剖学的ランドマークを確認し，前頭陥凹の外から前頭洞に向かってドリリングを行う．
- 前頭洞単洞化の完成形をイメージしながら，鼻背に沿ってドリリングを進める．

　outside-in アプローチは，Harvey によって提唱された Draf type Ⅲ手術の変法で，近年，わが国でも広く行われています．前項のような従来の拡大前頭洞手術では，前頭陥凹・前頭洞を開放してから，前頭洞口を拡げるように前頭洞の中から外へ前頭洞底を削除しているため，outside-in アプローチに対して，inside-out アプローチと呼ばれるようになりました．

　outside-in アプローチの特徴は前頭陥凹を経由せず，前頭洞の外から中にアプローチする点であり，骨削除の限界としての解剖学的ランドマークとなる第一嗅糸（後方限界）や鼻骨骨膜（側方限界）をはじめに同定し，耳科手術の mastoidectomy のように手前から広く前頭洞に向かって骨削除を進めていきます（表1）．前頭陥凹が瘢痕で閉塞していたり，腫瘍などにより占拠されている場合に非常に有用なアプローチ法です．大切なことは Draf type Ⅲ手術の頭蓋底を見下げるという独特の内視鏡視野に慣れておくことで，少なくとも inside-out アプローチをマスターしてから，始めたほうがよいかもしれません．第一嗅糸を確実に同定できることも重要です．ドリリング自体は inside-out アプローチよりもワーキングスペースが広いため，操作しやすいかもしれません．

表1　inside-out Draf type Ⅲ手術（通常法）と outside-in Draf type Ⅲ手術の手順の比較

inside-out Draf type Ⅲ手術（通常法）	outside-in Draf type Ⅲ手術
・片側の前頭洞開放と鼻堤の骨削除 ・片側の前頭洞底の骨削除（Draf type Ⅱb 手術） ・鼻中隔の開窓 ・反対側の鼻堤，前頭洞底の骨削除 ・前頭洞中隔の骨削除，単洞化 ・第一嗅糸の同定 ・可及的な単洞化前頭洞口の拡大	・鼻中隔の開窓 ・粘膜弁作製と第一嗅糸の同定 ・鼻中隔上端と前頭洞底の骨削除 ・前頭洞開放と中隔削除，単洞化 ・両側の鼻堤の骨削除 ・可及的な単洞化前頭洞口の拡大

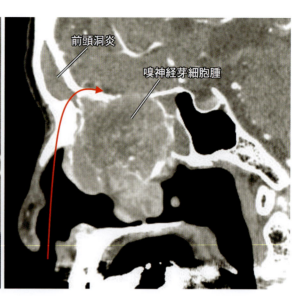

図1 outside-in アプローチ（矢印）

手術方針として両側アプローチを行うと決めている場合は，はじめから鼻中隔を開窓したほうが良好な視野と広いワーキングスペースが得られるため，本項ではまず両側鼻腔のoutside-in Draf type Ⅲ手術について図と動画で解説し，追加として応用編である片側のoutside-in Draf type Ⅱb手術からDraf type Ⅲ手術に進める方法を動画で解説します．前頭洞・前頭蓋底腫瘍に対する標準的アプローチですので，頭蓋底手術を目指す術者にとってはマスターしておくべき術式と言えます（図1）．

1 CT読影のポイント

outside-in アプローチでも骨削除の範囲は inside-out アプローチと変わりがないため，基本的なCT読影は本章A項「拡大前頭洞手術（Draf type Ⅱb・Ⅲ手術）① inside-out アプローチ」（⇒132頁参照）で述べたとおりです．inside-out アプローチと異なる outside-in アプローチを行う場合のCT読影のポイントについて述べます．

a 正中部における前頭洞底の骨肥厚の程度

冠状断CTにて第一嗅覚前方での嗅裂での前頭洞底の骨肥厚の程度を評価します．嗅裂での前頭洞底の骨は，正中部では前頭陥凹での前頭洞底よりも薄いことが多いです．また正中部からアプローチした場合に左右どちらの前頭洞に到達するかを読影します（図2）．症例によっては正中部に前頭洞ではなく，frontal septal cell などのセルが存在することがあります．また再手術例や骨肥厚が顕著な症例でもセルがあることがあり，目的とする病変に到達するまでに，どのような空間に到達するのかを予測しながら読影します（図2）．症例によっては前頭洞底や中隔の骨が著明に肥厚している場合もあり，そのような症例では前頭洞到達までに多くの骨削除が必要なことを予測しておきます．

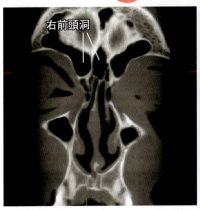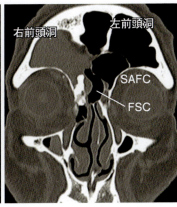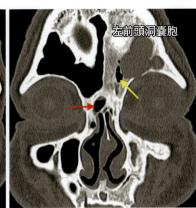

図2 **各症例の嗅糸前方レベルでの前頭洞底のCT画像**
正中の鼻中隔上端から上方に骨削除を進めた場合，左の症例（本章A項の 症例1 ）では，まず右前頭洞に入る．中の症例では，frontal septal cell（FSC）に入る（supra agger frontal cell；SAFC）．右の症例ではまず赤矢印のセルに到達し，右前頭洞を経て，黄矢印のセルに到達し，前頭洞嚢胞に到達することが予測される．

b 第一嗅糸と A-P diameter

嗅糸は嗅球から出て，篩板を貫いて鼻腔内に分布しています．矢状断CTで篩骨正中板の延長である鶏冠を同定し，やや左右にスライスを移すと，症例によっては嗅糸の通過する孔が観察できます．嗅糸前方の前頭洞底の長さ（A-P diameter）についても確認しておきます（図3）．

2 手術手技

　Harvey自身のoutside-inアプローチのコンセプトは，必ずしも手術前半に正中から前頭洞を開放するというものではなく，inside-outアプローチで手術後半に削除する部分を前半に削除することにより，前頭洞に到達した段階でほぼDraf type IIIの完成型であるDraf III cavity（Lothrop cavity）ができあがっていることを目的としています．この利点は，前頭洞・前頭陥凹の炎症性粘膜は易出血性であることから，粘膜からの出血を避けながら良好な視野のもとでドリリングを進められることにあり，前頭洞到達時にはすでに鼻腔への最大限のドレナージが形成されていることにあります．

　ドリリングの進め方としては鼻背に沿って前上方へ向かいます．outside-inアプローチに慣れないうちは前頭洞を手術前半に正中で開放し，開放部を拡げていくほうが術者自身の安心感が得られるかもしれませんが，本章A項のTips（→144頁参照）で述べたように，ドリリングは後ろから前に引くよりも，前から後ろに進めたほうが効率的といえます．

4 鼻副鼻腔炎に対する手術―応用編

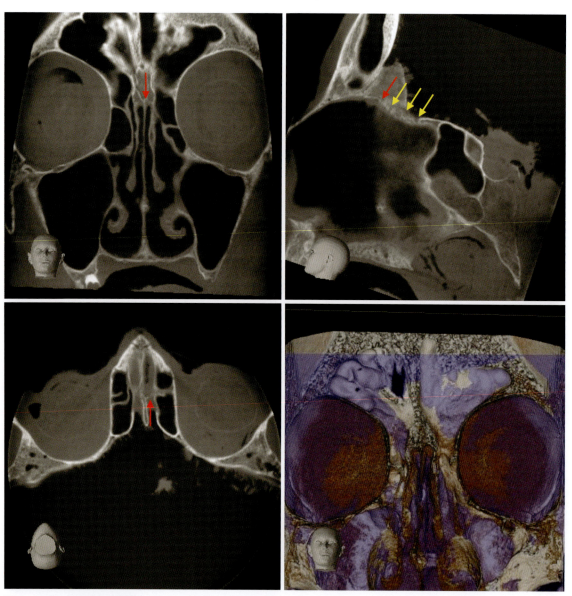

図3 CTによる嗅糸の確認
第一嗅糸（赤矢印）の後方にも嗅糸が確認できる（黄矢印）．

a 鼻中隔開窓

　図4に示した症例に対するoutside-in Draf type III手術について，図と 動画23 で解説します．outside-inアプローチによる前頭洞底骨削除に先んじて，症例に応じて篩骨洞手術や前頭洞開放を行ってもよいです．手術計画として，はじめから両側のDraf type III手術を行う方針であれば，最初に鼻中隔の開窓を行ったほうが，両側鼻腔からのアプローチが可能となり，広いワーキングスペースが得られます（図5）．粘膜切開や軟骨切開には電気メス（針電極）を用いることで，出血を最小限に抑えることができます．篩骨垂直坂は適宜，鉗子で切除します．

　開窓の大きさはinside-outアプローチと同様で，一側の鼻腔から反対側の鼻堤を明視下における大きさとします．約10×10 mmほどの小さな開窓としてしまうと，視野が悪くなります．およそ15〜20 mm四方の開窓とすると，ある程度，内視鏡先と術野の距離

B 拡大前頭洞手術（Draf type Ⅱb・Ⅲ手術）② outside-in アプローチ

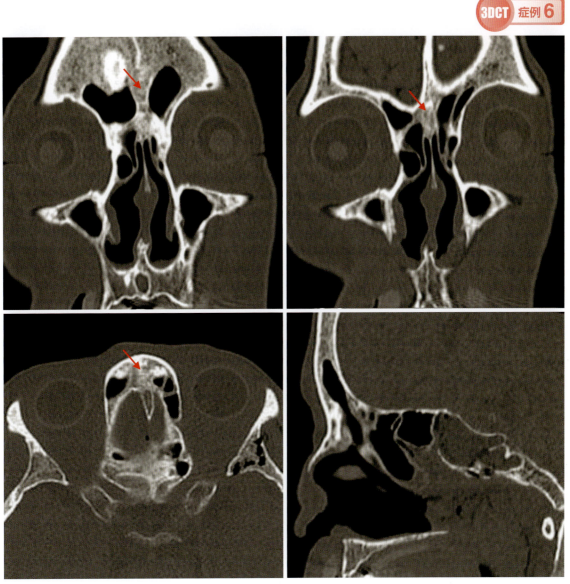

図4 ダイセクション症例のCT
前頭洞中隔の骨肥厚が顕著である（矢印）．

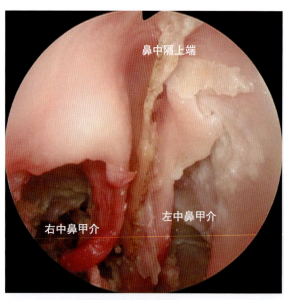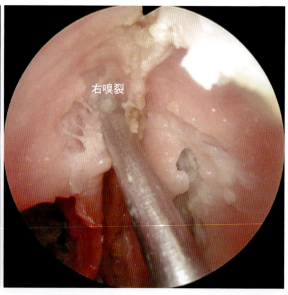

図5 鼻中隔の開窓と嗅裂部の処理

を保つことができ，ドリリングの際に内視鏡先も汚れることも少なく，良好な視野が保てます（図5）．この程度の大きさであれば，術後の鼻腔機能に影響を与えることはほとんどありません．

b 第一嗅糸の確認

　Draf type III手術の骨削除の後方限界である頭蓋底のメルクマールとして第一嗅糸を確認，同定します．鼻中隔開窓部の後端は中鼻甲介前端となっていますが，この切開を上方（鼻腔天蓋）に延ばし，さらに嗅裂入口部に粘膜切開を加えます（図5）．鼻堤に axillary flap の要領で粘膜フラップを作製してもよいです．後鼻神経切断術のように骨膜下の層で，嗅裂の粘膜フラップをサクションキュレットを用いて，前方から後方に挙上していきます．骨膜まできちんと切開できていない場合は，粘膜剥離がスムーズに進まず，出血も増えてしまいますので注意が必要です．適宜，電気メスを用いて確実に骨膜下まで切開しておく必要があります．嗅裂天蓋には数本の前篩骨動静脈の末梢枝が分布していますので，コットンシートを用いて，止血・吸引しながら粘膜弁を挙上するときれいな術野を保つことができます．

　後方に剥離を進めると嗅糸の前方に細い索状物が露出されますが，血管と嗅糸との区別が重要です．頭頸部の手術でも経験しますが，血管は引っ張ると伸びますが，神経は伸びません．この性質は鼻腔内でも同様で，血管は粘膜フラップを押し下げた際に伸びますが，嗅糸は伸びません．太さも血管は 0.2 mm ほどですが，嗅糸は 1 mm ほどですので鑑

B 拡大前頭洞手術(Draf type Ⅱb・Ⅲ手術)② outside-in アプローチ

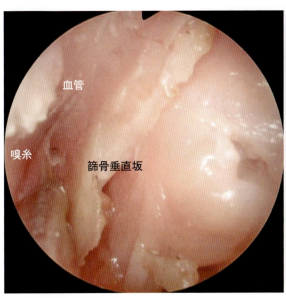
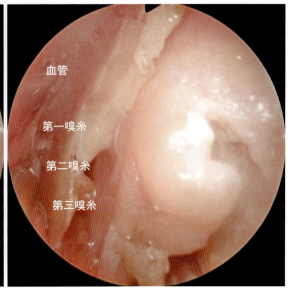

図6 右嗅裂における嗅糸の同定
　嗅糸の前方には細い血管がある．第一嗅糸の後方で鼻中隔側から粘膜を剥離すると第二，三嗅糸が確認できる．

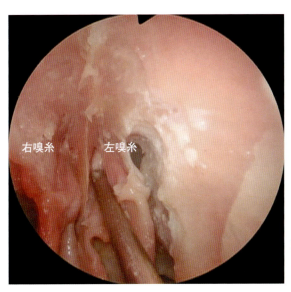

図7 左右の嗅裂における嗅糸
　通常，左右の第一嗅糸はほぼ同じ深さに分布している．

別は比較的容易です(図6)．第一嗅糸の鼻腔内での出現部位は嗅裂入口部から10～15 mm後方になりますので，嗅糸前方の血管を見きわめたうえで電気メスで凝固切断し，後方に粘膜剥離を進め，嗅糸を確認する必要があります．

　第一嗅糸と思われる索状物が確認できた後，鼻中隔(篩骨垂直板)側から粘膜を挙上すると，第一嗅糸の内後方，正中側から鼻腔内に分布する第二，三嗅糸を露出することができます(図6)．ここまで確認すると嗅糸の同定はより確実となります．片側性の囊胞性疾患や広範な頭蓋底病変で嗅糸が圧排されていない限りは，左右の嗅糸はほぼ同じ深さで同定できます(図7)．もし誤って第一嗅糸を切断しても，頭蓋底と数mmの距離があれば，髄液漏や嗅覚障害は起こりません．嗅糸の同定が確実にできるようになれば，必ずしもナビゲーションは必要ありませんが，ナビゲーションを用いて位置を確認し，嗅糸前方の削るべき前頭洞底を確認することは安全性の面から有用と言えます．

155

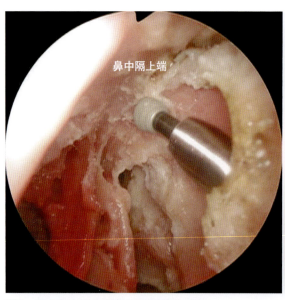
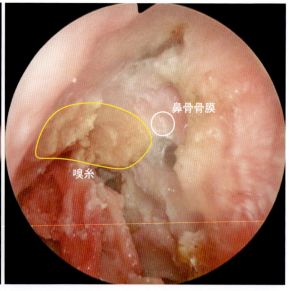

図8 鼻中隔上端の処理と鼻骨骨膜の露出
内視鏡は右鼻腔から，ドリルは左鼻腔から操作している．後方限界（嗅糸）と側方限界（骨膜）を同定し，その間の黄線で囲まれた部分の骨削除を行う．

c 鼻中隔上端の処理と側方限界の確認

　第一嗅糸を同定することで，骨削除の後方限界が決定できました．効率的なドリリングのためには，鼻堤の骨削除を始める前に，鼻中隔上端（篩骨垂直板上端）をドリルで削り，ダイヤモンドバーを用いて両側の鼻腔天蓋の骨面をフラットにします（図8）．ドリリングの妨げとなる粘膜は粘膜弁を挙上してよけておくか，切除して骨面を露出しておく必要があります．前頭洞底が薄い症例では，嗅糸前方でそのまま上方にドリリングを進め，前頭洞開放を行ってもよいですが，前述のように前頭洞を開放することがoutside-inアプローチではありません．耳科手術でのドリリングであるmastoidectomyでは，1か所を深く削る"穴掘り"にならないように，手前から広く，深部に向かって骨削開を進めていきます．このようなドリリングを鼻内で行うにあたって，側方限界である鼻骨骨膜を同定します．涙囊を露出する必要はありません．

　鼻堤上外側部をドリルで削開します．比較的骨が薄い部分ですので，すぐに骨膜を露出できます（図8）．ドリリングに習熟していれば，骨を削って骨膜に達した感覚を手で感じることが可能ですが（すっと抜ける感じ），確認のために鼻背・内眼角を外から押しながら骨削除を進めていきます．ドリリングの後方限界（嗅糸）と側方限界（骨膜）が術野で確認できたところで，骨削除すべき部位が決まります（図8）．

d 鼻堤上部の処理

　前頭洞底の骨削除の前に，症例によって篩骨洞手術や前頭洞手術を行っている場合は，鼻堤の上部を第一嗅糸に向かって切開を入れることで，前頭蓋底の確認ができ，ドリリングの際に参考になるかもしれません（図9）．

B 拡大前頭洞手術（Draf type Ⅱb・Ⅲ手術）② outside-in アプローチ

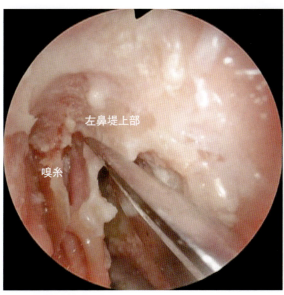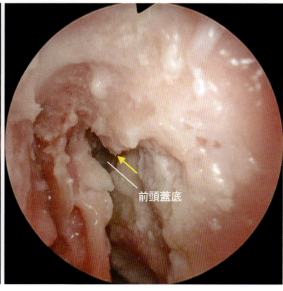

図9 鼻堤上方の処理
鼻堤上部を嗅糸に向かって切開を入れることで，前頭陥凹が開放され，前頭蓋底が確認できる．矢印の部位から中から外に骨削除を行うと inside-out アプローチになってしまうことに注意する．

e 前頭洞底の骨削除，ドリリング

　骨削除すべき部位が決まりましたので，弱弯のダイヤモンドバーを用いてドリリングを行います．適宜，内視鏡先と術野の距離を保つことで，内視鏡が汚れることが少なくなります．図8で示された部位を mastoidectomy の要領で削っていきます．決して"穴掘り手術"にならないよう注意が必要です．Draf type Ⅲの完成型をイメージしながら，弧状にドリルを動かし，手前から広く，鼻背に沿って骨削除を進めていきます（図10）．第一嗅糸から前頭洞底の中央までは約 10 mm ほどですので，術中はドリルヘッドで距離を測ることができます．ドリルヘッドは 4～5 mm ですので，第一嗅糸からドリルヘッド 1.5～2 個分前方が骨削除の中心になります．頭蓋底から距離をとり，鼻背の骨を過剰に削ってしまうと皮膚が広範に露出してしまい，ハンモック状になり視野の妨げとなることもありますので，ドリリングの進行方向については，適宜，鼻背を押して確認して下さい．

　図4，10 のように骨肥厚が顕著な症例では，ドリリングに習熟した術者であれば，カッティングバーを使用することで手術時間の短縮につながります（図11）．カッティングバーを使用する場合は，削るべき骨面をフラットにしておかないと，骨の凸部でドリルが弾かれてしまい危険です．前頭洞底の骨削開が進んでくると，前頭洞が開放されてきます．前頭洞中隔を削除することで，両側の前頭洞が単洞化されます（図12）．Draf Ⅲ型手術の完成型は outside-in アプローチでも inside-out アプローチでも同じですが，前頭洞単洞化および洞内の処理を終えてしまうと，鼻堤の骨削除が不十分のまま，手術を終えてしまうこともあります．outside-in アプローチでは鼻堤の削り残しがないように確認してください．

157

4 鼻副鼻腔炎に対する手術—応用編

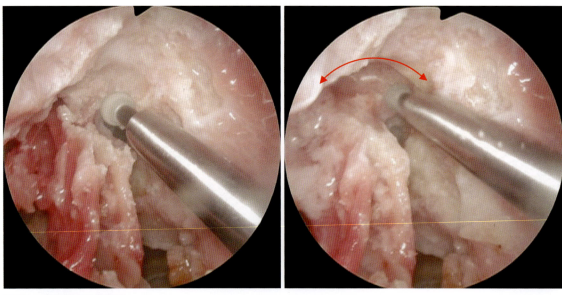

図10 前頭洞底の骨削除
弱弯のダイヤモンドバーを用いている．図8で設定した骨の削除範囲を手前から広く，鼻背に沿ってドリリングを進めていく．Draf type Ⅲ手術の完成型をイメージしながら，弧を描くようにドリルを動かすと効率的である（矢印）．

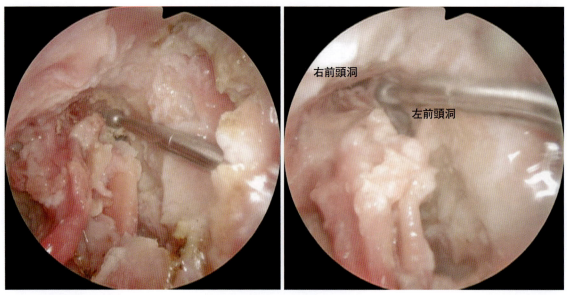

図11 前頭洞底の骨削除
骨肥厚が顕著な症例では，カッティングバーも有用である．

B　拡大前頭洞手術（Draf type Ⅱb・Ⅲ手術）② outside-in アプローチ

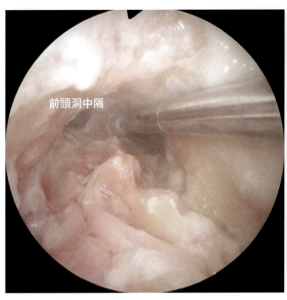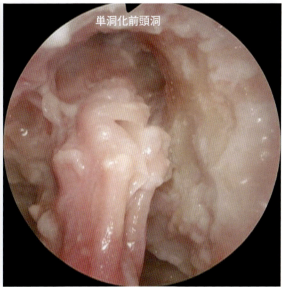

図 12　前頭洞中隔の骨削除と前頭洞単洞化
完成型は outside-in アプローチでも inside-out アプローチでも同じである．

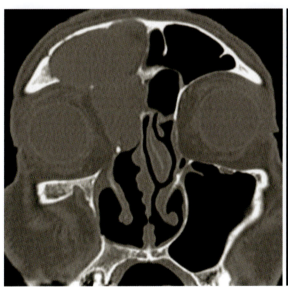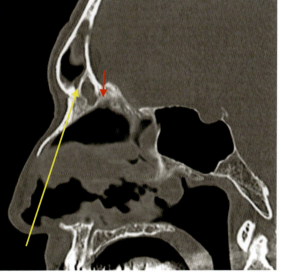

図 13　outside-in 症例（右前頭洞嚢胞）
第一嗅糸（赤矢印）を頭蓋底のメルクマールに骨削除の後方限界とし，また鼻骨骨膜を側方限界とし，鼻背に沿うように骨削除を進める．前頭陥凹の外から前頭洞に向かって嚢胞を開放し（黄矢印），前頭洞を単洞化する．

　手術手技解説動画

症例 1　動画 24

　右前頭洞嚢胞症例に対する Draf type Ⅲ手術 outside-in アプローチ（図 13〜17）です．前項の inside-out 症例と同様な症例ですが，見比べることで，inside-out アプローチと outside-in アプローチの違いがわかりやすいでしょう．

4 鼻副鼻腔炎に対する手術―応用編

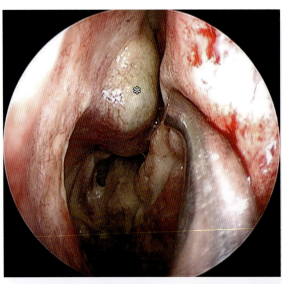
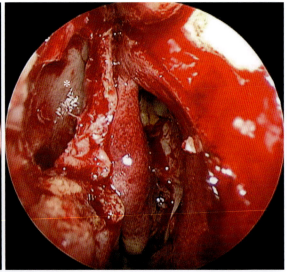

図14 outside-in 症例の右鼻腔と鼻中隔開窓後の左鼻腔
鼻中隔穿孔を通して，右前頭洞嚢胞壁（＊）が観察できる．

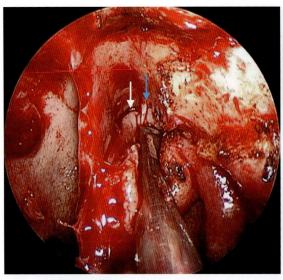
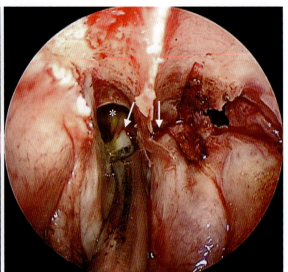

図15 第一嗅糸の確認
嗅裂部（右鼻腔）の粘膜を骨膜下に後方に剥離すると，第一嗅糸（矢印）が同定できる．嗅糸前方の細い索状物（青矢印）は血管である．左右の嗅糸（矢印）を確認し，骨削除の後方限界とする．嚢胞（＊）は開放されている．

B 拡大前頭洞手術（Draf type Ⅱb・Ⅲ手術）② outside-in アプローチ

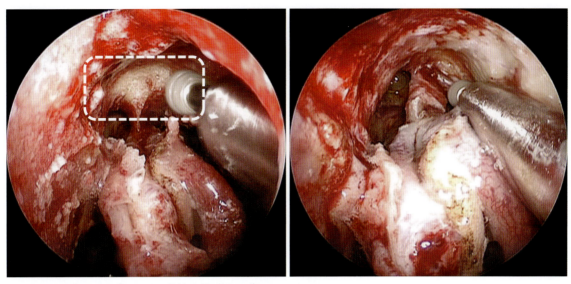

図16 outside-in アプローチにおけるドリリング
　　点線は骨削除の開始部分を示す．0°内視鏡下に15°ダイヤモンドバーを用い，前頭洞に向かって鼻背に沿うように大きく骨削除を進めていく．

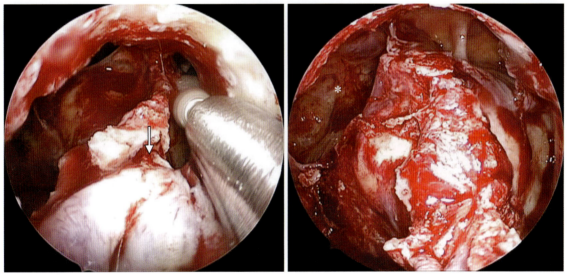

図17 前頭洞単洞化
　　矢印は左第一嗅糸，＊印は開放された右前頭洞嚢胞を示す．

4 鼻副鼻腔炎に対する手術—応用編

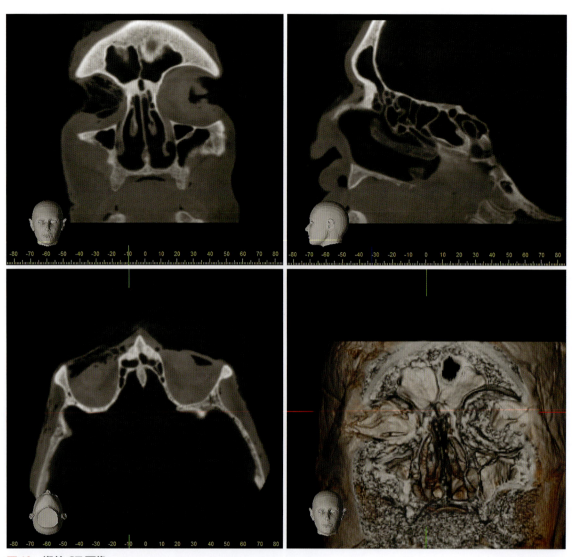

図18 術前 CT 画像
endoscopic modified Lothrop procedure, もしくは Draf type Ⅲ手術前後の CT 画像を呈示する.

症例2 動画25

　この動画では endoscopic modified Lothrop procedure, もしくは Draf type Ⅲ手術の手技で応用範囲が広くシンプルな方法である outside-in アプローチを示します（図18, 19）．ここでは，右鼻腔でまず Draf type Ⅱb 手術に相当する手技を行った後に鼻中隔を開窓し，最終的に Draf type Ⅲ手術を行った状態にします．言い換えれば，右鼻腔単独で Draf type Ⅱb 手術を行う方法を呈示した後に Draf type Ⅲ手術に移行するということです．片側鼻腔で Draf type Ⅱb 手術を行うことができれば，反対側の鼻腔をほぼ intact の状態に保つことができ，嗅覚温存などの面で有利です．

B 拡大前頭洞手術（Draf type Ⅱb・Ⅲ手術）② outside-in アプローチ

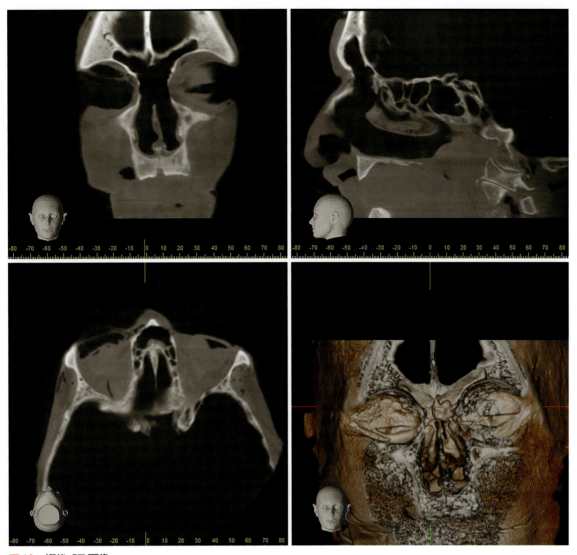

図 19 術後 CT 画像
両眼窩内側壁，および前額皮下まで骨削除が行われていることがわかる．

　右鼻堤から嗅裂に逆 U 字の粘膜切開を入れ，粘膜弁を後方に向かって挙上します．最初に出てくる索状物は前篩骨動脈系の血管で，これを切断します．2 本ある場合もあります．この後方，鼻中隔側に第一嗅糸はあります．

　鼻堤から鼻中隔にかけて，ワーキングスペースを作ることを目的に広く骨削除を行います．できるだけ，段差のない，滑らかな骨面を形成することを意識します．この例では，先に左前頭洞が開放されますが，前頭洞を開放することは意識せずに，骨を全体的に広く削除することを意識します．

　篩骨垂直板の部分切除を行い，左側の第一嗅糸と鼻堤が視野に入るように鼻中隔に開窓を設けます．頭蓋底が広く観察できるように骨削除を進めます．

（児玉　悟・中川隆之）

C endoscopic medial maxillectomy (EMM)

> **Point**
> - EMMは鼻内内視鏡下の外側鼻切開術，鼻腔側壁切除である．
> - 切除範囲は症例によって異なり，鼻涙管や下鼻甲介を切除することもある．
> - 内反性乳頭腫などの良性腫瘍の場合は，鼻涙管や下鼻甲介を温存するEMMの変法が選択される．
> - 経鼻内視鏡下頭蓋底手術，transmaxillary approachの一手術手技である．

　endoscopic medial maxillectomy (EMM)とは，鼻内内視鏡下の鼻腔側壁，上顎洞内側壁の切除であり，鼻外手術としての外側鼻切開術に代わりうる方法ですが，何をどこまで切除するかといった定義はなく，切除範囲は病変の拡がりや術者の好みによって異なっています．上顎洞病変，とりわけ腫瘍性病変に対する内視鏡下鼻内手術の応用術式であり，基本的には下鼻甲介を含めた鼻腔側壁，上顎洞内側壁の切除になります（図1，2）．切除の後端は上顎洞後壁から下鼻甲介後端までです．

　手術範囲が上顎洞よりも後方の翼口蓋窩や中頭蓋窩に及ぶ場合もあり，この場合はtransmaxillary approachのための一手術手技となります．切除範囲の上限を上顎洞自然口上縁（眼窩下縁）とするか，もしくは篩骨胞も含め眼窩内側壁まで切除範囲に入れるかは病変によって異なりますし，腫瘍の性質によっては一塊切除を考慮する必要があります．前方の切開は鼻涙管の前から切るか，後ろから切るかによって，得られる術野が異な

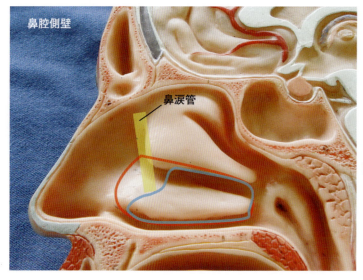

図1　EMMにおける切開線のイメージ
鼻涙管の前方からアプローチする方法（赤線）と鼻涙管をよけて（後方から）アプローチする方法（青線）があり，前者にも鼻涙管を切断する方法とシフトして温存する方法がある．

C endoscopic medial maxillectomy (EMM)

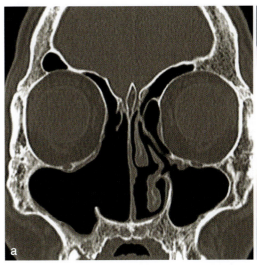
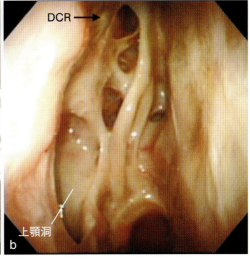

図2 EMM術後のCT冠状断画像と内視鏡所見
右鼻腔側壁の切除後，涙囊鼻腔吻合術（dacryocystorhinostomy; DCR）は涙囊開放部を示す．

ります．下鼻道骨は，上顎洞前壁，梨状口縁のレベルまで削除します．

　EMMが最初に報告された当時は外側鼻切開術に代わりうる方法として，おもに内反性乳頭腫に対して行われていましたが，最近では内反性乳頭腫も含め良性腫瘍であれば鼻涙管や下鼻甲介も温存するEMMの変法（modified EMM, endoscopic modified medial maxillectomy：EMMM，EM3と略されることが多いです）が行われるようになりました．本項では種々の上顎洞疾患に幅広く対応可能なEMMMについてはじめに解説し，下鼻甲介や鼻涙管も一塊切除するラディカルなEMMについても解説します．いずれにしても術前にしっかりと切除範囲と手術操作性から考えたアプローチ法の選択，プランニングを立てておくことが重要です．

1 CT読影のポイント

a 切除範囲

　本術式を施行する場合は，病変の存在部位としてはほとんどが上顎洞病変になると思いますし，腫瘍性病変がおもな適応になると思います．上顎洞の後方，翼口蓋窩については5章H項「経上顎洞アプローチ①翼口蓋窩」（➡ 284頁参照）で解説します．鼻腔内にも病変があり，あらかじめ生検で組織診断がついている場合は，画像診断にて切除範囲の設定がしやすくなると思います．逆に，組織診断がついていない場合や特に出血性病変の場合は，病変に切りこまないように切除範囲の設定が必要になります．腫瘍か囊胞か，分割切除か一塊切除によって切除範囲を決定します．造影CTやMRIが有用です．

b 手術アプローチの選択

　手術アプローチを考えるためのCT読影について解説します（図3）．上顎洞（病変）の読影には冠状断と軸位断CTを用います（図4）．前壁や側壁，後壁の病変，鼻涙管との関係をみる場合は軸位断を用い，下壁や内側壁，眼窩との関係をみる場合は冠状断を用います．病変の拡がりや付着部位，できれば基部を同定します．

　内反性乳頭腫の場合は基部として，上顎洞や眼窩壁の骨肥厚がみられることが多いです

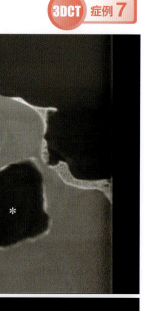
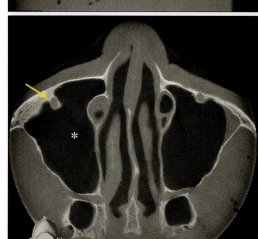
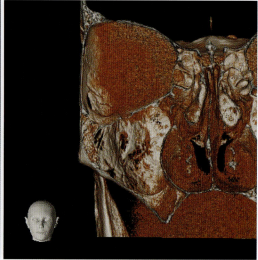

図3 EMM準備のためのCT画像観察
上顎洞（＊）は，軸位断と冠状断を観察する．矢印は眼窩下神経を示す．

（図5）．広基性の病変の場合は，有茎性の場合よりも粘膜の処理が難しくなります．前壁に基部がある病変は鼻内からのアプローチが最も困難と考えられていますが，本法であればほとんどの病変に対応が可能です．軸位断で鼻孔から手術器械の入る角度をイメージしてください．強弯の手術器械があれば，斜視鏡下に鼻内から眼窩下神経孔周辺の操作も可能です．内側壁に病変が及んでいる場合は，冠状断で上顎洞内側壁の骨の厚みを評価してください．病変自体の骨破壊や炎症により，骨が菲薄化していることもありますが，逆に骨が厚い場合はドリリングが必要になります．下壁に基部がある場合は，冠状断で上顎洞底の深さについてもよく見てください．洞底が深い場合，内側下方まで上顎洞が発育している場合は，鼻内から観察した場合に死角となりやすく，また道具が届きにくくなりますので，注意が必要です（図4）．鼻涙管周囲，特に鼻涙管後方の病変では軸位断での評価が必要です．骨破壊がある場合は腫瘍の鼻涙管との剝離が必要になり，乳頭腫で涙骨の骨肥厚がある場合は，腫瘍の基部として涙骨の切除が必要になります．眼窩に接する病変では冠状断で眼窩下壁や眼窩内側壁のライン，骨破壊の有無についても見てください．

C endoscopic medial maxillectomy (EMM)

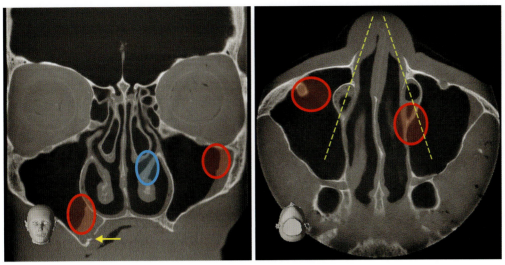

図4 EMMのよい適応と思われる良性腫瘍の基部の位置（赤線）
側壁に限局している悪性腫瘍（青線）もよい適応となる．本例では右上顎洞は左に比べ，洞底が深い（矢印）ことに注意する．軸位断の点線は鼻孔-鼻涙管を結んだ直線を示し，病変の基部は右側では直線の外側にあり，左側では内側にある．前者では鼻涙管前方アプローチの適応である．

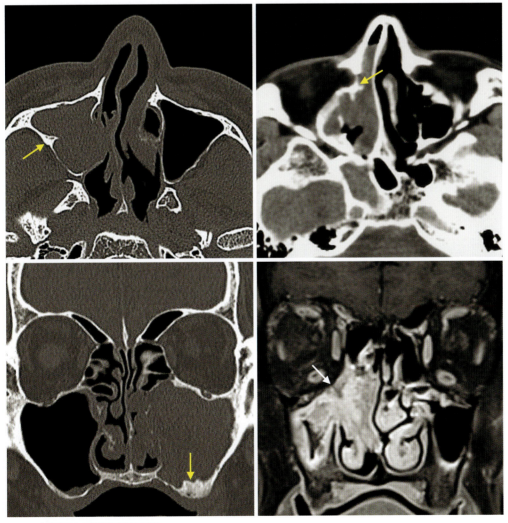

図5 上顎洞内反性乳頭腫症例
基部に骨肥厚（黄矢印）を伴うことが多い．またMRIでは脳回様構造の収束として認められる（白矢印）．

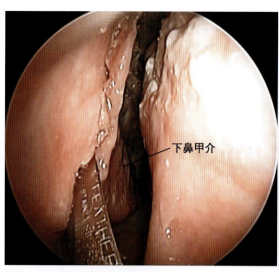 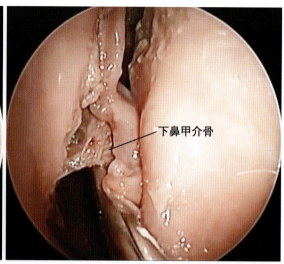

図6 右下鼻甲介前端の粘膜切開
鼻腔底まで切開を行うことがポイントとなる．

　すべての部位に共通して，軸位断CTにて上顎洞の周囲，特に前壁，外側壁，後壁の骨の状態についても評価してください．骨欠損があっても，良性腫瘍の場合は骨膜が保たれていることが多く，剥離操作は比較的容易ですが，癒着が強い場合は脂肪や筋肉といった周囲組織の処理が必要になります．さらに軸位断では，操作すべき上顎洞病変の鼻涙管から見た角度を検討してください．鼻孔－鼻涙管を結んだ直線から，病変の基部が外側にある場合，鼻涙管よりも前方からのアプローチを選択すべきです（図4）．眼窩下壁への操作を考慮する場合，眼窩下壁の前半部分の操作が必要と判断した場合も鼻涙管よりも前方からのアプローチが必要になります．

2 手術手技

a 鼻涙管と下鼻甲介を温存するEMMの変法

① 鼻涙管の前から切開する方法　動画26

　鼻涙管前方からアプローチすることで，上顎洞前方を除いて，ほとんどの部分が直視鏡下で操作可能です．まず鼻堤の前方（涙嚢の前方付近）から下鼻甲介付着部前端まで前方に縦に粘膜切開を行います（図6）．切開には出血防止のために電気メス（モノポーラ），超音波凝固装置を用いても構いません．剥離子やサクションキュレットにて切開した粘膜を剥離し，切開部の鼻腔側壁の骨を露出させます．

C　endoscopic medial maxillectomy (EMM)

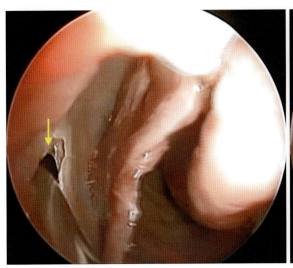
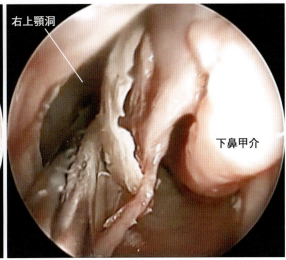

図7　右下鼻道骨切除
下鼻道粘膜を剥離し，骨を穿破し（矢印），上顎洞を開放し，開窓を拡大する．

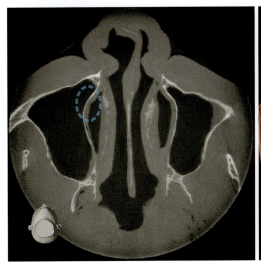
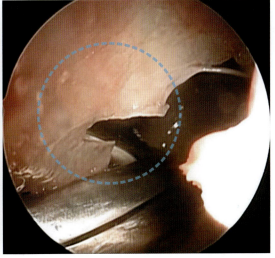

図8　右下鼻道骨切除の拡大
右下鼻道側壁骨削除の前方への拡大範囲を点線で示す．

　次に下鼻道部分の側壁から上顎洞に向かって骨を穿破し，上顎洞との交通を形成するとともに，これをきっかけにして前方まで上顎洞を開放します（図7）．上顎洞内が観察できれば，上顎洞内の病変について観察してください．
　次に，骨切りを前方から上方に延ばしていきます．前方では梨状口縁，上顎洞前壁のレベルまで骨を削り，上顎洞前壁が強弯のキュレットで触れるようにしてください（図8，9）．あまり前方から骨削開を始めると，上顎洞内ではなく上顎洞前壁に回りこんでしまい，頬部の脂肪組織が露出することがあるので注意してください．ナビゲーションシステムがあれば，切開線を入れる前に一度確認すべきです．

4 鼻副鼻腔炎に対する手術―応用編

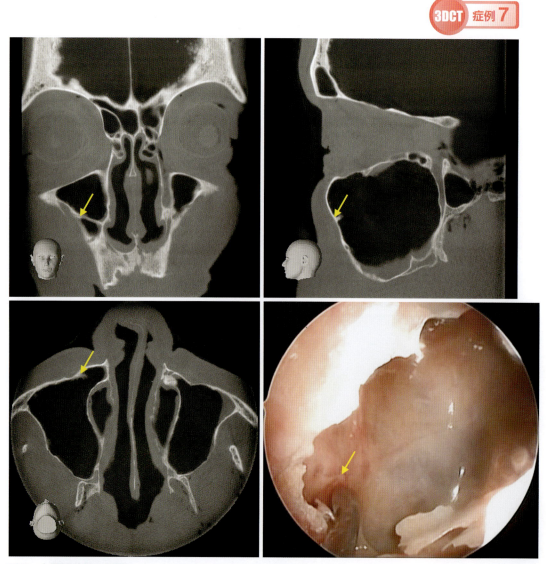

図9 上顎洞前壁の視野
　　上顎洞前壁（矢印）の処理が可能となる．

C endoscopic medial maxillectomy (EMM)

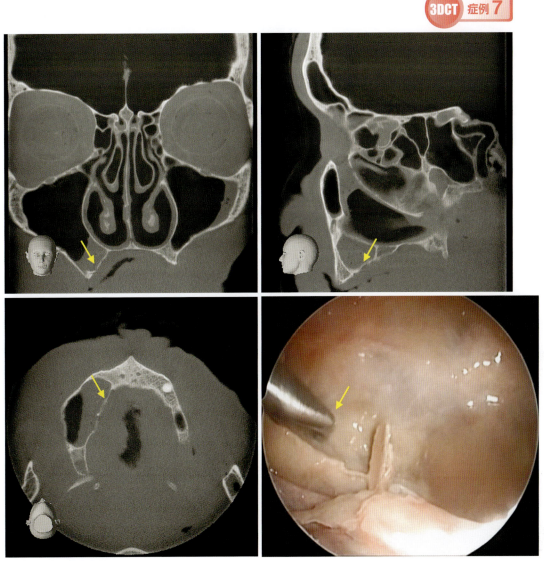

図10 上顎洞底の視野
上顎洞下壁内側（矢印）の処理が可能となる．

　また側壁骨を鼻腔底まで削除することで，死角となりやすい上顎洞底内側を明視下に置き，強弯のキュレットで処理可能になります（図10）．骨の硬い部分はダイヤモンドバーを用いて，骨削開を上顎洞前端から上方に向かい，下鼻甲介前端から，側壁の骨（上顎骨前頭突起）を削開します．前方から後方へ骨削開を進めていくと，径5mmほどの表面が白い索状物が認められ，内眼角を圧迫すると動揺があり，鼻涙管であることが確認できます（図11）．

　骨削開の際にダイヤモンドバーの先端を骨に押し付けるのではなく，滑らせるようにドリリングを行うと，鼻涙管の壁自体は鼻粘膜と異なり約1mm程の厚さがありますので，損傷することはありません．温存する場合は，上顎洞の内側壁ごと内側へ変位させて上顎洞内の操作を行います．下鼻道側壁の骨削開を後方に延ばしていき，上顎洞内側壁を後端付着部，上顎洞後壁まで鼻腔側にドア状に大きく開きます（図12）．

　上顎洞内の処理が終わった後に，術後の上顎洞への交通を考慮し，上顎洞の膜様部自然口を拡大しておきます．最後に上顎洞内側壁，下鼻甲介を元に戻し，吸収糸で縫合します（図13）．

4 鼻副鼻腔炎に対する手術―応用編

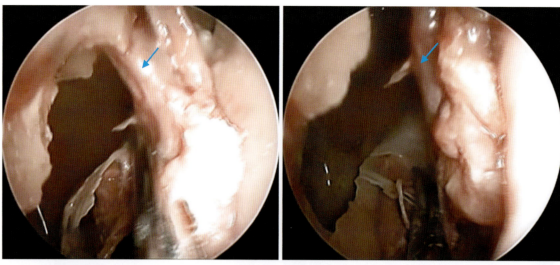

図11 鼻涙管の露出
鼻涙管（矢印）を露出させ，側壁ごと内側へ変位する．

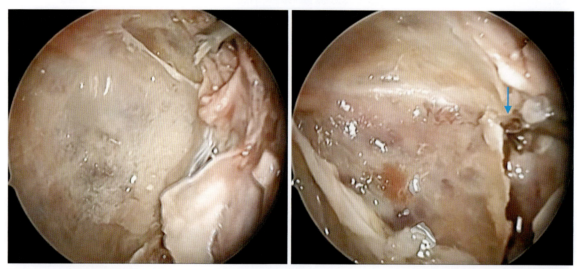

図12 右上顎洞後方の観察
右図は上顎洞粘膜を剥離し，骨面を露出させている．キュレット先は蝶口蓋孔にある（矢印）．

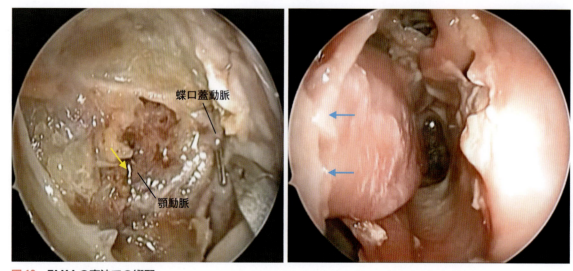

図13 EMMの変法での術野
翼口蓋窩の処理も可能である．黄矢印はクリッピングを行った顎動脈．下鼻甲介を温存する場合は，切開部を縫合する（青矢印）．

C endoscopic medial maxillectomy (EMM)

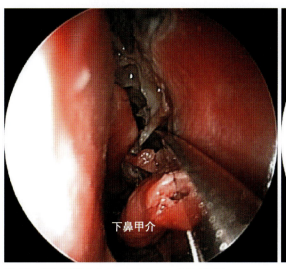
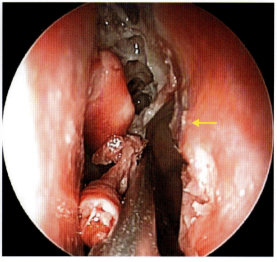

図14 鼻涙管後方からのアプローチ（左鼻腔）
下鼻甲介を切開する．鼻涙管は前方に温存される（矢印）．

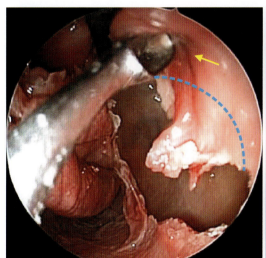
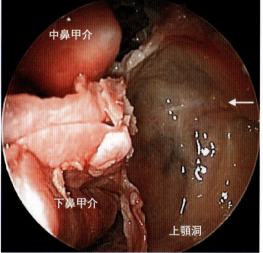

図15 鼻涙管後方からのアプローチ（左鼻腔）における上顎洞観察
鼻涙管開口部（黄矢印）前方の側壁も部分的に切除する（点線）．上顎洞は大きく開放され，洞内の処理が可能である．白矢印は眼窩下神経を示す．

② 鼻涙管の後ろから切開する方法

　鼻涙管の後ろから切開する場合は鼻涙管の操作が不要になります．鼻涙管前方からのアプローチに比べると上顎洞外側の操作範囲が狭くなります．

　操作の前に下鼻道で鼻涙管の開口部を確認しておきます（3章G項「下鼻道から上顎洞へのアプローチ」，➡ 87頁参照）．鼻涙管の開口部は下鼻甲介の前方付着部にあり，内眼角を圧迫すると粘膜の動揺や涙液の排出から確認することができます．

　鉤状突起を切除し，上顎洞膜用部自然口を開放します．鼻涙管の直後で下鼻甲介前1/3の部分をハサミで切開し，上顎洞自然口とこの切開をつなげます（図14）．下鼻道の鼻腔側壁に切開を下に延ばし，さらに骨削除を上顎洞前壁のレベルまで行います．これにより上顎洞が大きく開放されますが，鼻涙管は開口部周囲の粘膜も含め，下鼻甲介の断端に保存されています（図15）．上顎洞内の病変を処理した後に，下鼻甲介の切開部を縫合します（図16，17）．

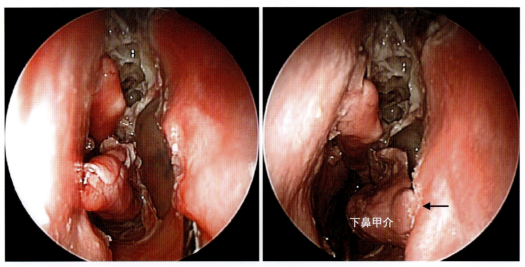

図16 鼻涙管後方からのアプローチ(左鼻腔)における下鼻甲介縫合(矢印)

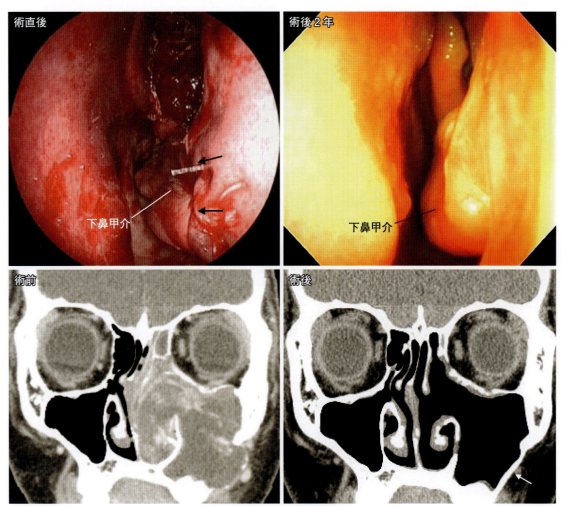

図17 EMM変法を用いた左上顎洞血管腫手術
腫瘍摘出後,切開部は縫合する(黒矢印).術後の鼻腔形態は良好で,上顎洞の骨欠損部も骨形成がみられる(白矢印).

切開した下鼻甲介後2/3を切除する必要あれば,上顎洞内側壁後端を前述の方法に従い,切除してください.この場合は鼻涙管を温存したEMMとなります.下鼻甲介前方1/3を温存していますので,ある程度鼻腔形態は保たれます.

C endoscopic medial maxillectomy (EMM)

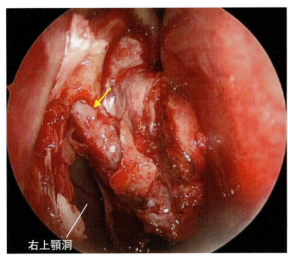
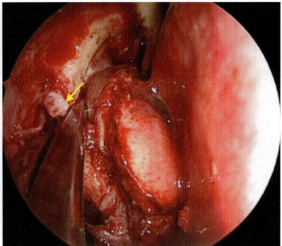

図18 右鼻涙管(矢印)の切断
悪性黒色腫症例．

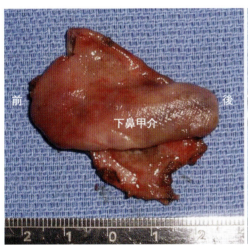
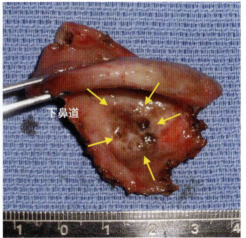

図19 EMMによって切除された右鼻腔側壁
図18と同一症例．矢印は悪性黒色腫病変を示す．

b 鼻涙管と下鼻甲介を切除するEMM 動画27

　鼻涙管の前方もしくは後方から切開し，上顎洞へアプローチする方法は前述の方法と同様です．病変の性質上，側壁の骨ごと一塊にして切除したほうが好ましい場合は，鼻腔側壁の粘膜をあまり剝離し過ぎないように注意してください．側壁前端を切開し，内側へシフトさせると，鼻涙管が露出しますので前方から下鼻甲介剪刀にて切断します(図18)．上顎洞内の病変を処理後，上顎洞後壁の付着部も切断し，さらに下鼻甲介後端も切断します(図19)．この操作の際には蝶口蓋孔から鼻内に出る蝶口蓋動脈や下鼻甲介直後の耳管咽頭口に注意してください．血管腫などの出血性病変の際にあらかじめ栄養血管を処理する目的で蝶口蓋動脈や顎動脈などをクリッピングあるいは凝固切断しておくことも有用です．上顎洞内側壁を前方から外す際に，鉤状突起や眼窩紙様板，篩骨胞も一塊にして外すことも可能であり，この操作の際にはサクションキュレットが便利です．

Tips ≫ 内反性乳頭腫に対する術式の変遷―EMM から EMMM へ

　手術支援機器の発達により ESS の適応は拡大し，術者の技量や施設の方針にもよりますが，現在では鼻副鼻腔良性腫瘍に対しては ESS が第一選択となっています．近年では，伸展範囲の評価と基部の処理といった内反性乳頭腫の取り扱いに対する理解も深まり，一部の再発例を除くと手術成績も向上してきたと思います．一塊切除か分割切除かの議論はいまだ続いていますが，内視鏡手術の利点は鼻外手術では見えにくい鼻副鼻腔深部の視野に優れており，基部や伸展範囲のより正確な評価が可能です．

　1990 年代にはまだ多くの施設で内反性乳頭腫に対して外側鼻切開（外切開）による側壁切除が行われていましたが，1995 年に Kamel により EMM が提唱され，内反性乳頭腫を含め多くの上顎洞病変に対し，外切開を加えない内視鏡下の側壁切除術が行われるようになりました．2000 年代に入り，わが国でも内反性乳頭腫や上顎洞病変に対して EMM が行われるようになりましたが(Kodama, 2009)，鼻涙管や下鼻甲介を切除する鼻内手術(EMM)は必ずしも低侵襲とはいえないという議論がでてきました．そして根治性を保ちつつ，下鼻甲介や鼻涙管を温存し，鼻腔形態や鼻腔生理機能を温存しようというさまざまな術式の工夫がなされるようになりました．鼻涙管を内側にシフトするスイング法〔蔦 1993(2013 に改訂)，朝子 2010〕が考案されましたが，この方法は粘膜下下鼻甲介骨を切除します．その後，下鼻甲介骨も温存しつつ，鼻涙管前方から広く上顎洞内の処理を可能とする EMM の変法が Suzuki(2011)，Nakayama(2012)によって報告されました．下鼻甲介・鼻腔側壁前端をいったん切開し，上顎洞病変を処理した後に切開部を再縫合するという器用な方法は，日本人が世界に発信した手術手技と言えます．この EMM の変法は現在では，endoscopic modified medial maxillectomy を略して EMMM(イーエムスリー)と呼ばれ，国内で広く普及するようになりました．

　そして，これまで初版から第 3 版まで世界的なベストセラーとなっていた Wormald のテキスト「Endoscopic Sinus Surgery」ではこれまで上顎洞内反性乳頭腫に対して大きく側壁が切除されていましたが，2017 年発刊の改訂第 4 版では下鼻甲介や鼻涙管を温存する方法が記述されるようになりました．

C endoscopic medial maxillectomy (EMM)

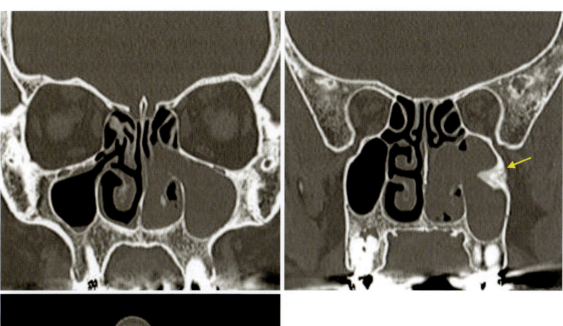
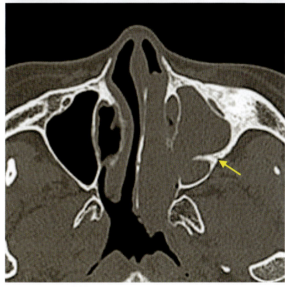

図20　左上顎洞から鼻腔に充満する内反性乳頭腫
　　　基部は骨の隆起した上顎洞後側壁（黄矢印）と予測される．

③ 手術手技解説動画

症例1　動画28

上顎洞内反性乳頭腫症例に対する EMMM を示します（図20〜22）．

177

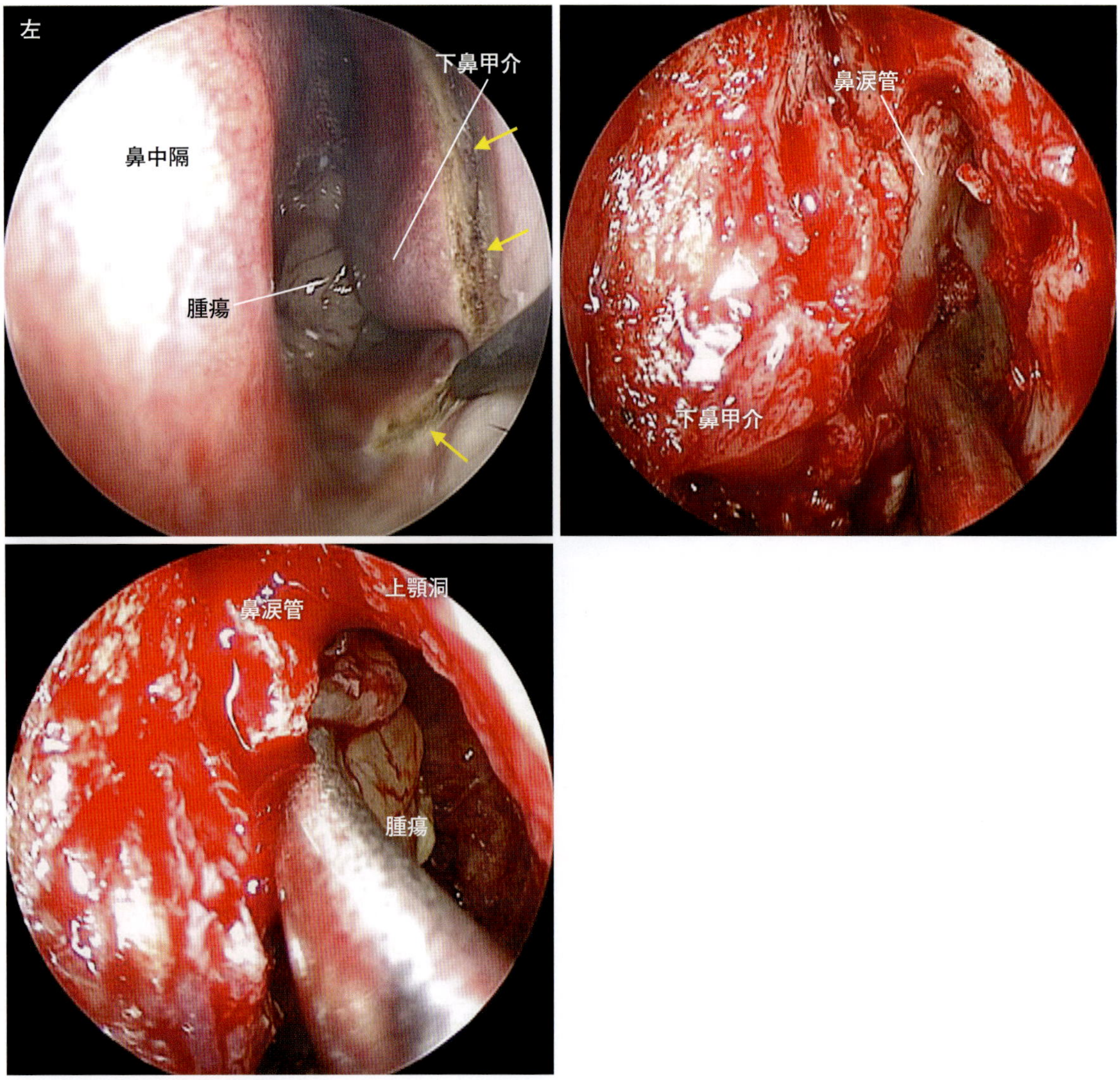

4 鼻副鼻腔炎に対する手術―応用編

図21 同一症例の術中所見
執刀前に腫瘍をアドレナリンにて十分に収縮させておく．鼻腔側壁・下鼻甲介前端から鼻腔底に切開を加え，下鼻道粘膜を剥離し，鼻涙管を露出させる．鼻涙管前方から骨削除を行い，上顎洞内に入り，腫瘍を処理する．

症例2 動画29

　前述したように，本手術アプローチは幅広い病変に対応できる基本的な術式となりつつあります．一方で，対象とする病変に応じて，適切な工夫，あるいは，アプローチの詳細の決定が求められます．この動画では，翼口蓋窩および側頭下窩腫瘍へのアプローチの前半としての本アプローチの使い方について説明します．前頭蓋底腫瘍手術における Draf type Ⅲ，あるいは，modified Lothrop procedure の位置づけと考えていただければよいかと思います．動画はすべて直視鏡での視野です．

　下鼻甲介に対する粘膜切開は，粘膜下下鼻甲介骨切除術と同様であり，別に下鼻道の前端での切開を追加すると考えてください．下鼻甲介総鼻道面での剥離は後方まで行う必要はなく，下鼻甲介骨が見えるレベルとしてください．逆に，下鼻道の剥離は下鼻甲介の後端まで行ってください．実際の症例では針状電気メスをカットモードで使用しています．各々の剥離を行った後に下鼻甲介前端で切開線を連続させ，下鼻甲介の下鼻道面の剥離を

C　endoscopic medial maxillectomy (EMM)

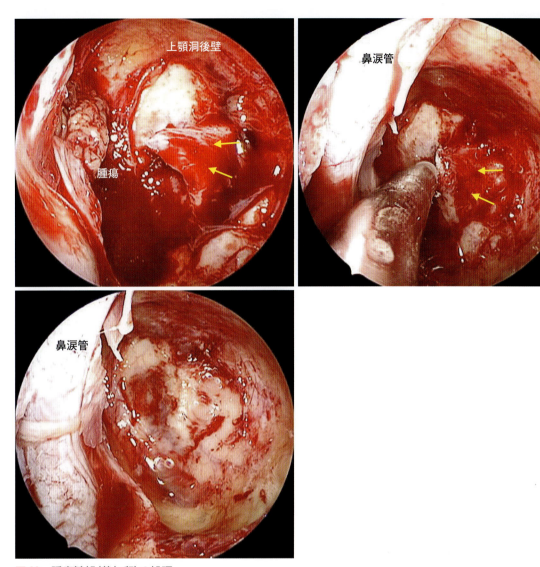

図22　**腫瘍基部（黄矢印）の処理**
基部周囲の粘膜ごと腫瘍を骨面から剥離し，上顎洞自然口から中鼻道へ腫瘍を出し，鼻腔から腫瘍を摘出する．安全域を確保・確認して腫瘍切除後，基部の骨隆起部分（黄矢印）はフラットになるまで，ドリルで削除する．

　行うと，単一の大きな粘骨膜弁が作製できます．ガーゼなどを下鼻道側に挿入すると，粘骨膜弁が内側に変位され，広いワーキングスペースが確保できます．
　骨削開については，まず，露出されている下鼻甲介骨の前端部分を削除し，下鼻道面からフラットな骨面が形成されるようにします．その後，下鼻道の底部で骨削開を行うと下鼻甲介骨が邪魔にならず，ドリルがはねることも少なくなります．ここでは，後方に骨削開を拡大することよりも，上顎洞底と段差のない骨削開面を作ることを意図します．この部位を種々の手術機器が通ることになりますので，十分な可動性が確保できるようにすることが求められます．ここより後方の下鼻道外側壁，あるいは，上顎洞内側壁の骨削除は容易に行えます．
　最後に下鼻甲介の上顎洞膜様部から後端にかけての基部を切離することにより，下鼻甲介を大きく上方に変位させることができます．この際に蝶口蓋動脈を損傷しないように注意することが大切です．

（児玉　悟・中川隆之）

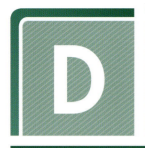

涙嚢鼻腔吻合術

> **Point**
> ・骨削開を大きく，涙嚢はできるだけ大きく開放する．
> ・周囲の粘膜を温存し，骨露出をできるだけ避ける．

　鼻内内視鏡下涙嚢鼻腔吻合術(dacryocystorhinostomy；DCR)は涙嚢を鼻腔内に開放する手技であり，吻合術というよりも開放術と考えたほうが理解しやすいと思います．適応は一般的な DCR の適応である慢性涙嚢炎や鼻涙管狭窄ですが，内反性乳頭腫などの腫瘍性病変の際に鼻涙管を処理した場合などにも応用できます．涙嚢の開放そのものは難しい手技ではありませんが，シリコンチューブ(N-S チューブ)の使用や粘膜弁の作製など，術者の好みがあり，患者の素因や原疾患によっても手術の成否が変わってきます．

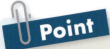
CT 読影のポイント

a 涙嚢と鼻涙管の同定

　DCR の際の CT 読影でまず重要なことは涙嚢と鼻涙管の同定です．まず冠状断で眼窩内に涙嚢の位置を確認します．嚢状に拡張している症例もあります．また CT のウィンドウとして，通常 ESS で用いる骨条件では涙嚢と眼窩脂肪織や内容物との区別がつきにくい場合は，ウィンドウの条件を軟部組織条件に変えることで涙嚢の同定がしやすくなります(図 1)．

　冠状断 CT を前から後ろに動かしていくと，涙嚢から鼻腔内へ入り，下鼻道につながっていく管状構造が鼻涙管です(図 2)．鼻涙管から上方へたどっていき，涙嚢を確認してもよいと思います．また軸位断 CT を上から下に動かしていくと，上顎洞内側壁の前方に骨で囲まれた円形の鼻涙管を確認することができます(図 3)．鼻涙管が過去の手術などで走行がうまく追えないような場合や途絶している場合には，その直上で狭窄している可能性があります．

D 涙嚢鼻腔吻合術

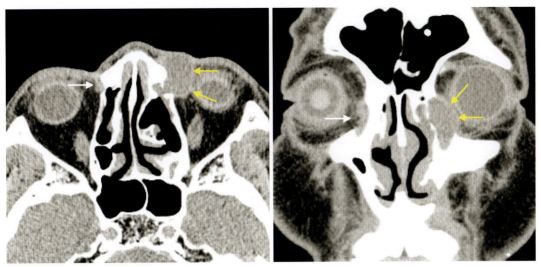

図1 慢性涙嚢炎症例
拡張した左涙嚢（黄矢印）が観察される．右涙嚢（白矢印）は正常である．

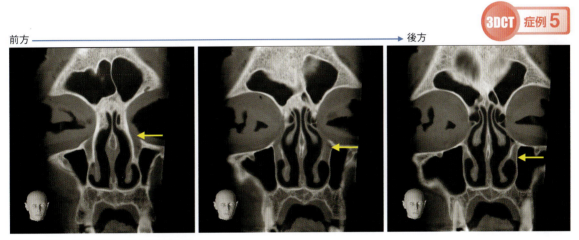

図2 涙嚢・鼻涙管のCT冠状断画像
左が前方．冠状断CTを前から後ろに動かすと眼窩内の涙嚢から下鼻道に開口する鼻涙管が観察できる（矢印）．

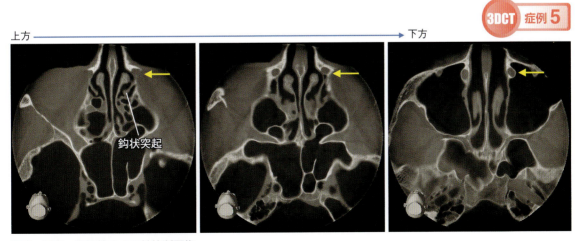

図3 涙嚢・鼻涙管のCT軸位断画像
CTを上から下に動かすと涙嚢から管状構造の鼻涙管が観察できる（矢印）．

4 鼻副鼻腔炎に対する手術—応用編

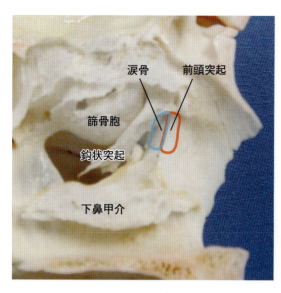

図4 鼻涙管周囲の骨構造
涙囊鼻腔吻合術で削る部分を示す．前は上顎骨前頭突起（赤）であり，後ろは涙骨（青）である．

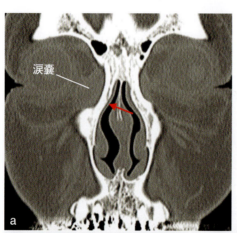
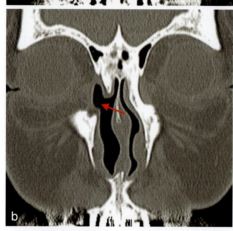
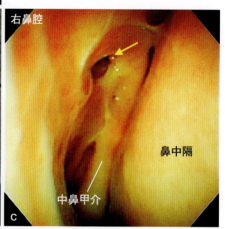

図5 右涙囊鼻腔吻合術の症例
術前（a）と術後（b）のCT冠状断を示す．術前に削るべき骨（赤矢印）の厚さを評価する．術後鼻内では開窓部が観察される（c：黄矢印）．

b 周囲の骨の厚みの評価

　涙囊と鼻涙管周囲の骨構造は2つの骨で構成されており，前半分は上顎骨前頭突起で，後半分は涙骨です（図4）．通常，上顎骨前頭突起は厚く硬く，涙骨は薄く軟らかいですが，CT読影では手術で削開すべき骨の厚みも確認しておく必要があります（図5）．

D 涙嚢鼻腔吻合術

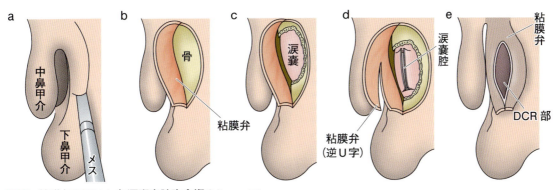

図6 粘膜弁を用いた左涙嚢鼻腔吻合術のシェーマ
粘膜弁をデザイン・挙上し(a,b)，骨削開後(c)，涙嚢を切開・翻転し(d)，トリミングした粘膜弁にて骨を被覆する(e)．
（児玉 悟，他：内視鏡下涙嚢鼻腔吻合術－粘膜弁に工夫したWormald変法－．日耳鼻114：820-823, 2011より改変）

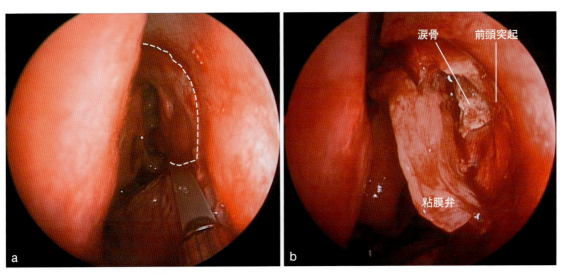

図7 左涙嚢鼻腔吻合術―粘膜切開
粘膜弁をデザインし(a：点線)，骨膜下に挙上し，上顎骨前頭突起・涙骨を露出させる(b)．
（児玉 悟，他：内視鏡下涙嚢鼻腔吻合術－粘膜弁に工夫したWormald変法－．日耳鼻114：820-823, 2011より改変）

2 手術手技

a 粘膜弁

3章C項「前頭洞と agger nasi cell」（→31頁参照）で紹介した axillary flap の下端の切開をさらに10 mm下方に延長した粘膜弁をデザインします（図6, 7）．つまり中鼻甲介上部，嗅裂側に基部を有する粘骨膜弁で，コの字状で骨削開部分よりも大きめの粘膜弁を作るようにデザインします．

メスで粘膜切開を加え，粘膜弁を中鼻道側に向けて挙上します．この際には確実に骨膜まで切開を加え，骨膜下で剥離挙上することが大切です．骨膜まで切れていない状態で（骨膜上で）剥離をすると粘膜弁がちぎれてしまいます．骨を露出させ，粘膜弁を折りたたんだあとで，切開した手前の粘膜断端と上方の粘膜断端を粘膜剥離子で少し（2 mm程度）剥離し，骨露出を拡大し，骨の削りしろを拡げます．ここで最初に露出される骨は上顎骨前頭突起であり，涙骨ではありません．粘膜剥離を鼻涙管の後方まで回り込ませると涙骨が露出されます（図7）．

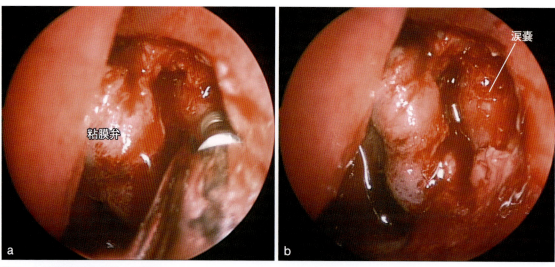

図8 左涙嚢鼻腔吻合術―骨削除
DCR用ダイヤモンドバーにより骨削開を行い(a)，涙嚢を露出させる(b).
(児玉　悟，他：内視鏡下涙嚢鼻腔吻合術－粘膜弁に工夫したWormald変法－．日耳鼻 114：820-823, 2011 より改変)

b 骨削開

　骨削開の範囲はできるだけ大きくとります．ぎりぎり涙嚢が開放できる5mm程度の小さな骨削開では，ステント抜去後すぐに開窓部が閉じてしまうおそれがあります．

　上は鼻堤の高さから，下方は上顎洞自然口上端の高さまで，骨をDCR用のダイヤモンドバーで約20mm削開します(図8)．この際には必ずしも鉤状突起の切除は必要ありませんが，切除しても構いません．上顎骨前頭突起の骨を削ると表面が白っぽい膜様構造が露出されますが，それが涙嚢および鼻涙管です．内眼角を押してみて，その動揺を確認してください．内眼角側の涙点，涙小管からライトガイドを挿入し，鼻内から光を確認することで涙嚢を確認してもよいと思います．翻転しておいた粘膜弁を巻き込まないようにドリルで骨削開を拡げます．涙骨は骨肥厚がなければ，通常は軟らかいので，サクションキュレットやキュレットなどで処理することができます．

c 涙嚢開放

　後方まで可及的に骨を処理し(2/3〜3/4周)，十分に涙嚢を露出させた後に，エの字になるように涙嚢壁を切開します．涙嚢壁の切開には，海外ではDCR専用のメスもありますが，小さな鎌状メスや鼓膜切開刀が便利です．

　まず縦に15mm程度切開を入れ，さらに上端，下端に横切開を入れ，いわゆる観音開きのように前後に涙嚢壁を翻転します(図9a)．涙嚢開放後に斜視鏡を用いて涙嚢内部を観察します(図10)．涙嚢壁が肥厚し，わかりにくい場合もありますが，十分に上方まで涙嚢が開放されていれば，内眼角を圧迫することにより内総涙点が確認できます．ステントを留置した後，できるだけ骨面の露出を被覆するように，そして涙嚢壁を押さえるように，はじめに翻転しておいた粘膜弁を戻し，被覆します(図9b)．粘膜弁の固定は不要です．

D 涙嚢鼻腔吻合術

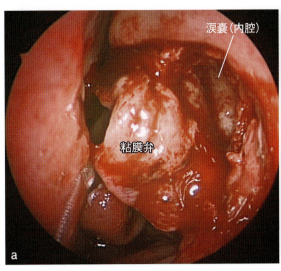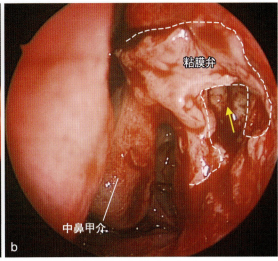

図9 左涙嚢鼻腔吻合術―涙嚢切開
涙嚢を工の字状に切開し，涙嚢壁を翻転し（観音開き）(a)，粘膜弁を戻し（点線），涙嚢壁を押さえるとともに骨を被覆する(b)．黄色矢印は開放された涙嚢を示す．
（児玉 悟，他：内視鏡下涙嚢鼻腔吻合術－粘膜弁に工夫したWormald変法－．日耳鼻114：820-823, 2011より改変）

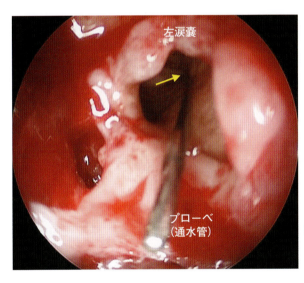

図10 開放された左涙嚢内視鏡画像
内眼角から挿入されたプローブと内総涙点（矢印）が斜視鏡下に観察される．

4 鼻副鼻腔炎に対する手術─応用編

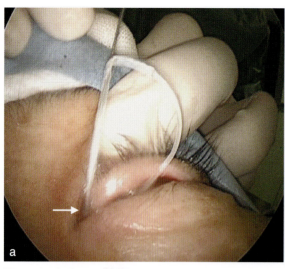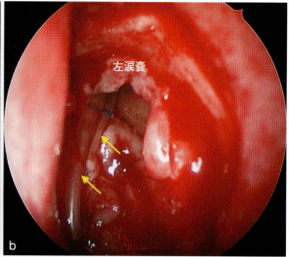

図11 N-Sチューブ留置
a：左内眼角上涙小管（白色矢印）を示す．
b：鼻内に挿入されたN-Sチューブ（黄矢印）を示す．

d ステントについて

　DCRに用いるステントについては術者の好みによりさまざまですが，一般的にはN-Sチューブが用いられ，内眼角から上下の涙小管を経由して鼻腔内に留置されます（図11）．多くの場合は眼科医の協力が必要になります．その他にもシリコンシートを用いる方法もあり，この方法だと鼻内から涙嚢開放部にステントを留置しますので，内眼角からの操作は不要です．

　ステントを入れなくても成績は変わらないという報告もありますが，涙嚢の炎症がある場合は何らかのステントを留置しておいたほうがよいと思います．内反性乳頭腫などの腫瘍切除の際に鼻涙管を切断した場合や涙嚢を切開した場合は，いわゆる切りっぱなしの状態でよく，ステント留置は不要です．

3 手術手技解説動画

症例1　動画30

　粘膜弁とシリコンステントを用いた涙嚢鼻腔吻合術です（図1，6〜9）．

症例2　動画31

　図10，11の動画です．

（児玉　悟）

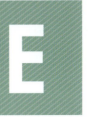

蝶形骨洞自然口からの蝶形骨洞アプローチ

> **Point**
> - 蝶形骨洞前壁粘膜の適切な処理が重要である．
> - 蝶形骨洞の拡がりに応じた手術プランを立てる．
> - 正円孔，翼突管の解剖を理解する．
> - 蝶形骨洞粘膜は易出血性である．

　3章F項「後篩骨洞と蝶形骨洞」(→74頁参照)では，経中鼻道(篩骨洞)アプローチによる蝶形骨洞開放について説明しました．本項ではまず，基本的な手術手技として蝶篩陥凹の蝶形骨洞自然口を拡大し，正中で広く蝶形骨洞を開放する方法(蝶形骨洞のメディアンドレナージ)について説明し，次に蝶形骨洞側窩まで広く蝶形骨洞前壁を開放する手術手技について解説します．

　蝶篩陥凹の蝶形骨洞自然口からのアプローチは，蝶形骨洞のドレナージルートを拡大する手術方法であり，経中鼻道的にアプローチが困難な，発達が不良な蝶形骨洞に対するアプローチの第一選択となります．また，蝶篩陥凹で左右の蝶形骨洞を開放する方法は，下垂体手術など蝶形骨洞の正中後方に存在する頭蓋底病変に対する標準的なアプローチと言えます．広く蝶形骨洞のドレナージルートを確保したい病態では，両側の自然口を拡げることが求められる場合もあります．

　また，蝶形骨洞の形態，特に大きさは個人差があるのですが，蝶形骨洞側窩が大きい症例では，側窩の病変へのアプローチにおいては，蝶形骨洞自然口拡大や経中鼻道的な蝶形骨洞開放では十分な術野を得ることができません．このような場合，上顎洞後壁や翼口蓋窩を経由するアプローチが必要となります．一般に蝶形骨洞内の構造物を切除する手術操作を必要とする場合は，広く蝶形骨洞前壁を開放して，蝶形骨洞内の重要な構造物が視認できる体制をとって，手術操作を行うべきです．

　なお，頭蓋底腫瘍手術に際してのアプローチについては，5章D項「経蝶形骨洞アプローチ」(→233頁参照)で整理したいと思います．

4 鼻副鼻腔炎に対する手術―応用編

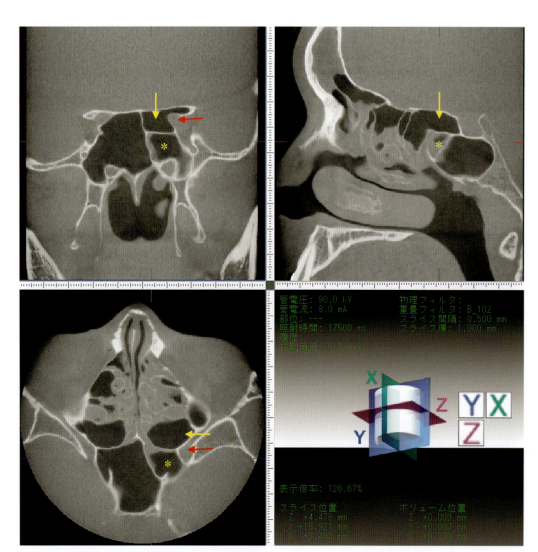

図1 左 Onodi cell の CT 画像
黄矢印は Onodi cell, 赤矢印は視神経管を示す. ＊は左蝶形骨洞を示す.

1 CT 読影のポイント

a 蝶形骨洞の拡がりと蝶形骨洞前壁切除範囲の決定

　まず，冠状断にて連続的に蝶形骨洞の形態と拡がりを前方から後方に観察します．同時に，後篩骨洞の蝶形骨洞への張り出しの程度も評価します．蝶形骨洞が「2階建て」になっているように見える場合は，上の空間は最後部篩骨洞（Onodi cell）です（図1）．この段階で，視神経管や内頸動脈が最後部篩骨洞に接しているのかどうかをチェックします．

　次に，外側への蝶形骨洞の拡がり，外側での下方への拡がりを観察します．最も外側への拡大が大きい冠状断スライスを用いて，軸位断の画像を上下に動かして，篩骨洞と上顎洞との位置関係を把握します（図2）．具体的には，蝶形骨洞の開放範囲が，篩骨洞外側壁（眼窩内側壁）までで十分なのか，上顎洞後壁および翼口蓋窩に及ぶのかを判定します．篩骨洞の範囲で十分であれば，蝶形骨洞正中からのアプローチと経中鼻道アプローチで対応可能といえます．病変の拡大が上顎洞後壁，翼口蓋窩の位置まで拡がっている場合は，上顎洞後壁と翼口蓋窩の処理を想定した手術プランニングが必要となります．

E 蝶形骨洞自然口からの蝶形骨洞アプローチ

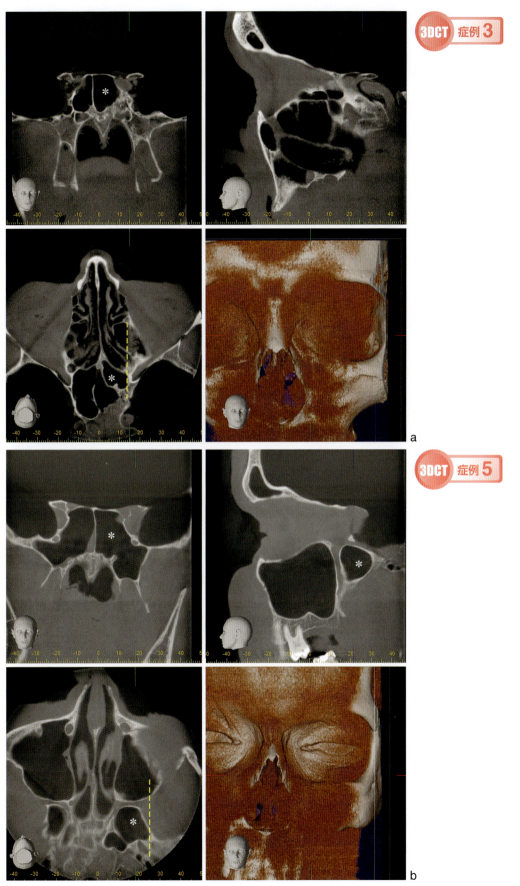

図2 蝶形骨洞側窩の拡がりの違い
　　点線は左蝶形骨洞外側縁，＊は左蝶形骨洞を示す．aでは蝶形骨洞側窩は篩骨蜂巣外側縁よりも内側にあるが，bでは上顎洞正中を越える．

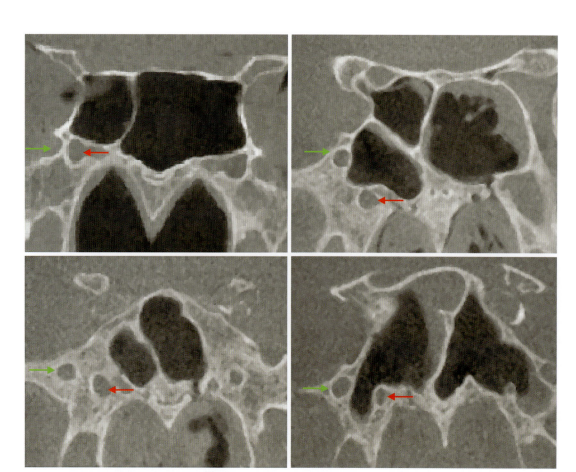

図3　正円孔と翼突管のバリエーション
正円孔（緑矢印）と翼突管（赤矢印）の位置関係は個体差が大きい.

b 蝶形骨洞内の隆起（内頸動脈，視神経，正円孔，翼突管）の確認

　3章F項「後篩骨洞と蝶形骨洞」（➡ 74頁参照）のCT読影で蝶形骨洞内の危険部位の観察について述べた内容と若干重複するところがありますが，本項では手術アプローチの目印という観点も加味して説明したいと思います.

　蝶形骨洞内の危険部位として，視神経管と内頸動脈に注意しなければならないことはすでに述べました．繰り返しになりますが，蝶形骨洞内の中隔を含めた隔壁と内頸動脈や視神経管との位置関係を軸位断でまず把握します．拡大蝶形骨洞手術では，蝶形骨洞前壁の削除範囲を決定するにあたって，正円孔と翼突管の同定がよい目印になります．正円孔と翼突管の位置も個人差が大きく，事前の冠状断でのCT読影が重要になります（図3）.

　蝶形骨洞を前端から後方にスライスを進めていくと，蝶形骨洞自然口の外側，おおよそ中鼻甲介の付着部付近に下壁に観察される管が翼突管です．簡単な確認方法は，まず蝶口蓋孔を確認し（図4），後方にスライスを進めながら，蝶口蓋孔の内容と連続する管を同定します（図4）．これが翼突管です．翼突管内には，翼突管神経（Vidian神経）と動脈が走行しています．眼窩尖端部分を後方に追いかけると，蝶形骨洞外側壁に管が現れます（図5）．これが正円孔で三叉神経第二枝である上顎神経が走行しています．すなわち，術野で翼突管神経，動脈および眼窩下神経の起始部を同定することにより，CT情報と内視鏡画像の情報に反映することができます.

　また，翼突管を後方に追いかけると，内頸動脈に到達することもよく知られています（図5）．したがって，翼突管神経，動脈の確認は，内頸動脈の位置の推定にも応用することができます.

E 蝶形骨洞自然口からの蝶形骨洞アプローチ

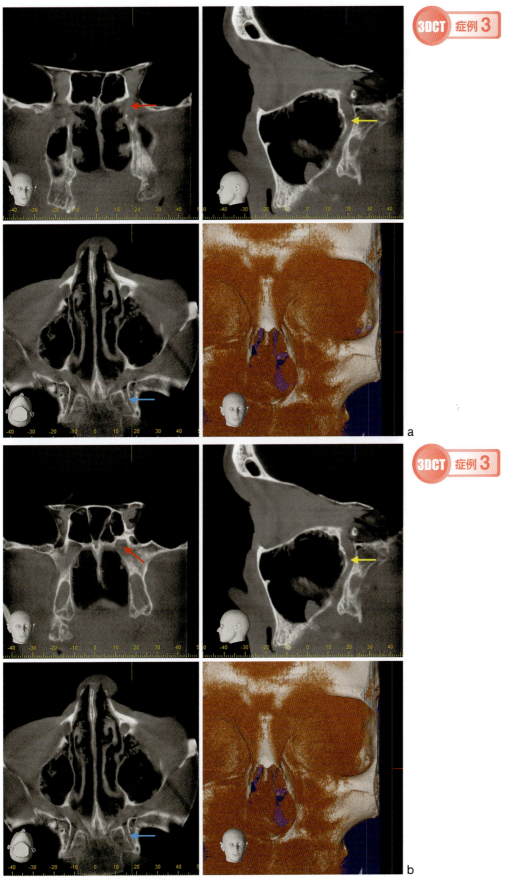

図4 翼突管，翼口蓋管，蝶口蓋孔のCT画像
蝶口蓋孔を同定し(a)，後方に下がると翼突管(b)が観察できる．
赤矢印は蝶口蓋孔，黄矢印は翼口蓋管，青矢印は翼突管を示す．

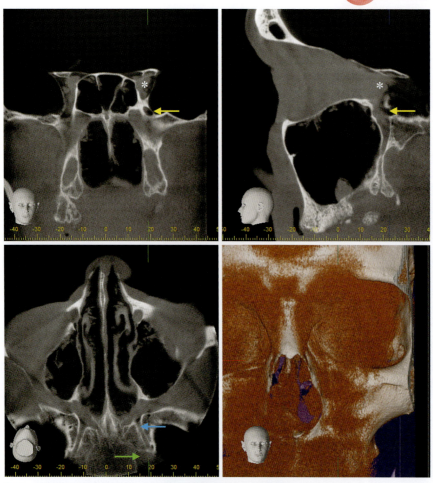

図5 正円孔と眼窩尖端部，翼突管と内頸動脈の位置関係
黄矢印は正円孔，＊は眼窩尖端部を示す．翼突管（青矢印）を後方にたどると内頸動脈（緑矢印）に到達する．

2 手術手技

a 鼻中隔，蝶篩陥凹粘膜の処理

　頭蓋底腫瘍手術などで頭蓋底再建が必要な場合，鼻中隔粘膜は貴重な再建材料になります．頭蓋底手術でなくてもさまざまな用途があるので，鼻中隔後端部分から蝶篩陥凹にかけての粘膜切開については適切なデザインが必要です．また，この部分には蝶口蓋動脈の鼻中隔枝が走行していますので，蝶形骨洞前壁の骨削除に先駆けて粘骨膜弁を挙上しておくことは，出血防止の面からも有用です．頭蓋底再建を前提とした粘膜弁作製は5章L項「有茎鼻粘膜弁と頭蓋底再建」（➡336頁参照）で詳述しますので，ここでは蝶形骨洞正中部での自然口拡大に際しての粘膜処理について説明します．

　蝶篩陥凹で蝶形骨洞自然口を確認し，その高さで前方に向かい鼻中隔後端部分に切開を入れます．中鼻甲介前端まで切開すると操作が容易になります．外側方向にも同様の高さで切開線を上鼻甲介まで延長します（図6）．蝶篩陥凹の粘膜切開は出血を伴います．針状電気メスが，細径であり操作性に優れ，同部の操作に汎用されています．次に鋤骨から粘膜弁を骨膜下で剥離します．剥離は，後鼻孔上縁，鼻腔底の高さまで行います（図7）．

E 蝶形骨洞自然口からの蝶形骨洞アプローチ

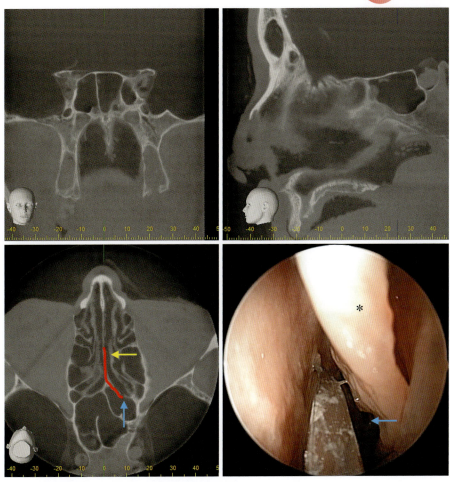

図6 蝶形骨洞正中アプローチにおける粘膜切開
CT画像の赤線は切開線を示し，黄矢印は上鼻甲介，青矢印は蝶形骨洞自然口を示す．内視鏡画像の＊は上鼻甲介，青矢印は蝶形骨洞自然口を示す．

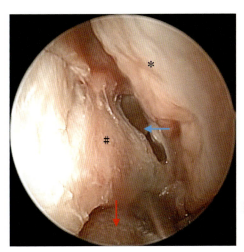

図7 蝶形骨洞正中アプローチにおける粘膜弁挙上後の内視鏡画像
＊は上鼻甲介，青矢印は蝶形骨洞自然口，＃は鋤骨，赤矢印は鼻中隔粘膜弁を示す．

193

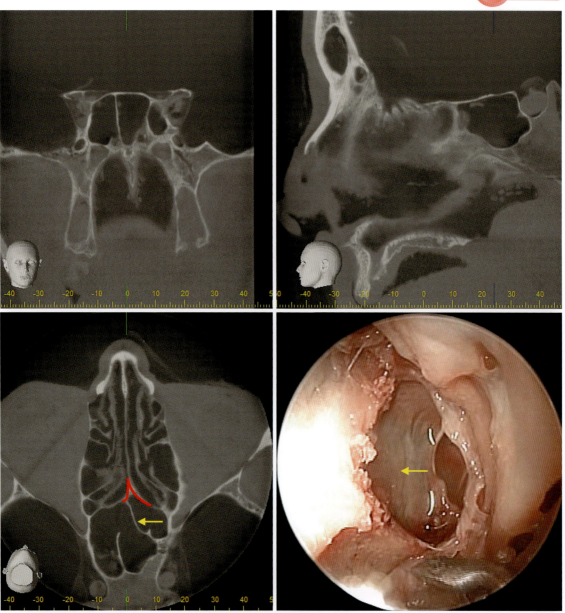

図8 蝶形骨洞正中アプローチにおける鋤骨削除後の内視鏡画像
　　CT画像の赤線は鋤骨，蝶形骨前壁の切除範囲を示す．矢印は蝶形骨洞中隔を示す．

b 蝶形骨洞自然口の拡大，鋤骨の切除

　蝶形骨洞自然口を下方にスタンツェを用いて拡大します．蝶形骨洞底まで削開するのが理想的ですが，骨壁が厚い場合スタンツェで削開できる範囲が限定されます．この場合，スタンツェで削開可能な範囲まで骨削除を進めます(図8)．

E 蝶形骨洞自然口からの蝶形骨洞アプローチ

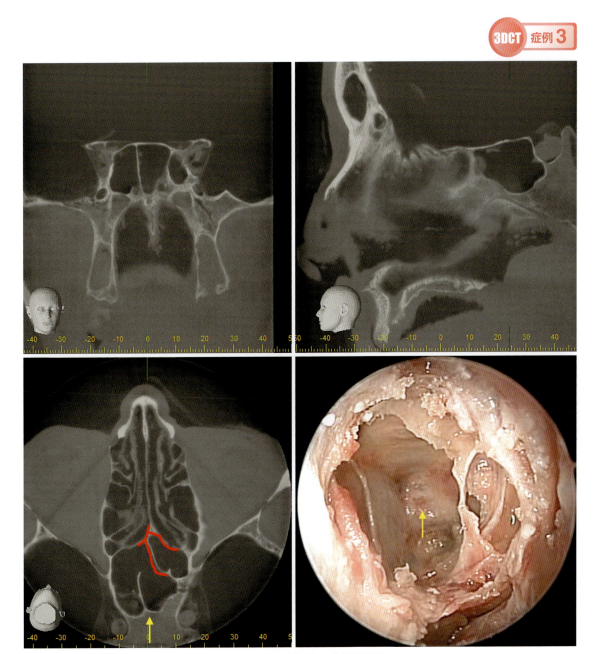

図9 蝶形骨洞正中アプローチにおける蝶形骨洞中隔削除後の内視鏡画像
CT画像の赤線は骨切除範囲を示す．矢印はトルコ鞍を示す．

　次に，骨削除を蝶形骨洞自然口部から正中に向かって進めます．蝶形骨洞中隔が露出されたら，反対側の粘膜を鋤骨から骨膜下で剥離し，反対側の自然口を露出します．反対側の蝶形骨洞自然口を同様に拡大し，左右の自然口をつなげ，広く開放します．蝶形骨洞中隔を必要に応じて鉗子を用いて削除します．蝶形骨洞中隔骨が厚い場合は，ダイヤモンドバーにて削除します．トルコ鞍が視野に入ります（図9）．

4 鼻副鼻腔炎に対する手術―応用編

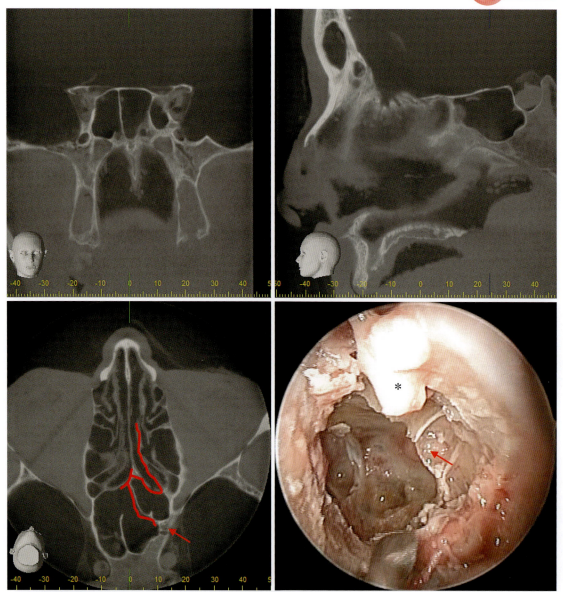

図10 蝶形骨洞正中アプローチに上鼻甲介切除を追加した状態
CT画像の赤線は骨切除範囲を示す．矢印は内頸動脈の最突出部位を示す．＊は切断された上鼻甲介断端を示す．

c 上鼻甲介の処理

　蝶形骨洞正中での開放で十分な術野が得られない場合，すなわち側方に術野を展開する必要がある場合，第一に行う操作が上鼻甲介の部分切除になります．上鼻甲介には嗅上皮も局在するため，基本的には温存しますが，蝶形骨洞術野の側方展開の第一のステップになります．上鼻甲介を蝶形骨洞自然口の高さで切断することにより，側方に切除できる蝶形骨洞前壁の範囲が眼窩内側壁まで拡大できます（図10）．側方の病変に対するアプローチに限定される場合は，bで述べた反対側への拡大は不要となります．

E　蝶形骨洞自然口からの蝶形骨洞アプローチ

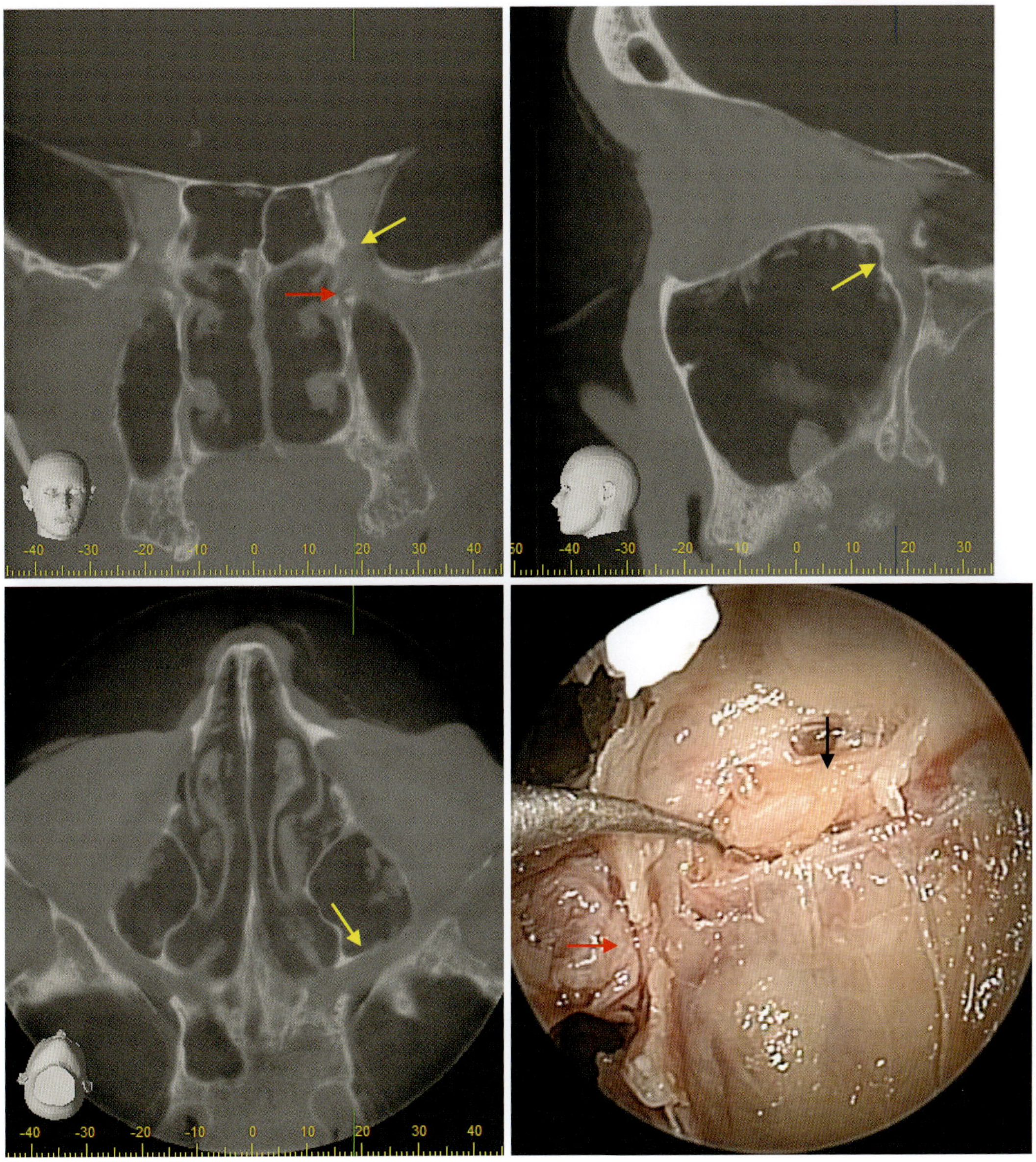

図 11　**上顎洞後壁削除による翼口蓋窩処理**
CT 画像の赤矢印は蝶口蓋孔，黄矢印は眼窩下神経を示す．内視鏡画像の赤矢印は蝶口蓋動脈，黒矢印は眼窩下神経を示す．

d　蝶口蓋動脈，翼突管神経の同定

　さらに，蝶形骨洞の側方への展開が必要な場合，あるいは蝶形骨洞側窩が大きい場合は，上顎洞後壁，翼口蓋窩の処理が必要になります．このステップの第一段階となるのが蝶口蓋動脈の同定です．蝶形骨洞底部への拡大が必要な症例では，翼突管神経の確認が必要となります．蝶口蓋動脈の同定は，3 章 J 項「後鼻神経切断術」（➡ 112 頁参照）を参照してください．蝶口蓋動脈は，翼口蓋窩の前面，すなわち上顎洞後壁の骨膜面の指標となります．蝶口蓋動脈を含む骨膜をきっかけとして，上顎洞後壁骨を削除することにより翼口蓋窩内容の前面を露出することができます（図 11）．

　翼突管の同定は，蝶形骨洞前壁の露出を正中から側方に進めることにより容易に行えま

197

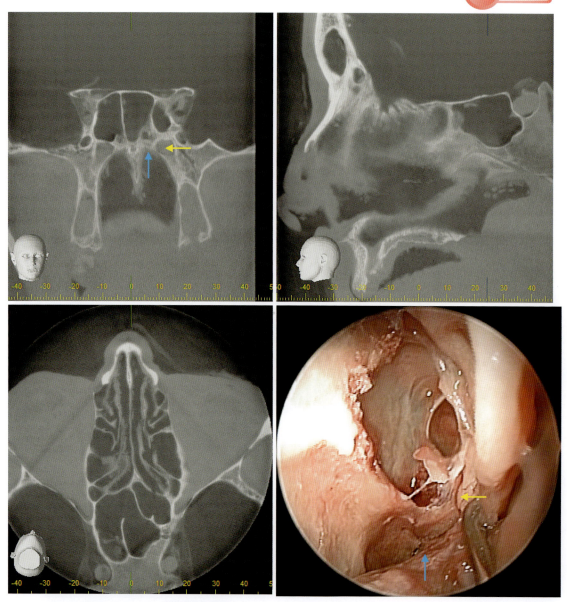

図12 palatovaginal canal，翼突管の同定
蝶形骨洞前壁の粘膜弁を側方に剥離を拡大すると最初に現れる索状物が palatovaginal artery, nerve（青矢印）であり，さらに外側に剥離を進めると翼突管神経（黄矢印），動脈からなる索状物が確認できる．

す．正中から剥離を進め，最初に認められる索状物は palatovaginal artery/nerve で，palatovaginal canal と呼ばれる構造物です（図12）．palatovaginal canal をさらに側方に進むと現れる索状物が翼突管神経，動脈になります（図12）．翼突管の露出に際して，palatovaginal artery/nerve が障害となる場合は凝固・切断します．

e 眼窩下神経の同定

正円孔は，蝶形骨洞外側壁および海綿静脈洞外側壁の目印となります．鼻副鼻腔側から正円孔を同定するためには，上顎洞上壁（眼窩下壁）で眼窩下神経管を同定することが第一のステップになります（図13）．眼窩下神経管を後方に追いかけ，眼窩尖端からやや内側

E 蝶形骨洞自然口からの蝶形骨洞アプローチ

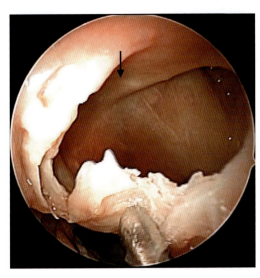

図13　上顎洞自然口から見た眼窩下神経管（矢印）

に向かう部分に正円孔が存在します．確実に正円孔を視認するためには，眼窩下神経，動脈を含む索状物を露出し，後方に追いかける必要があります．蝶形骨前面に相当する部位で正円孔が確認できます（図14）．

f 中鼻甲介，上顎洞後壁，翼口蓋窩の処理

　CT 読影で想定した部位まで上顎洞後壁を削除し，翼口蓋窩内容を露出します．この操作では，ナビゲーションでの確認が有効です．この段階で，翼突管，正円孔が確認できていますので，CT 冠状断の所見に基づき，剥離，挙上すべき翼口蓋窩内容が把握できます（図15）．

　蝶形骨洞前壁から骨膜下に翼口蓋窩内容の剥離を行いますが，この際に正円孔と翼突管の間で交通する神経および血管からなる索状物が障害となる場合があります（図16）．蝶形骨洞内の処理すべき病態に応じて，これらの神経，血管を切断すべきかどうか判断しなければなりませんが，通常炎症性疾患に対する手術であれば，温存し，可能な範囲で蝶形骨洞前壁を削除し，斜視鏡下に手術操作を行うことで対応可能です．中鼻甲介の蝶形骨前面への付着部も操作の妨げになりますが，側方あるいは正中側に偏位させることで，蝶形骨洞内の病変への対応が可能です．頭蓋底腫瘍に対する手術で術野確保に不可欠な場合は，中鼻甲介を蝶形骨洞自然口の高さで部分切除し，正円孔と翼突管の間で交通する神経，血管を凝固・切断する必要が生じます．

g 蝶形骨洞内病変に対する操作

　ここまでの操作で，蝶形骨洞内病変に対しての手術操作に必要な術野が確保できていることになります．蝶形骨洞内での手術操作に際する注意点を説明します．まず，蝶形骨洞粘膜が易出血性であるという点です．篩骨洞や上顎洞に比較して，止血困難ですので，不要な粘膜切除は回避すべきです．また，蝶形骨からの粘膜剥離も同様にかなりの出血を伴います．したがって，不必要に蝶形骨洞粘膜を骨壁から剥離する操作は避けるべきです．真菌塊，良性腫瘍などの病変の摘除に際しては，必ず頸動脈隆起，特に opticocarotid recess 周囲の骨壁の薄い部分を確認してから，摘除操作を行う必要があります．

4 鼻副鼻腔炎に対する手術―応用編

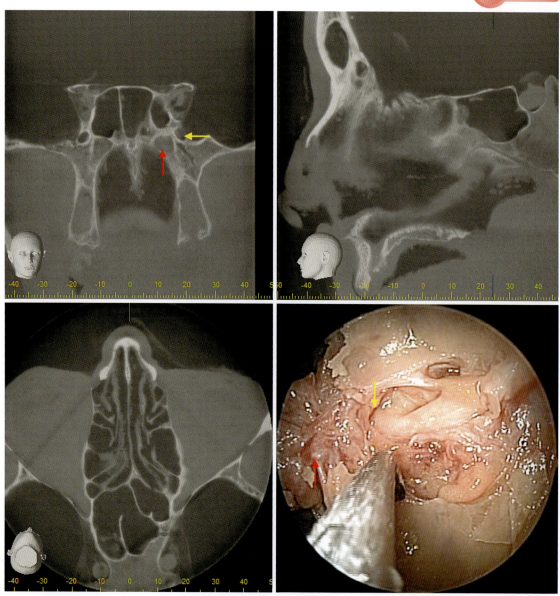

図 14　正円孔の同定
　　眼窩下神経を後方に追いかけると正円孔に到達する．赤矢印は翼突管，黄矢印は正円孔を示す．

E 蝶形骨洞自然口からの蝶形骨洞アプローチ

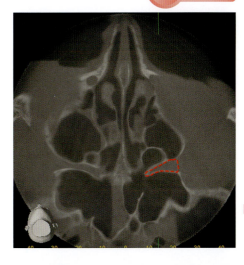

図15 翼口蓋窩の処理範囲
点線は，左蝶形骨洞側窩にアプローチする際に処理が必要な翼口蓋窩内容の範囲を示す．

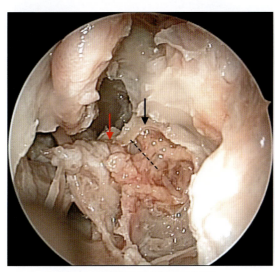 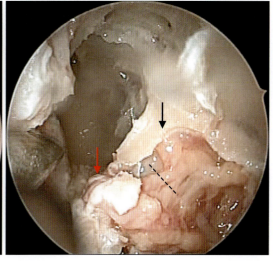

図16 上顎神経-翼突管神経交通枝の切断
黒矢印は正円孔，赤矢印は翼突管神経を示す．この間の索状物を黒点線で切断し，翼口蓋窩内容を下方に翻転する．

3 手術手技解説動画

症例1 動画32 （図17）

　この動画では，蝶形骨洞の開放ではなく，蝶形骨洞内で操作が必要な場合の蝶形骨洞の開放の方法を示します．当然，蝶形骨洞内のどの部分の操作を行うかによって，開放する範囲は変わりますが，ここで示す方法は，ミニマムかつ基本となる手技です．

　蝶形骨洞自然口から前方に鼻中隔に粘膜切開を入れます．蝶形骨洞内粘膜と鼻粘膜を切離し，骨膜と共に粘骨膜弁として剥離します．粘骨膜弁は，後鼻孔縁まで剥離します．その後，スタンツェで蝶形骨洞自然口から内側，下方へと骨削除を進め，蝶形骨洞底まで開放します．ここまでの操作でトルコ鞍と右側の頸動脈隆起が視認できます．

　外側の視野を得る必要がある場合，上鼻甲介を蝶形骨洞自然口の高さで切断すると，広

4 鼻副鼻腔炎に対する手術―応用編

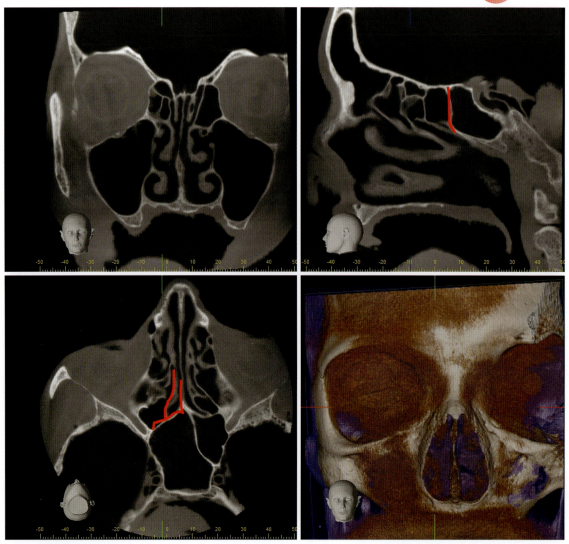

図17 動画標本CT
赤線部分は削除部位を示す．

い術野が得られます．さらに，蝶形骨洞前壁の骨削除を行うことにより，視神経管や海綿静脈洞などの操作が行えるようになります．

(中川隆之)

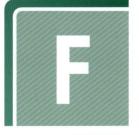

髄液漏閉鎖術

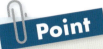

- 硬膜，頭蓋底骨，鼻副鼻腔粘膜の3層を意識する．
- 瘻孔部位によって，髄液圧は異なる．
- 閉鎖材料として，脂肪，筋膜，鼻副鼻腔粘膜を使用する．

　髄液漏は外傷性と非外傷性に分類することができ，外傷性は頭部外傷と手術外傷の2種類に分類できます．非外傷性には，髄膜瘤などの先天的な要因によるもの，頭蓋底腫瘍など後天的な疾患によるもの，原因不明の特発性が含まれます．前二者では，MRによる病変の評価が重要となり，髄液漏の部位診断というよりも，原因診断といえます．特発性では好発部位を中心に詳細なCT観察が重要となり，骨欠損を中心に検索することになります．外傷では，骨折部位の診断が部位診断となります．

　本項では髄液漏閉鎖手術手技と関連するCT読影に焦点を絞り，CT読影では好発部位として，篩板と蝶形骨洞側窩を取り上げ，正常解剖と髄液漏診断に際しての注意点を説明します．手術手技としては，比較的サイズの小さい瘻孔の閉鎖手術について説明し，頭蓋底の広範な欠損については，頭蓋底再建として5章L項「有茎鼻粘膜弁と頭蓋底再建」（→336頁参照）で説明します．

CT読影のポイント

a 篩板

　篩板は，眼窩内側壁の紙様板と並んで鼻内で最も脆弱な部位です．篩板は薄いだけでなく，嗅糸の出口が存在し，多孔性なためです．篩板，紙様板ともに篩骨の一部分になります．篩板の観察には，CT冠状断での観察が適します．冠状断にて前方から蝶形骨前面まで連続的に中鼻甲介の天蓋付着部を観察します（図1）．中鼻甲介基板から後方の後部篩骨蜂巣エリアでは，上鼻甲介と中鼻甲介は共通基板として天蓋に付着していますので，上鼻甲介の天蓋付着部が篩板になります．篩骨洞手術に伴う髄液漏では，篩板近傍の中鼻甲介付着部の外側に注意し，非外傷性では嗅裂側に留意します．

b 蝶形骨洞側窩

　蝶形骨の発達と関連し，蝶形骨側壁に骨融合不全が存在し，特発性髄液漏の原因となることが知られています．蝶形骨洞側壁に小さなcanalが存在するように見える間隙が存在する場合があり，Sternberg's canalと呼ばれています．これも蝶形骨洞を冠状断にて

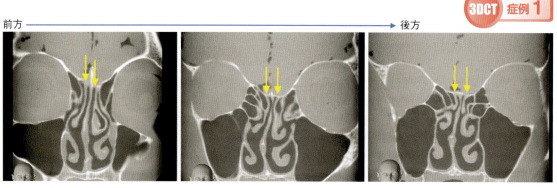

図1 篩板のCT冠状断画像
矢印は篩板の位置を示す．

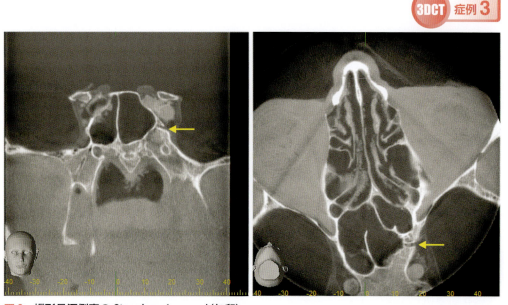

図2 蝶形骨洞側窩のSternberg's canal（矢印）

連続的に観察することにより同定されます．通常，海綿静脈洞よりも前方に存在するので，正円孔と翼突管が観察できるスライスを注意深く観察する必要があります（図2）．

2 手術手技

鼻副鼻腔の瘻孔部位に到達する方法は，3章，および本章の関連する項を参照してください．本項では，瘻孔部位の閉鎖方法について解説します．

a 瘻孔部位の確認と周辺鼻粘膜の郭清

アドレナリンなどで十分に粘膜を収縮させ，瘻孔の存在が疑われる部位を観察します．局所麻酔薬の粘膜注射は観察を困難にしますので，疼痛コントロールに必要な場合，瘻孔の存在が疑われる部位以外の通り道となる部位に局所注射してください．できれば，全身麻酔下での手術が理想的です．例えば，局所麻酔での手術中に患者がくしゃみをすると，

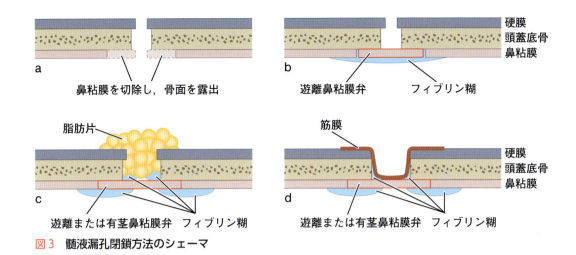
図3 髄液漏孔閉鎖方法のシェーマ

水柱ができるぐらいの髄液が漏れ，その後に鼻腔内の分泌物が頭蓋内に吸引されることになります．また，髄液の漏れを確認するためにはできるだけ局所が乾いているほうが好都合です．ドライな状態のコットンシートで分泌物を拭き取って観察してください．腹圧を上げる，頭位を下げるなど脳脊髄圧を上げる工夫が有効な場合があります．

瘻孔部位が同定されたら，周囲の鼻粘膜を剥離し，瘻孔周囲の骨面を露出させます．頭蓋底の骨面がいわば接着する「のりしろ」となりますから，しっかりと骨面を露出させる必要があります（図3a）．脆弱な構造部位にて粘膜剥離を行う際には，鈍的な剥離を行う手術器具よりメスなど鋭的な器具で粘膜切開を入れ，刃を用いて剥離（切除）操作を行うなど鋭的な操作を選択したほうが，操作をスムーズに行えます．

b 穿孔閉鎖法

穿孔部位の閉鎖に関しては，穿孔の大きさと髄液の漏れの程度が問題となります．一般に，篩板を含めた前頭蓋底領域は髄液圧が高くない，すなわち髄液の漏れの勢いが小さい傾向にありますが，蝶形骨洞後壁では髄液圧が高く，より強固な閉鎖が求められます．

穿孔が非常に小さく，髄液漏の程度も軽い場合，硬膜内に挿入する素材なし，遊離鼻粘膜弁で被覆する方法を用います．十分な面積に骨面が露出していれば，骨面のサイズに合わせた大きさの粘膜弁を直接あて，フィブリン糊で被覆します（図3b）．粘膜の厚さは，厚すぎると骨面に密着させることが困難になりますので，適切な厚さに調整します．骨面との間に隙間なく圧着させることがポイントです．フィブリン糊の上からコラーゲンスポンジを当て，その上から適切に圧迫できるようにコットンシートかガーゼを当てます．

遊離鼻粘膜弁の採取部位ですが，下鼻甲介から採取するのが簡便であり，術後の癒着や採取部位の穿孔のリスクが最も低い部位と言えます．内視鏡の視野は，広角レンズで得られている視野なので，実際の形態とは異なります．粘膜弁の採取に際しては，コットンシートなどを実際の閉鎖部位にあてて，必要な面積を相対的に確認し（コットンシートの半分の大きさなど），採取部位に同じコットンシートやメジャーをあてて採取する粘膜サイズを決めてください．目分量は，内視鏡の視野では用いるべきではありません．また，当然のことですが，被覆する鼻粘膜は鼻腔面が必ず鼻腔側になるように留意します．

穿孔がはっきりとわかる大きさであり，髄液の漏出が明らかな場合は，インレイ素材が必ず必要になります．穿孔が小さくても，明確な髄液露出が視認できる場合もインレイを行うべきです．最も簡単な方法は，脂肪片を用いたバスプラグ法です．穿孔よりも大きな脂肪片を用意し，吸収糸を縫合します．いったん，脂肪片を硬膜内に挿入し，糸を軽く

引っ張って，浴槽の栓のように引っ掛けます（図 3c）．筋膜を用いることも可能です．筋膜を用いる場合，糸は縫合せずに耳内法による鼓膜形成術と同様の操作を行います．鼓膜の穿孔を硬膜の穿孔と考えればよいわけです．用いる筋膜は穿孔よりも大きめのものを用意し，硬膜内に挿入し，中央部分（あらかじめ色素でマーキングしておくとわかりやすい）を少し鼻腔側に引き出します．この際，筋膜に皺が入り，隙間ができないように注意します．少量のフィブリン糊で硬膜辺縁と筋膜を接着します（図 3d）．この際に，露出した骨面にフィブリン糊ができるだけ付着しないように留意します．骨面を遊離あるいは有茎の鼻粘膜弁で被覆し，フィブリン糊で固定します．明らかな硬膜欠損を生じている場合は，筋膜を硬膜内に挿入すべきです．

　パッキングについては，小穿孔と同じです．有茎鼻粘膜弁の使用は，より確実な閉鎖につながります．蝶形骨洞側窩であれば有茎鼻中隔粘膜弁を反対側の鼻腔で作製するのが理想的です．粘膜弁の屈曲が少なくなり，良好な血流が保てます．篩板の中鼻道側であれば，中鼻甲介の中鼻道面の粘膜弁が最も簡便ですが，しっかりとした粘膜弁が必要であれば，同側の鼻中隔粘膜弁が望ましいと考えます．篩板は，隣接する中鼻甲介あるいは鼻中隔粘膜が嗅上皮である可能性が高いため，有茎粘膜弁の使用は嗅覚障害の要因になり得ることを留意したうえで，有茎粘膜弁を使用すべきです．また，軟骨や骨などの硬性再建材料は，一般的に不要です．蝶形骨洞からの髄液漏で漏出する髄液量が多い場合に，インレイ素材の後に軟骨や骨片を当て，鼻粘膜弁で被覆する場合があります．

（中川隆之）

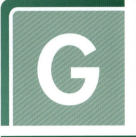

視神経管開放術

- 視神経管と最後部篩骨洞・蝶形骨洞の関係を術前CTで確認する．
- 視神経管，内頸動脈隆起，視神経-内頸動脈陥凹（opticocarotid recess；OCR）を把握する．
- 篩骨洞外側で眼窩骨膜を露出し，骨膜剥離を後方に進める．
- 視神経と眼動脈の走行を理解する．

　本項では，眼窩内の血腫，外傷による浮腫，骨折片による視神経圧迫などに対し，視神経管内の減圧や視神経の圧迫解除を目的に行われる経鼻内視鏡アプローチについて，関連する解剖と手術手技を解説します．

　眼窩や視神経管に操作を加える前には，篩骨洞と蝶形骨洞を開放し，頭蓋底と眼窩の面を露出させておくことが，その後の安全な操作につながります．視神経管の副鼻腔への突出が少なく同定しにくいことがしばしばあります．術前のCT読影，内視鏡視野での内頸動脈隆起やOCRなどをもとに，視神経管の走行を経鼻内視鏡下に把握していくことになります．

CT読影のポイント

a 視神経管と蝶形骨洞または最後部篩骨洞（Onodi cellの有無）の位置関係

　視神経管は，最後部篩骨洞または蝶形骨洞の外側上方に存在し，視神経と眼動脈が走行しています．症例によりどの副鼻腔に接するかは異なり，冠状断CTで視神経管の走行位置を副鼻腔と関連づけて確認しておくことがポイントです．冠状断で眼窩を前方から後方に見ていくと，視神経管は眼窩尖部で眼窩から上方内側に分かれていく管状構造をしています．この視神経管が，どの副鼻腔に接しているかを確認します（図1）．軸位断CTでは，視神経管は頭蓋底において最後部副鼻腔と蝶形骨前床突起の間にあります．Onodi cellが存在する場合は，その大きさにより篩骨洞にまたがる視神経管の距離が異なり，軸位断CTで確認します．

　また，視神経管周囲の含気がどの程度あるかも把握しておきます．含気がほとんどない場合は，副鼻腔に視神経管はほとんど突出していないことになり，経鼻内視鏡でその位置を特定しにくくなります．一方，前床突起への含気が視神経管の外側にも及び，極度に突出している場合は，容易に内視鏡で見つけることができますが，副鼻腔粘膜が視神経管の外側に伸展しているため，手術操作後に粘膜が孤立残存し，視神経管外側での嚢胞形成に

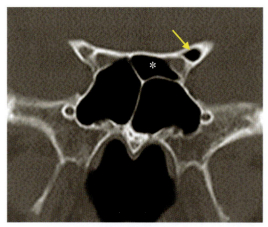 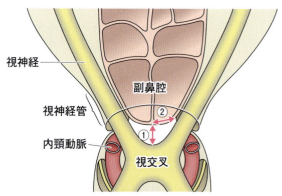

図1 視神経管と副鼻腔の関係
右視神経管は蝶形骨洞に接するが，左は Onodi cell に接する．また，左視神経管の外側には含気があり，副鼻腔の空間（矢印）である．＊は左 Onodi cell を示す．

図2 副鼻腔と視神経の関係
視神経は，視神経管内では副鼻腔と接し，途中から副鼻腔壁から後方に離れ頭蓋内に向かい，視交叉に至る．
① 正中では副鼻腔壁と視神経（視交叉）の間に距離がある．
② 副鼻腔正中と視神経管後端の間の長さを示す．

よる視力障害のリスクとなります（図1）．

b 視神経管の内側後方断端（頭蓋側）の位置確認

視神経を前方から後方に見ていくと，視神経管内では副鼻腔と接しているが，視神経管は正中まではなく，途中で副鼻腔壁から後方に離れ頭蓋内に向かい視交叉に至ります．軸位断で，視神経管の長さや視神経管後端が副鼻腔正中からどれぐらい離れているかなどを測定しておくと，視神経管開放の範囲の目安になります（図2）．

c 鉤状突起や篩骨胞，中鼻甲介基板の眼窩付着部と眼窩内壁骨の厚さを確認

軸位断と冠状断で，鉤状突起や篩骨胞，中鼻甲介基板が眼窩と付着している部分の眼窩壁の厚さを確認します（図3）．視神経管開放時には，最初に眼窩内側壁の最も薄いところから眼窩内側の骨を一部除去して，視神経管に到達します．最も骨が薄くなっている部位と，篩骨洞の隔壁が眼窩と付着する位置とを関連づけて把握しておくと，経鼻内視鏡下に骨の薄い部位を同定しやすくなります．

前篩骨動脈と後篩骨動脈の位置も同様に，篩骨洞内でどの位置にあるかを CT で確認し（3章 D 項「篩骨胞と supra bulla cell」，→50頁参照），その近傍の眼窩内側壁を外す場合に誤って損傷しないよう注意します．

 ## 手術手技

a 篩骨洞，蝶形骨洞を開放

篩骨洞，蝶形骨洞を十分に開放し，中鼻道において平坦な眼窩面と頭蓋底面で囲まれたワーキングスペースをまず確保します．平坦にしておくと，その後の眼窩操作をよりスムーズに行えるようになります．この段階で，視神経管と OCR，内頸動脈隆起の位置を正確に把握します（図4）．

G 視神経管開放術

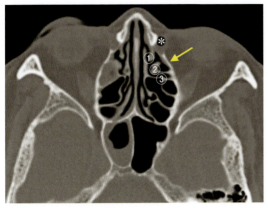

図3 鉤状突起や篩骨胞，中鼻甲介基板の眼窩付着部と眼窩内側壁の厚さ
篩骨胞の外側にある眼窩内側壁が，最も薄くなっている．ここ（矢印）から眼窩骨膜下に入るのが妥当と考えられる．
＊は鼻涙管，①は鉤状突起，②は篩骨胞，③は中鼻甲介基板，矢印は最も薄い眼窩内側壁の部位を示す．

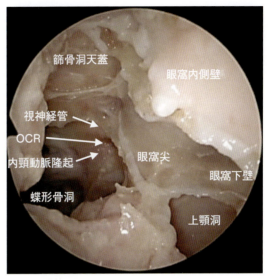

図4 視神経管開放術の手順①
篩骨洞，蝶形骨洞を開放する．視神経管とOCR，内頸動脈隆起の位置を把握する．

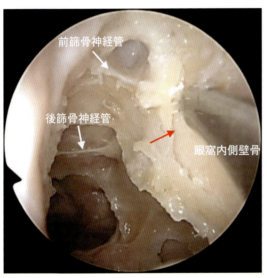

図5 視神経管開放術の手順②
眼窩内側壁を骨折させる（赤矢印）．

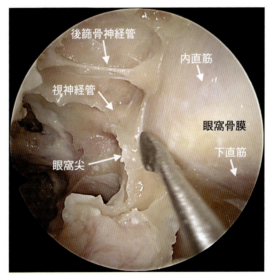

図6 視神経管開放術の手順③
眼窩内側の骨壁を後方まで外す．

b 眼窩内側壁を外す

　眼窩内側壁を外す前に，その範囲にある鼻粘膜を先に剥いておくと操作がしやすいです．眼窩内側壁骨の厚さは，症例や部位により異なり，最も薄いところから眼窩骨膜下に入ることがポイントです．篩骨胞外側の眼窩内側壁が薄くなっていることが多く，内視鏡と器具の干渉が少なく繊細な操作が行いやすいです．

　この部分の眼窩内側壁を剥離子などで軽く眼窩側に押すと，眼窩内側壁が骨折し眼窩骨膜下に入れます（図5）．このとき，力が入りすぎて眼窩骨膜を損傷し，眼窩脂肪を露出させないことがポイントです．骨膜下に入ると，それより後方の眼窩内側壁の骨削除は，剥離子などで比較的容易に行えます（図6）．

　内側壁の除去を後方に進めていくと，後篩骨洞から蝶形骨洞の間は骨が厚くなっている

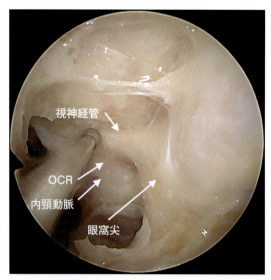

図7 視神経管開放術の手順④
後篩骨洞より後方の骨は厚いので，バーで削り薄くしてから骨壁を除去する．視神経管の骨は薄いこともあるので，確認してから削る．

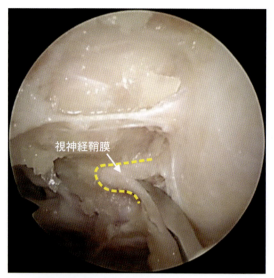

図8 視神経管開放術の手順⑤
必要に応じて，視神経管開放後に視神経鞘も切開する．
点線は開放した視神経管を示す．

ので，この部分では先にバーで薄く削ってから，骨を剥離除去します（図7）．

c 視神経管の上面側から順に開放，眼動脈と内頸動脈損傷に注意

　眼窩内側壁の骨を前方から後方に剥離除去し眼窩骨膜を出していくと，視神経管は眼窩尖部からやや上方に向かって後内側に走行します．視神経管の骨が薄ければそのまま視神経管の骨除去を進められますが，骨が厚い場合は，ダイヤモンドバーで薄くしてから剥離除去します．視神経管内には視神経と眼動脈を包む視神経鞘（硬膜）と骨膜があり，その膜を視神経管の1/3～1/2程度露出させます（図8）．

　視神経管内では，視神経の尾側に眼動脈が走行していたり，視神経管の下にあるOCRのすぐ内側下方に内頸動脈隆起があったりします．バーなどで視神経管周囲の骨を削る場合は損傷しないように注意が必要で，視神経管の上方から下に向けて順に削っていくほうが安全です．これらの操作で使うバーの頭は小さいものがよく，大きいとバーの頭で視野がかくれたり，周囲も余分に削れてしまう危険があったりします．また，熱損傷が起こらないように十分な流水をかけながら操作することが大切です．

　CTで読影したように視神経管は正中までは走行していないので，視神経管が内側後方で終わる部位までの骨削開を行います．視神経管の骨を除去し，視神経と眼動脈を包む鞘膜を露出するだけでほとんどの場合十分ですが，不十分な場合はさらに鞘膜を切開し減圧を追加することがあります（図8，9）．その場合，視神経管の下方には内頸動脈からの枝である眼動脈が走行しているため（図10），鞘膜切開は視神経管の中央か，やや上方で行います．視神経と鞘膜の間に少し余裕がある視神経管のすぐ前方の眼窩側から切開を開始し，後方の視神経管方向へ順に進めていくと安全です．また頭蓋側では，髄膜腔が一部視神経管内に突出しているので，正中方向に鞘膜切開を進めすぎると，髄液漏のリスクがあるので注意が必要です．

G　視神経管開放術

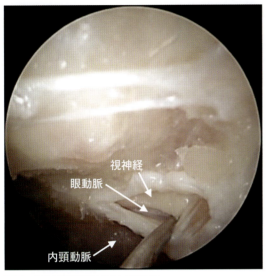

図9　**視神経管開放術の手順⑥**
視神経鞘内に，視神経とその下を走行する眼動脈が確認できる．

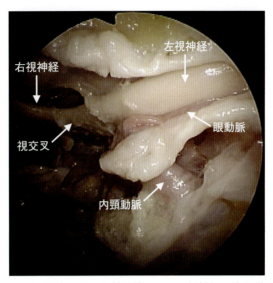

図10　**視交叉から視神経管までの，視神経と内頸動脈から分岐する眼動脈**
内頸動脈から分岐した眼動脈は，視神経の下面に沿って視神経管内を通る．

3　手術手技解説動画

症例1　動画33

視神経管開放術を動画で示します．

（田中秀峰）

5

頭蓋底手術における鼻副鼻腔操作

A 副鼻腔炎手術と頭蓋底腫瘍手術の違い

> **Point**
> ・副鼻腔炎では，ドレナージルートを中心に考える．
> ・頭蓋底手術では，目的とする術野に対する適切な通り道の確保と考える．
> ・共通する点は，鼻副鼻腔機能を良好に保つことである．

　各副鼻腔へのアプローチに関連する手術解剖は，病態が炎症でも腫瘍でも変わりません．当然，基盤となる手術解剖を理解することが前提となります．したがって，3章「鼻副鼻腔炎に対する手術―基本編」，4章「鼻副鼻腔炎に対する手術―応用編」で述べたCT読影や手術手技は，すべて頭蓋底手術に応用できるものです．

　一方で，頭蓋底腫瘍手術に際しての鼻副鼻腔における手術操作と副鼻腔炎治療における手術操作では，基本的なコンセプトが異なることを理解する必要があります．副鼻腔炎の治療においては，本来のドレナージルートを中心に考えた手術アプローチ，操作が基本的な考え方になります．頭蓋底手術では，手術操作を行う頭蓋底病変に対して適切な通り道，術野を，鼻副鼻腔機能を最大限に温存しながら確保することが主眼となります．同時に，腫瘍切除後の再建も考えた手術デザインが必要になります．

　本章では，頭蓋底手術における鼻副鼻腔の手術操作をいかに考えて行うべきかという観点から，鼻副鼻腔での手術操作を整理して説明したいと思います．

（中川隆之）

B 良性腫瘍と悪性腫瘍の違い

> **Point**
> - 良性腫瘍は基部の処理，悪性腫瘍は病理学的安全域（マージン）の確保が重要である．
> - マージンは術中迅速病理検査で確認する．
> - 腫瘍基部を確認できる術野を作る．

　良性腫瘍には発生母地である基部が存在し，そこから周囲へ増大します．よって，術後に腫瘍を再発させないためには，基部の完全切除が必要で，そのためには内視鏡下で基部が確認できる術野を確保することがポイントです．悪性腫瘍は基部から周囲へ増大するだけでなく，周囲組織に浸潤し，転移もして生命予後にも影響します．よって，基部の摘出とともに腫瘍周囲のマージンも含めた広めの切除が必要です．

1 CT，MRI 読影のポイント

a 良性腫瘍（内反性乳頭腫）

　良性腫瘍で最も発生頻度が高いのは内反性乳頭腫です．内反性乳頭腫の多くで基部に骨肥厚が認められ，CT 像で確認できます（図1）．また，MRI 像（造影 T1 強調像，T2 強調像）では腫瘍が脳回状紋様を呈し，その紋様の流れが腫瘍基部に収束しています（図2）．

5 頭蓋底手術における鼻副鼻腔操作

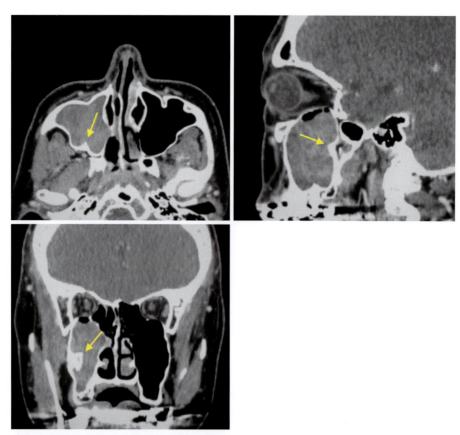

図1 右上顎洞内反性乳頭腫のCT像
上顎洞後壁に腫瘍基部である骨肥厚所見（矢印）を認める．

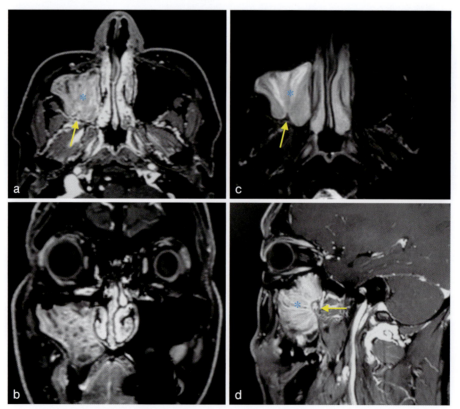

図2 右上顎洞内反性乳頭腫のMRI像
上顎洞後壁の腫瘍基部（矢印）に収束する脳回様紋様（＊）を認める．
a, b, d：造影T1強調像
c：T2強調像

B 良性腫瘍と悪性腫瘍の違い

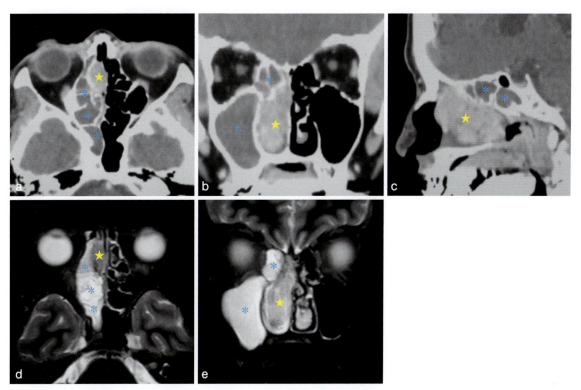

図3 右鼻腔嗅神経芽細胞腫の造影CT像（a〜c）とMRI像（T2強調像，d，e）
右嗅裂部から総鼻道下部にわたる腫瘍（☆）とその周囲の副鼻腔に粘液貯留（＊）を認める．

b 悪性腫瘍（嗅神経芽細胞腫）

　頭頸部悪性腫瘍の病理組織で頻度が最も高いのは扁平上皮癌ですが，鼻副鼻腔原発の悪性腫瘍の病理組織は癌腫，肉腫と多様であり，どれもが希少がんであるのが特徴です．そのなかで，内視鏡手術を最も多く適用されているのが嗅神経芽細胞腫です．これは嗅粘膜から発生するので嗅裂部に発生し，前頭蓋底や副鼻腔へも伸展します．

　まずCT像で腫瘍の範囲と頭蓋底，眼窩など周囲への伸展の評価をします．ただし，腫瘍の周囲に圧迫によってドレナージルートを失った副鼻腔の粘液貯留や副鼻腔炎を伴うことがあり，単純CT像だと腫瘍の範囲は不明瞭なので，造影像とMRI像が必要です（図3）．特にMRI像では腫瘍と副鼻腔炎の鑑別のほか，頭蓋底では硬膜浸潤の有無の診断に有用です．

　また，手術プランニングのための読影として，腫瘍の伸展範囲の確認とともに，腫瘍周囲に手術操作のワーキングスペースが確保できるかどうかを確認します．そして，ワーキンズスペースの評価次第で，内視鏡手術単独で腫瘍摘出が可能か，あるいは内視鏡手術だけでは腫瘍の摘出が困難なので外切開手術（開頭など）と組み合わせて行うcombined surgeryが必要であるかなどを考慮します．

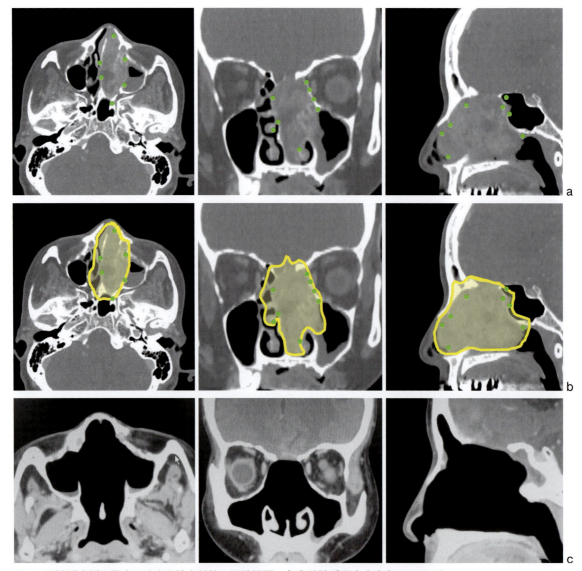

図4 悪性腫瘍例の術中迅速病理検査部位と切除範囲，左鼻腔腺扁平上皮癌（T4bN0M0）
　a：緑点が術中迅速病理検査を施行して腫瘍陰性であった部位．
　b：これらの部位を結ぶように切除ライン（黄線）を決めて腫瘍を一塊切除で摘出した．
　c：術後2年4か月経過時点のCT像．

2 手術手技

a 断端病理組織検査（マージンスタディ）

　腫瘍周囲では一見正常に見える粘膜に腫瘍細胞が浸潤していることがあります．腫瘍を取り残すことなく完全に摘出するための安全域確保には，まず内視鏡下で腫瘍とその周囲粘膜を丹念に観察します．そのうえで腫瘍浸潤がなく，かつ切除操作が可能な部位から組織を採取して，術中迅速の断端病理組織検査（マージンスタディ）を行います（図4）．
　平坦で薄い粘膜からの組織採取は困難な場合もあります．そのときはキュレットなどで少し傷をつけて検体採取の鉗子先がかかる凹凸を作ると組織採取が容易になります．通常は腫瘍周囲の複数か所で行い，腫瘍陰性の部分を結ぶことで腫瘍切除ラインが決まります．そこを粘膜切開して，基部に向かって骨膜下を剝離するのですが，副鼻腔内や腫瘍の

B 良性腫瘍と悪性腫瘍の違い

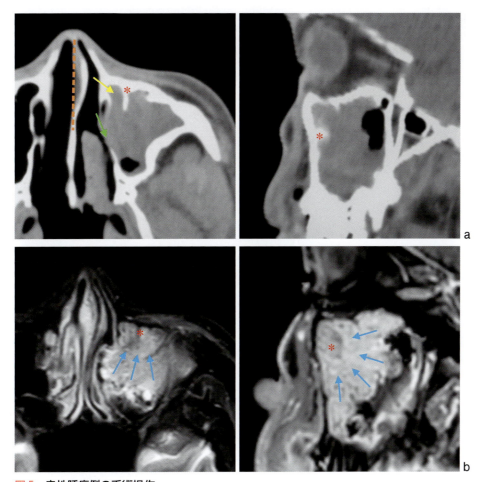

図5 良性腫瘍例の手術操作
左上顎洞内反性乳頭腫(Krouse 分類の T3, 腫瘍基部は上顎洞前壁).
a：CT 像．b：MRI 像.
まず，ワーキングスペース確保のために鼻中隔矯正術(橙点線)．endoscopic modified medial maxillectomy(EMMM，黄矢印)と上顎洞自然口開放(緑矢印)で腫瘍の遊離縁にアプローチ(4章 C 項「endoscopic medial maxillectomy (EMM)」, ➡ 164 頁参照). 腫瘍を周囲から減量し(青矢印)，基部(＊)を確認して，基部の骨肥厚部を削除または摘出する.

背部など最初ワーキングスペースがないためにマージンスタディができない場所は，手前の安全域での手術操作を進めてワーキングスペースを拡げながら続きのマージンスタディを行い，段階的に深部の切除ラインを決めていきます．

b 良性腫瘍の切除

内反性乳頭腫の場合，腫瘍と周囲粘膜との間の癒着の有無を内視鏡下で慎重に確認し，癒着のないポリープ状の遊離縁部ならば必要に応じて分割切除で減量して術視野とワーキングスペースを確保し，術前画像で同定した腫瘍基部に向かって手術操作を進めます(図5)．基部の周囲，あるいはそれ以外の部位でも腫瘍と粘膜の癒着所見があれば，その周囲でマージンスタディを行い，癒着部の腫瘍を取り残さないようにします．

腫瘍基部の骨肥厚部は通常粗面で，骨組織内に腫瘍細胞が入り込んでいることがあるので，この部分はダイヤモンドバーで削除して腫瘍の再発の予防処理をします．例えば基部が上顎洞後壁にあり，ドリル操作により後方の翼口蓋窩の軟部組織まで貫通するおそれのあるときには，基部の骨表面を電気メスで焼灼し，表層の焦げた組織のみをシェービング

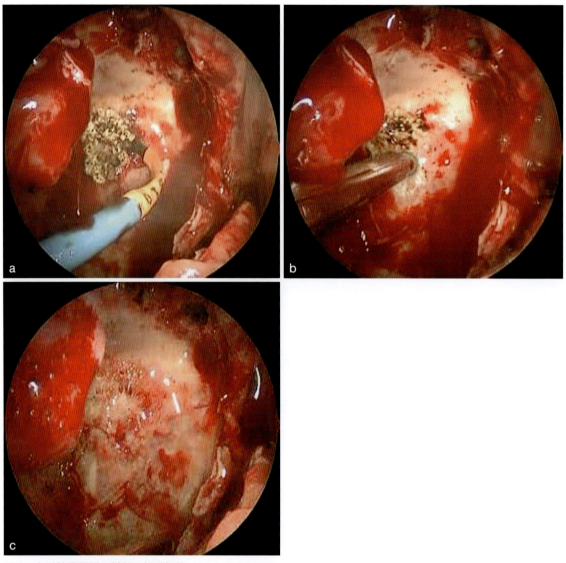

図6 内反性乳頭腫の基部の処理操作
a：上顎後壁の肥厚している骨性基部を電気メスで焼灼する．
b：表層の焦げた組織をダイヤモンドバーで削ぎ取る．
c：洗浄後の基部．薄い骨層が温存できている．

処理をすれば，骨壁を薄く温存し，後方組織の損傷を防ぐことができます（図6）．なお，基部のドリル操作のみだと腫瘍組織が残存しそうな所見ならば，基部の骨組織を丸ごと切除します．

c 悪性腫瘍の切除

悪性腫瘍ではマージンスタディに基づいて決めた切除ラインに沿って，腫瘍本体を含む摘出組織を周囲組織から切除します．嗅神経芽細胞腫など鼻腔原発悪性腫瘍の場合，周囲に腫瘍伸展のない副鼻腔があれば，マージンスタディで腫瘍陰性であることを確認のうえ，広く開放してワーキングスペースを確保します．片側性の腫瘍でも鼻中隔もマージンとして合併切除する例では，対側の鼻腔をワーキングスペースとして活用することができます．また，前頭蓋底に近接する腫瘍の場合，前上方のワーキングスペースの確保のためには modified Lothrop procedure（Draf type Ⅲ手術）が有用です〔4章A項「拡大前頭洞手術（Draf type Ⅱb・Ⅲ手術）① inside-out アプローチ」（➡ 132 頁参照），4章B項「拡大前頭洞手術（Draf type Ⅱb・Ⅲ手術）② outside-in アプローチ」（➡ 149 頁参照）〕．

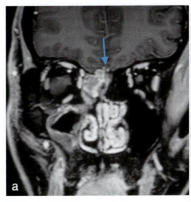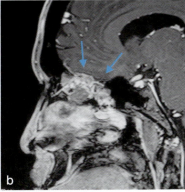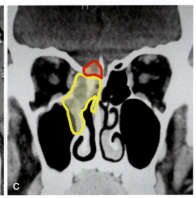

図7 悪性腫瘍の multi-layer resection 施行例
右鼻腔嗅神経芽細胞腫（Kadish C，Dulguerov T4）．
a，b：MRI像．c：CT像．
腫瘍が前頭蓋底硬膜に浸潤している（青矢印）．まず，マージンスタディを施行後，前頭蓋底直下で腫瘍の大部分（黄線範囲）を先に切除し，次に再びマージンスタディを施行後，頭蓋底と頭蓋内の腫瘍を一塊切除で摘出した（赤線範囲）．

　悪性腫瘍の摘出には一塊切除が望ましいですが，腫瘍が大きくてワーキングスペースの確保が困難な場合は，分割切除をします．ただし，この場合も必ず先にマージンスタディを行い，腫瘍陰性のラインを決めてから，その範囲内で分割をします．この際にはいわゆる piece by piece（細切れ）に分割するのではなく，なるべく大きな腫瘍組織片として最小限の分割回数とし，腫瘍組織をまき散らすことがないように注意します．そして，基部は一塊切除で摘出します．これを multi-layer resection と言います（図7）．一塊摘出，分割切除に共通する重要なポイントは，クリアーマージンでの腫瘍切除が必要ということです．また，腫瘍の病理組織型に応じて，マージンの範囲が変わることにも注意が必要です．
　悪性腫瘍への内視鏡下経鼻手術はまだまだ発展段階にあり，今後切除マージンの考え方や multi-layer resection を含めた分割切除についてもコンセプトが変化するかもしれません．ただ，炎症性疾患と良性腫瘍，悪性腫瘍に対する内視鏡下経鼻手術の基本的なコンセプトはそれぞれ異なるということを理解しておくべきです．

d 再建術

　腫瘍摘出後に鼻副鼻腔外の部位と交通が生じた場合，その部分の再建を行います．腹部や大腿部などから採取した脂肪組織，筋膜，鼻内で採取する有茎鼻中隔粘膜弁などの局所粘膜弁や鼻中隔軟骨片など，再建部位の特徴次第で適宜材料を選択します．特に頭蓋底を合併切除した場合は，髄液漏が生じないように頭蓋内と鼻腔の交通を完全に遮断した再建が必要ですので，複数の材料を組み合わせた多層再建が必要です（5章L項「有茎鼻粘膜弁と頭蓋底再建」，➡ 336頁参照）．

e 出血対策

　以上の操作を行うためには，出血が制御されたオリエンテーションのよい術視野の確保が大前提です．特に腫瘍は動脈からの血流支配を受けていますので，腫瘍と周囲からの出血予防のために，必要に応じて蝶口蓋動脈や前篩骨動脈を処理します〔2章「基本操作（手術器機の基本的使用方法）」（➡ 7頁），3章J項「後鼻神経切断術」（➡ 112頁），5章J項「前頭蓋底アプローチ」（➡ 311頁）を参照〕．また，血液により汚れた術野の清掃と止血のために，随時温かい生理的食塩水で洗浄するのも有効です．

（小林正佳）

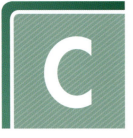

C 経鼻内視鏡頭蓋底手術のセットアップ

- 耳鼻咽喉科医，脳神経外科医，清潔看護師の手の動きが干渉しないような動線を考える．
- 長時間手術となっても，術者の疲労が少ない配置とする．
- 開頭・経鼻同時手術をする場合は，機器の配置について事前に十分にシミュレーションしておく．

4章までで主に耳鼻咽喉科単独で行う副鼻腔手術について解説しました．本章は頭蓋底の骨を削り硬膜を切開し頭蓋内病変を摘出する，頭蓋底手術についての解説となります．頭蓋底手術は耳鼻咽喉科と脳神経外科の境界領域となるため，耳鼻咽喉科と脳神経外科のチーム手術が望ましい領域です．本項では2名の術者による経鼻内視鏡手術（3-4ハンド手術）のセットアップと，経鼻内視鏡手術と開頭術とを同時に行う，開頭・経鼻同時手術のセットアップについて解説します．

 適応

a 3-4ハンド手術

下垂体腺腫，頭蓋内の髄膜腫や頭蓋咽頭腫など，耳鼻咽喉科，脳神経外科のチーム手術が必要な経鼻内視鏡手術のすべてが適応となります．単科で手術を完遂できる疾患もあるでしょうが，チームとしての習熟度を最大限にあげるために，できるだけチーム手術を行うことをお勧めします．スコーパーと呼ばれる術者が適切な視野確保を行い，もう1人の術者が両手操作で左右2つの道具を用いて腫瘍摘出などの操作を行います．頭蓋底手術としては，もっとも多い形式となります．手術の局面によってはスコーパーが内視鏡に加え，さらにもう1つの道具を鼻腔に挿入することで，4ハンド手術とすることも可能です．

b 開頭・経鼻同時手術

鞍隔膜でのくびれが強く，鞍上部の腫瘍が大きい下垂体腺腫や，硬膜下伸展の強い下垂体腺腫，副鼻腔/前頭蓋底に同時伸展する嗅神経芽細胞腫，頭蓋底骨浸潤や副鼻腔伸展を示す嗅窩部髄膜腫などで，経鼻アプローチのみでは十分かつ安全な摘出が困難と思われる症例に開頭・経鼻同時手術を用います．開頭・経鼻同時手術には，① 死角補完，② 栄養血管早期遮断，③ 根治性向上，④ 確実な頭蓋底再建，⑤ 手術時間の短縮などの利点があ

C 経鼻内視鏡頭蓋底手術のセットアップ

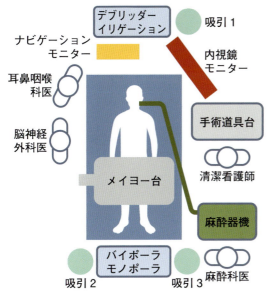

図1 手術セッティング（3-4ハンド手術）
3-4ハンド手術における術者，清潔看護師，麻酔科医，手術器具配置の模式図を示す．

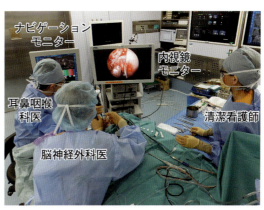

図2 3-4ハンド手術の実際

げられます．

2 手術室のセットアップ

a 3-4ハンド手術

1章のESSのセットアップ（➡1頁参照）と異なる点は，耳鼻咽喉科医・脳神経外科医2名で手術を行うことです．頭蓋底手術など，長時間を要する手術では，2名の術者がそれぞれ快適で楽な姿勢で手術を行うことが大事となります．

手術室の配置を図1，2に示します．各施設でバリエーションがあるかと思いますが，当院では術者2名は患者の右側に座ります．頭側の術者が内視鏡を持ついわゆるスコーパーで，尾側の術者が両手操作で腫瘍摘出などを行います．麻酔器機/麻酔科医は患者の左側で足下寄りに配置します．清潔看護師は患者の左側に立ちます．このように看護師と術者が患者を挟んで対側に位置することで，道具の受け渡しがスムーズになります．特に，頭蓋底を広範にドリリングする場合，術者の後方に看護師が立つとドリルを動かす手と干渉することがあるので，対側配置が安全です．また，副鼻腔手術と同様，座位での手術とすることで，長時間手術でも術者の疲労が少なく，フットスイッチを左右の足で使い分けることも可能となります．

内視鏡のモニターは患者の頭側に配置しています．2名の術者および清潔看護師が同じモニターを見ながら手術を行います．モニターの高さは，長時間手術で術者の首の疲労を避けるために，目の高さかそれよりも低く配置します．その隣には磁場式ナビゲーションを配置します．光学式ナビゲーションを用いてもよいのですが，3-4ハンド手術の場合は術者の手が密集し，光学式ナビゲーションでの赤外線による道具の認識が困難となるため，できれば磁場式ナビゲーションを用意することをお勧めします．ナビゲーションでは精度が重要となります．レジストレーションを行い，まず上顎の中切歯間でナビゲーションの精度を確認します．奥に入るとナビゲーションのずれに気づくこともあるので，蝶形

223

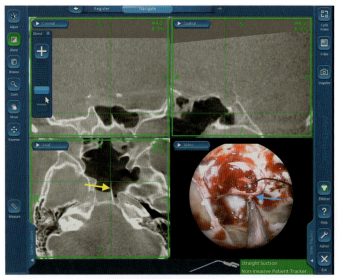

図3 ナビゲーション精度の確認
磁場式ナビゲーションの精度を吸引管の先(青矢印)を蝶形骨洞内の中隔(黄矢印)に当てることで確認している．

骨洞内の中隔などわかりやすいランドマークを用いて，適宜ナビゲーションの精度確認を行ってください(図3)．

　麻酔導入後は，挿管チューブは左口角に固定してもらいます．この際，固定のテープが鼻孔近傍に来ないように麻酔科にお願いしておきます．経口で胃管を挿入してもらい，咽頭パックを挿入しておきます．なお，咽頭パックは手術終了後，麻酔覚醒前に必ず抜去しバイトブロックを挿入するようにします．患者の顔面をベンザルコニウム塩化物液で消毒しておきます．また，腹部や大腿部なども再建に備えて，ポビドンヨード液で消毒しておきます．

　患者の頭部は特に固定せず，柔らかい円座に乗せ，軽く右側に回旋させておきます．手術台は背板を上げ，頭部が心臓よりも高くなるようにします．これは海綿静脈洞などからの静脈性出血を軽減する目的があります．

　副鼻腔手術と比較してさらに道具が多くなる3-4ハンド手術では，器具の配置と整理が重要です．患者足側にメイヨー台を設置しておくと，器具置きとして重宝します．また，患者の頭側と足側に吸引器を配置します．図1に示すとおり，吸引管は不測の出血に備え，3つ用意しています．1つの吸引管が詰まっても，すぐに予備のバックアップ吸引管を用いて血液の吸引が可能です．3つめの吸引管はデブリダーシステムやサクションキュレット，サクションバイポーラ用に使用します．

C 経鼻内視鏡頭蓋底手術のセットアップ

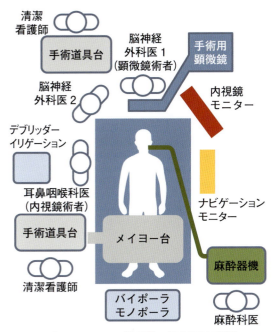

図4 手術セッティング（開頭・経鼻同時手術）
開頭・経鼻同時手術における術者，看護師，麻酔科医，手術器具配置

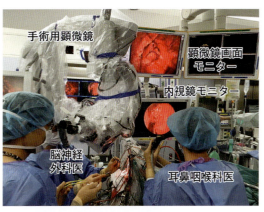

図5 開頭・経鼻同時手術の実際

b 開頭・経鼻同時手術

　手術室配置を図4, 5で示します．開頭側，経鼻内視鏡側それぞれの術者に助手および清潔看護師が付くことになるため，快適に作業するためには極力広い手術室を利用することが望ましいでしょう．頭部回旋の必要のない両側前頭開頭を用いる場合が多いと思いますが，頭を左右に回旋させた前頭側頭開頭の併用も可能です．開頭側からマイクロサージェリーを行うため，頭部は3点固定しています．また，ナビゲーションは光学式ナビゲーションを用いています．頭蓋底再建用に大腿部も消毒し，ドレーピングしておきます．開頭側と経鼻手術側の術野は離被架などで仕切りますが，離被架が手術操作の妨げにならないようにあらかじめ位置のシミュレーションをしておくとよいでしょう．同時進行で手術を行うことになるため，耳鼻咽喉科医と脳神経外科医の連携が必要ですが，多面モニターなどを利用して互いの術野の進行具合が容易に確認できるようにすることが望ましいです．またグリオーマ手術などの覚醒下手術で使用する透明ドレープなどを用いると，互いの手術操作を視認しやすくなります．なお，顕微鏡を動かすときには，内視鏡術者である耳鼻咽喉科医と干渉することがあるため，声かけが必要です．

　3-4ハンド手術以上に器具配置が重要となりますので，特に初めて開頭・経鼻同時手術を行う場合は，事前に器具配置のシミュレーションを行い，できるだけ互いに干渉の少ない器具配置を確認することをお勧めします．一見煩雑に見える開頭・経鼻同時手術ですが，慣れればそれほどセットアップに手間取ることはありません．

③ 手術器機

ⓐ 3-4 ハンド手術

　副鼻腔手術で必要な標準セット，デブリッダー，イリゲーション付き内視鏡に加え，硬膜を切開する刃先の小さなメスやシングルシャフトのはさみ，鉗子や剥離子など頭蓋内の操作で用いる手術が追加で必要となります．下垂体腺腫など軟らかい腫瘍の減圧のために，リングキュレットも各種用意します．吸引管もオンオフの調整ができるように，空気穴付きの吸引管を用意します．要は，両手操作によるマイクロサージェリーで使用するような器具が一式必要になるということです．

　さらに頭蓋底手術で髄液漏れを生じた場合，有茎鼻中隔粘膜弁を挙上する可能性があるため，粘膜切開用の先端が尖った電気メスも必要です．また，頭蓋底の骨を削除するための先の弯曲したドリルが必要となります．硬めの頭蓋内腫瘍を摘出するために，超音波破砕装置が必要となることもあります．硬膜切開前に内頸動脈の位置を確認するために，マイクロドップラーも重宝します．

　止血器具の準備も非常に重要です．海綿静脈洞から出血した場合に備え，ヒトトロンビン含有ゼラチン使用吸収性局所止血剤や酸化セルロースなどを用意しておきます．出血部に止血剤を塗布後，圧迫するための各種サイズの綿花も用意します．バイポーラも必要ですが，症例によっては先曲がりのバイポーラが有用となることもあります．術中動脈損傷などの事態に備え，クリップ鉗子も用意しておくことが望ましいです．止血手技，器具については十分に準備しても準備しすぎることはありません．

　内視鏡ホルダーを用いる施設もあるかと思いますが，スコーパーが終始内視鏡を操作してくれる dynamic endoscopy のほうが，立体感が得やすく不測の血管損傷などの事態への対応が可能です．

ⓑ 開頭・経鼻同時手術

　上記のⓐに記載の機器に加え，開頭用ドリル，マイクロスコープ，開頭例でのマイクロ器具，脳ベラ，バイポーラ，モノポーラなど，通常の脳神経外科手術で用いる手術器具を用意します．

④ 手術進行

ⓐ 3-4 ハンド手術

　手術そのものの詳細は他章に譲りますが，ここでは鼻腔内における器具配置について説明します．

　3 ハンド手術の場合，スコーパーは内視鏡を右鼻孔の 12 時方向から挿入し，鼻翼を持ち上げます．術者は左手の吸引を右鼻腔の 6 時方向，つまり内視鏡の下から挿入します．片鼻アプローチの場合は右手の道具も右鼻腔から挿入しますが，両鼻アプローチの場合は，右手の道具を左鼻腔から挿入することで，道具の自由度は高まります．内視鏡の光源ケーブルやイリゲーションチューブが，左右の道具と干渉しないように回転させます．斜視鏡を用いるときは，図 4 のように右鼻腔の 6 時の位置から内視鏡を挿入し，もう 1 人の術者の吸引が右鼻腔の 12 時の方向から挿入することで，手術道具の自由度が高まります．

　基本は以上の通りですが，場面に応じて左鼻腔から内視鏡を挿入することもあり，臨機応変な道具配置が重要です．4 ハンド手術とする場合は，スコーパーがもう 1 つ道具を左

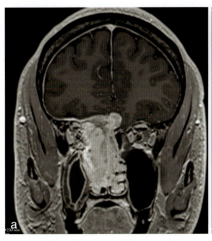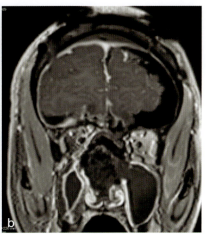

図6 症例の術前(a),術後 MRI(b)

鼻腔から挿入します.

b 開頭・経鼻同時手術

　両側前頭開頭アプローチと経鼻内視鏡手術の併用を行った,頭蓋内伸展/眼窩内伸展を伴った嗅神経芽細胞腫の1例(図6a)を提示します.

　開頭術,経鼻内視鏡手術は同時進行で行いました.開頭側では,毛髪線内で冠状切開を設け鼻根側に翻転し,帽状腱膜と骨膜の間にある粗な結合組織の間で剥離を行い,骨膜弁を厚く残しています.その後,頭蓋底再建に備え,骨膜下に骨膜弁を挙上します.両側前頭開頭を行い手術用顕微鏡を導入したうえで,硬膜を切開し腫瘍を露出します.静脈洞を結紮し大脳鎌を切断し,視野を拡大します.この間に鼻腔側操作は同時進行しています.両側篩骨洞開放により眼窩内側壁,篩骨洞天蓋を明視下に置き,拡大前頭洞手術(Draf type III手術)にて腫瘍切断の前端となる前頭洞の開放を完了します.さらに腫瘍の栄養血管である両側の篩骨動脈をクリップで遮断し,切断します.

　手術が進行するにつれ,互いの術野が近接します.腫瘍を一塊で摘出するか,分割するかは腫瘍の悪性度にもよりますが,分割して腫瘍を摘出する場合は,すでに鼻腔側からの栄養血管が遮断されているため,腫瘍からの出血は最小限となります.骨切断を開頭側,経鼻側のどちらから行うかは臨機応変に対応しており,視野が十分で操作が容易な側から切断を行います.互いの死角を補完し合うことで,安全な骨切りが可能となります.

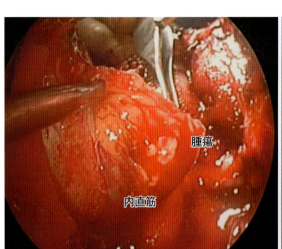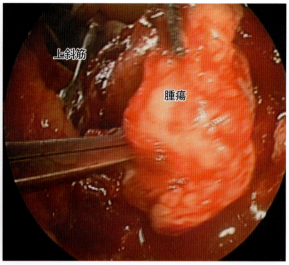

図7　症例の術中写真
　鼻腔側からは内直筋，開頭側からは上斜筋が確認できており，これを保護したうえで，腫瘍を開頭側から牽引し，鼻腔側から剥離操作を行っている．

　この症例では，鼻腔〜頭蓋内に伸展した腫瘍を摘出した後，眼窩内に伸展した腫瘍も，開頭側から上斜筋，鼻腔側から内直筋を確認し，その間に伸展した腫瘍を摘出しました（図7）．経鼻内視鏡単独で眼窩内腫瘍の摘出は難しいのですが，このように開頭側から腫瘍を牽引し，上斜筋を保護してもらうことで摘出が容易となります．同時手術のメリットと言えます．再建は大腿筋膜，前頭骨膜弁，鼻中隔粘膜弁で多層閉鎖を行いました．術後複視もなく，腫瘍は肉眼的，画像的には全摘出されています（図6b）．操作はすべて同時進行で行うことで，手術時間の短縮にもつながります．

C 経鼻内視鏡頭蓋底手術のセットアップ

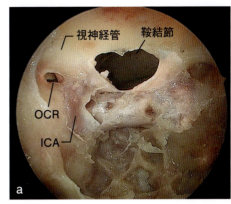
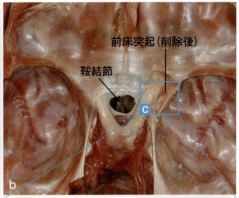
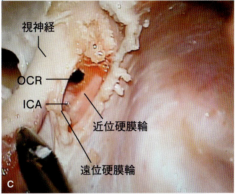
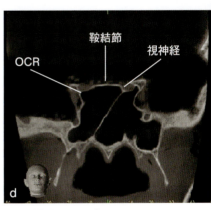
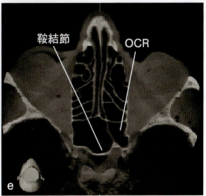

図8 経蝶形骨洞アプローチ
a，d は経鼻内視鏡術野，b，c，e は同一標本を頭蓋内から観察した図である（c は b の青点線部を示す）．経鼻側から鞍結節を削除し，硬膜を削除している．開頭側では右側で硬膜外に前床突起を切除し，近位硬膜輪と遠位硬膜輪の間の内頸動脈（ICA）の傍内頸動脈部を露出している．OCR は開頭側からみると，視神経と内頸動脈を境する optic strut の含気であり，OCR の発達がよいこの標本では開頭側から OCR が確認できる（5章 D 項「経蝶形骨洞アプローチ」，➡ 233 頁参照）．OCR：optico-carotid recess（視神経管頸動脈裂）

5 頭蓋底解剖の理解

　同時手術では鼻腔側の術野と開頭側の術野がつながることになり，同じ頭蓋底構造をそれぞれの視点から観察することができます．同時手術に限らず，通常の経鼻内視鏡手術においても，鼻腔側からみた頭蓋底構造が開頭側からみた頭蓋底解剖のどこに対応するのか理解できるようになると，手術がより安全に進行します．
　図 8〜14 では同一構造部を鼻腔側，開頭側からみた様子を示します．

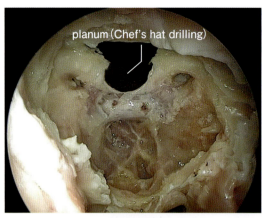
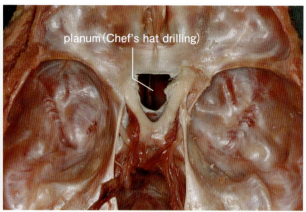

図9 transplanum アプローチ
transplanum アプローチで chef's hat drilling を行ったところである．図8の鞍結節部の開窓範囲をさらに拡大した開窓となる．開頭側からは，両側視神経に境界をもつ骨開窓となっていることが確認できる（5章E項「拡大蝶形骨洞アプローチ（transplanum transtuberculum アプローチ）」，➡244頁参照）．

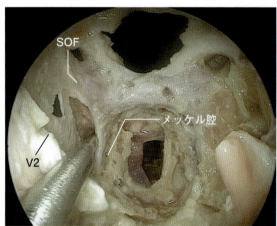
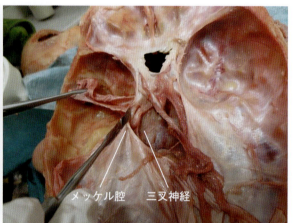
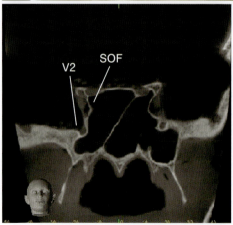

図10 海綿静脈洞，メッケル腔へのアプローチ
ICA の外側で上顎神経（V2）を頭蓋内方向に追うと，メッケル腔に到達する．頭蓋内からもメッケル腔が確認できる（5章F項「海綿静脈洞・メッケル腔アプローチ」，➡255頁参照）．
SOF：superior orbital fissure（上眼窩裂）

C 経鼻内視鏡頭蓋底手術のセットアップ

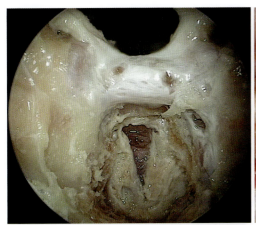
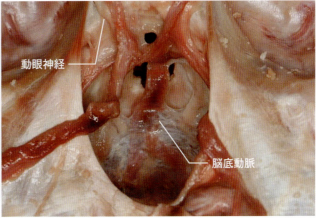
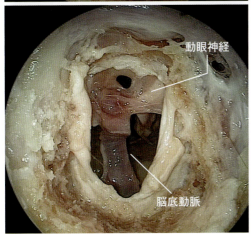

図11 経斜台アプローチ
　中部斜台をドリリングし硬膜切開すると脳底動脈，脳幹部が確認でき，頭側では動眼神経が確認できる．開頭側から見ると動眼神経は動眼神経三角から SOF に走行している（5 章 G 項「経斜台アプローチ」，➡ 268 頁参照）．

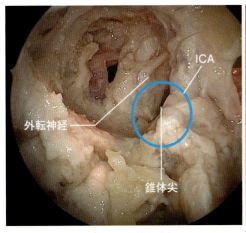
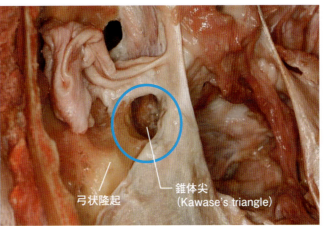

図12 経斜台アプローチ（錐体尖）
　開頭側から錐体尖を硬膜外に削除した．経鼻側から見ると，斜台部の ICA の背面が錐体尖となり，同部位で頭蓋内外の交通を形成することが可能である．経鼻側からは Dorello's canal を貫通して海綿静脈洞に向かう外転神経も確認できる（5 章 G 項「経斜台アプローチ」，➡ 268 頁参照）．

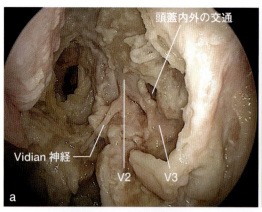
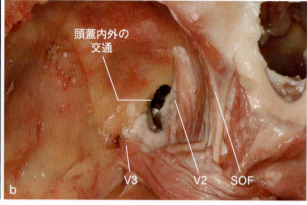

図13 経上顎洞アプローチ(側頭下窩)
V2, 下顎神経(V3)を露出した状態. 翼突管神経(Vidian 神経)を追うと, ICA の屈曲部に至る. 開頭側から固有硬膜を剥離したところが b であり, V2 と V3 の間の頭蓋底を開け, 頭蓋内外に交通をつけたところを示している(5 章 I 項「経上顎洞アプローチ ② 側頭下窩」, ➡ 299 頁参照).

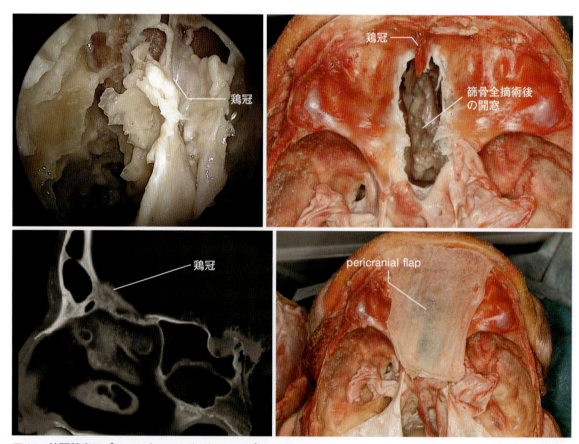

図14 前頭蓋底アプローチ(transcribriform アプローチ)
a:経鼻アプローチで篩骨全摘を行っているところ.
b:全摘後の開頭側から開窓を確認したところ.
この標本では開頭側で pericranial flap を採取しており, 下右図で示すように, 削除した開窓部を十分に被覆することができている(5 章 J 項「前頭蓋底アプローチ」, ➡ 311 頁参照).

　各論については 5 章のそれぞれの経鼻腔アプローチでも解説がありますが, ここで経鼻内視鏡側の視点と開頭側の視点をまとめておくことで理解がより進みます. 経鼻側から見た構造物の奥にどのような頭蓋内構造物があるのかを常に意識しておくことが大事です.

(丹治正大)

D 経蝶形骨洞アプローチ

Point
- 蝶形骨洞自然口，嗅粘膜の範囲，蝶口蓋動脈後鼻中隔枝の走行を認識する．
- Onodi cell の有無を確認し，上鼻甲介を処理する．
- 視神経管隆起，内頸動脈隆起，トルコ鞍を直視鏡で視野に入れる．

　このアプローチは，内視鏡下経鼻頭蓋底手術において最も頻度が高い下垂体手術で用いる基本的な手技です．このアプローチを基本として，その他の腫瘍でも伸展範囲により別のアプローチを追加していくので，基本としてマスターしておくべき手技です．

　このアプローチでは片側鼻孔経由で行う場合と，両側鼻孔経由で行う場合がありますが，内視鏡と器具の干渉やワーキングスペースの広さの点で両側鼻孔経由のほうが操作において有利です．さらに，両側鼻孔経由で蝶形骨洞にアプローチする場合，①両側とも経鼻腔的にアプローチする方法，②片側は経鼻腔的で，もう一方が鼻中隔粘膜下で経鼻中隔的にアプローチする方法，③両側とも経鼻中隔的にアプローチする方法があります．経鼻腔的アプローチでは器具の出し入れによる鼻粘膜表面の細かい傷からの出血に悩まされたり，経鼻中隔的アプローチでは鼻中隔粘膜の剥離操作が必要であったり，術後の蝶形骨洞内の観察孔が経鼻腔的アプローチでは大きく，経鼻中隔的アプローチではなかったり小さかったりする傾向があるなど，それぞれに特徴があります．どの方法を選択してもよいですが，大切なことはランドマークとなる視神経管隆起，内頸動脈隆起，トルコ鞍が直視鏡で視野に入り，両側内頸動脈を直の器具で内視鏡と干渉せずに操作できるスペースが確保できていることです．

　蝶形骨洞へのアプローチ方法としては，中鼻甲介を境に内側からアプローチする経蝶篩陥凹アプローチと，外側からアプローチする経篩骨洞アプローチがあります（図1a）．両側内頸動脈間に病変が限られれば，経蝶篩陥凹アプローチだけで十分ですが，内頸動脈の外側にもアプローチが必要な場合は経篩骨洞アプローチも必要となります（図1b）．経篩骨洞アプローチについては，3章D項「篩骨胞と supra bulla cell（recess）」（➡50頁参照），3章E項「中鼻甲介基板と上鼻道」（➡65頁参照），3章F項「後篩骨洞と蝶形骨洞」（➡74頁参照）で説明しているので参照してください．

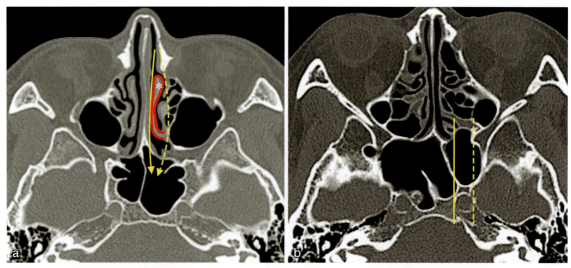

図1 経蝶形骨洞アプローチの選択
a：中鼻甲介（赤線部）を挟んで，内側を通る経蝶篩陥凹アプローチ（実線矢印）か，外側を通る経篩骨洞アプローチ（点線矢印）を選択する．＊は中鼻甲介を示す．
b：左右の病変の拡がりとして，内頸動脈間（実線より内側），内頸動脈隆起や視神経管隆起までの範囲（点線より内側），さらに外側（点線より外側）の範囲で考える．

1 CT 読影のポイント

a 経蝶形骨洞アプローチの選択

　病変の拡がりによって，経蝶篩陥凹アプローチか経篩骨洞アプローチかを選択する必要があります．病変の拡がりを前後方向ではなく左右方向の拡がりで判断する必要があり，軸位断で確認します．蝶形骨洞の背側に左右の内頸動脈が走行しているのがわかります．この左右の内頸動脈の間に病変が限られれば，経蝶篩陥凹アプローチで十分行えます．冠状断で，海綿静脈洞など内頸動脈隆起の範囲まで外側に病変が拡がっていたり，視神経管にまで手術操作が及んだりする場合は，経篩骨洞アプローチを選択します．さらに外側に伸展する場合は，別のアプローチを加える必要があります（図1b）．

b 視神経管と蝶形骨洞または最後部篩骨洞の関係（Onodi cell の有無）

　経蝶形骨洞アプローチでは，トルコ鞍，視神経管，内頸動脈隆起，視神経-内頸動脈陥凹（opticocarotid recess；OCR）がランドマークとなります．これらのなかで視神経管はやや外側上方に存在し，経蝶篩陥凹アプローチではやや見えにくい位置にあります．特に，Onodi cell が存在する場合は，視神経管は蝶形骨洞内ではなく最後部篩骨洞（Onodi cell）内を走行するため，蝶形骨洞だけ開放したのでは不十分です．冠状断と軸位断でOnodi cell の有無を確認し，視神経管がどの副鼻腔に接するのか把握し，手術では視神経管が走行している副鼻腔を確実に開放する必要があります（図2）．

c 翼突管，口蓋鞘突管（palatovaginal canal）の走行と上鼻甲介の付着部

　蝶形骨洞前壁を外側に向けて大きく除去して広いワーキングスペースを得るためには，外側限界となる翼突管を見つけることが大切です．冠状断で蝶形骨翼状突起の基部内側に見える管状構造物が翼突管で，その外側上方の頭蓋底側に見える管状構造物が正円孔です

D 経蝶形骨洞アプローチ

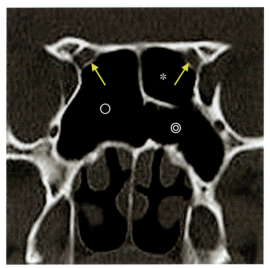

図2 Onodi cell がある症例の CT（冠状断）
左 Onodi cell があるこの症例では，両側蝶形骨洞を開放しただけでは右視神経管しか見えない．左 Onodi cell も開放すると左視神経管も見えるようになる．
矢印は視神経管，○は右蝶形骨洞，◎は左蝶形骨洞，＊は左 Onodi cell を示す．

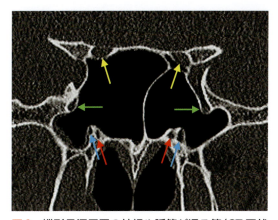

図3 蝶形骨洞周囲の神経や脈管が通る管（CT 冠状断）
黄矢印は視神経管，緑矢印は正円孔，青矢印は翼突管，赤矢印は口蓋鞘突管（palatovaginal canal）を示す．

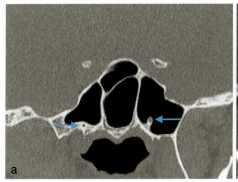 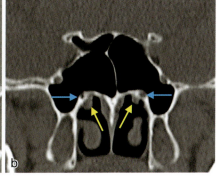

図4 翼突管を見つける目印
a：翼突管は，蝶形骨洞内に突出している場合（矢印）と，蝶形骨洞底の骨内を走行する場合（点線矢印）がある．
b：中鼻甲介の後端付着部と翼突管は，翼状突起基部の内側壁を挟んで近い位置にある．この間の皮質骨の厚さも確認しておく．
青矢印は翼突管，黄矢印は中鼻甲介後端付着部を示す．

（図3）．

　翼突管を手術中に同定する目印を，冠状断 CT で確認しておきます．例えば，翼突管が蝶形骨洞内に突出して走行していないか，蝶形骨洞内の不完全中隔の中を走行していないか，中鼻甲介後端付着部との位置関係（図4），翼突管の内側を走る口蓋鞘突管の大きさと翼突管との距離（図3）などを読影しておきます．

　翼突管と口蓋鞘突管は，翼口蓋窩から後方に行くにつれ次第に分かれ，口蓋鞘突管は内側に向かい，翼突管はやや外側に向かって内頸動脈方向に走行します（図5）．これらの分岐の程度は症例ごとに異なります．また，翼突管の内側にある蝶形骨洞底部の骨の厚さも症例ごとに異なるため，冠状断 CT で確認しておくと骨削開時の目安になります（図4b）．

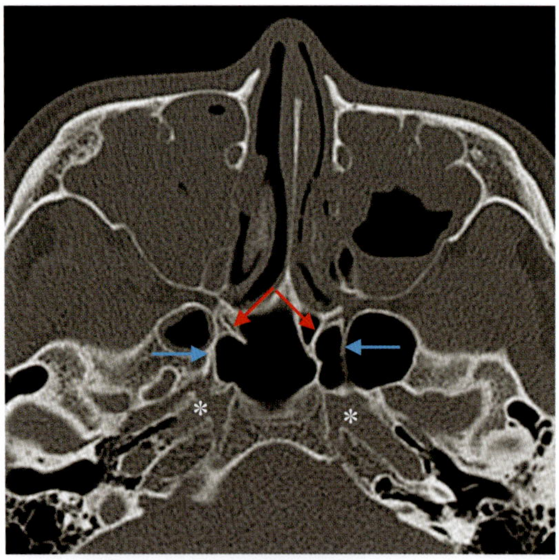

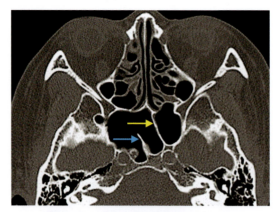

図5 翼突管，口蓋鞘突管の走行
翼突管は，翼口蓋窩から後方またはやや外側後方に走行し，内頸動脈に向かう．口蓋鞘突管は，翼口蓋窩から内側後方に走行し，内頸動脈には向かわず正中に近づく．青矢印は翼突管，赤矢印は口蓋鞘突管，＊は内頸動脈を示す．

図6 蝶形骨洞の洞間中隔と洞内不完全中隔
蝶形骨洞の中隔が内頸動脈隆起に接していることがある．この症例では洞間中隔（黄矢印）が内頸動脈隆起に接しているが，右蝶形骨洞内不完全中隔（青矢印）は接していないことがわかる．これらの付着パターンは症例ごとに異なる．

d 蝶形骨洞の洞間中隔や洞内中隔の付着部と内頸動脈隆起の位置関係

　蝶形骨洞は左右を隔てる洞間中隔だけでなく，洞内に存在する不完全な洞内中隔が不規則に存在します．それらの付着部が内頸動脈隆起や視神経管に接していることがしばしばあり，視神経管や内頸動脈の隆起が小さくわかりにくい場合に，これらの付着部を目印として位置を同定することができます（図6）．

　また，手術操作終盤で頭蓋底硬膜を再建後に上皮化を促すため，蝶形骨洞粘膜弁として有茎副鼻腔粘膜で被覆することがあります．腫瘍摘出操作中は，蝶形骨洞粘膜弁を外側に留置しておきますが，洞粘膜弁作製時に中隔部で断裂し，中隔付着部の形態によりサイズや剝離方向が変わるので，術前にプランニングしておくとよいです．

2 手術手技　動画34

a 経蝶篩陥凹アプローチ

① 蝶形骨洞の自然口確認

　まず始めに，蝶篩陥凹で上鼻甲介または最上鼻甲介の後方に存在する蝶形骨洞自然口を確認することが大切です．鼻中隔弯曲があるときは先に矯正しておきます．蝶篩陥凹はもともと狭い空間ですので，腫脹した鼻粘膜はアドレナリン付き小ガーゼをやさしく挿入し，極力粘膜の浮腫を軽減して空間を拡げておきます．

　この部位に内視鏡を挿入するとき，蝶形骨洞自然口を直線的に見ようと，中鼻甲介と鼻中隔の間を前方から見にいってしまうと，内視鏡の先端で粘膜を傷つけて不要な出血の原因となります．まず内視鏡を中鼻甲介の下に沿って進め，いったん後鼻孔まで内視鏡を挿入します．そこから内視鏡を鼻中隔に沿わせながら上方に角度をつけていき，後鼻孔から上鼻甲介後方のスペースへ入り，上鼻甲介のさらに後上方部位を観察すると，わずかな窪

D 経蝶形骨洞アプローチ

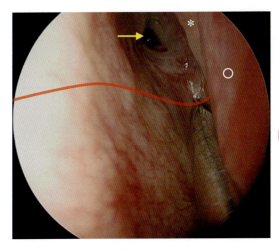

図7 蝶形骨洞自然孔（左）
蝶篩陥凹は，上鼻甲介後方と鼻中隔，蝶形骨洞前壁の間の狭いスペースで，ここに蝶形骨洞自然口がある．自然口の高さのすぐ下には，蝶口蓋動脈後鼻中隔枝が走行している．
矢印は蝶形骨洞自然口，＊は上鼻甲介，○は中鼻甲介，赤線は蝶口蓋動脈後鼻中隔枝を示す．

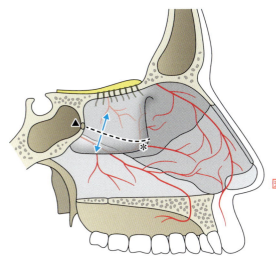

図8 鼻中隔粘膜後方の水平切開（rescue flap incision）
蝶形骨洞自然口から中鼻甲介前下端部に相当する鼻中隔粘膜に水平切開（点線）をおく．
▲は蝶形骨洞自然口，＊は中鼻甲介前下端，点線は rescue flap incision を示す．

みや小さな孔として自然口が確認できます（図7）．

蝶形骨洞自然口の位置がわかったら，そこから中鼻甲介前下端に相対する部位までの鼻中隔粘膜に水平切開（rescue flap incision）を入れて，鼻中隔後方から蝶形骨洞前壁の骨を露出させます（図8，9）．この切開ラインより下の鼻中隔粘膜を骨膜下に剥離すると，蝶形骨にわずかな陥凹が確認できます（図10）．そこにはまり込むように蝶口蓋動脈後鼻中隔枝が走行しているので，損傷しないように丁寧に骨膜下剥離を外側に進めます．切開ラインより下側の粘膜剥離は，後鼻孔上縁からさらに外側の蝶形骨翼状突起基部の骨が一部見えて，翼状突起に沿って少し下がってくるところまで剥離を進めておくと，後の操作で翼突管を同定しやすくなります．

この外側への剥離時に，rescue flap incision を蝶形骨洞前壁の外側まで拡げる必要がありますが，蝶形骨洞自然口の高さより下方に切開を拡げると，蝶口蓋動脈後鼻中隔枝を損傷する危険があります．蝶形骨洞自然口の高さを維持したまま外側に切開を進めることが大切です．症例によっては上鼻甲介または最上鼻甲介後方の粘膜付着部の最下端部を切ることになり（図11），ここで動脈性の出血を認めることがあります．この血管は，後鼻

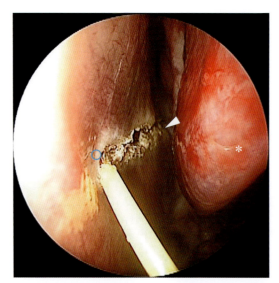

図9 左鼻中隔粘膜後方の水平切開(rescue flap incision)
蝶形骨洞自然口(矢頭)から中鼻甲介前下端部に相当する鼻中隔粘膜部分(○)を電気メスで粘膜切開している.
＊は中鼻甲介前下端を示す.

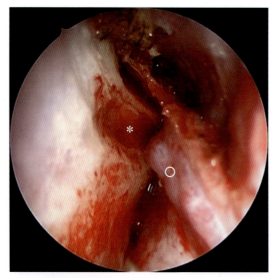

図10 蝶形骨の陥凹
蝶形骨のわずかな陥凹部分(＊)を左蝶口蓋動脈後鼻中隔枝(○)が走行している.

中隔枝の本幹の血管ではなく，上鼻甲介や最上鼻甲介への枝ですので，適宜凝固止血します．

rescue flap incision より上方の粘膜も，蝶篩陥凹まで剥離を進めて，蝶形骨前壁骨を上方まで露出させておきます．

② **蝶形骨洞前壁の削除**

粘膜剥離が終了したら，蝶形骨洞前壁の骨を自然口から上下左右に削除し開窓を拡げます．下方は蝶形骨洞底部が平坦になるまで骨削除し，左右外側は，途中で口蓋鞘突管内を走行する咽頭神経と伴走する血管を凝固切断し，さらに外側の翼突管内側縁まで開窓を拡げます(図12)．上方では，左右の蝶篩陥凹上端部の間にある蝶形骨洞前壁上部の骨を削除すると，両側視神経管が十分に観察できるようになります(図13, 14)．

Onodi cell が存在する場合は，上鼻甲介または最上鼻甲介の下半分を切除し，その下から上鼻道に入り Onodi cell を開放します．外側にある眼窩壁や視神経管を損傷しないように注意が必要です．さらに，Onodi cell 下方の隔壁を切除すると蝶形骨洞まで開放されます．この隔壁が取り除かれると上鼻甲介の内側・外側それぞれから蝶形骨洞に到達できるようになり，視神経管も明視下に置けます．上鼻甲介内側の粘膜には嗅粘膜が存在するので，嗅覚障害のリスクを減らすために，この内側の粘膜をできれば温存することが望まれます．

③ **蝶形骨洞単洞化と蝶形骨洞粘膜弁**

CT読影のポイントで説明したように，蝶形骨洞には洞間中隔と洞内中隔があります．これらを削り頭蓋底面を平坦にすると，頭蓋内の手術操作が容易になるだけでなく，再建も行いやすくなります．しかし，中隔は不規則な形態であり，視神経管や内頸動脈に接することがあるので，頭蓋底付近で削開する場合は損傷しないように注意が必要です．

蝶形骨洞粘膜弁を利用するときは，蝶形骨洞の拡がりと中隔の付着部の配置を考慮し，できるだけ有茎になるように蝶形骨洞粘膜を中心から外側方向に剥離します．かなり薄く破れやすい症例もあるので，丁寧な操作が必要です．頭蓋底操作中は，剥離した蝶形骨洞

D 経蝶形骨洞アプローチ

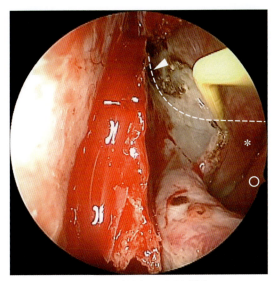

図11 rescue flap の外側への展開（左）
rescue flap incision を蝶形骨洞自然口（矢頭）から外側へ向けて切開を進めている（点線）．外側では，最上鼻甲介後方付着部（＊）を一部切断している．
○は上鼻甲介後方付着部を示す．

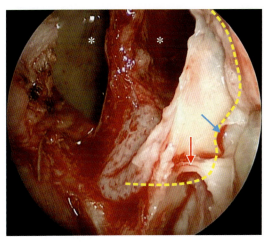

図12 蝶形骨洞を外側まで拡大（左）
蝶形骨洞前壁除去を外側に拡大するとき，口蓋鞘突管を通る咽頭神経と伴走する血管は凝固切断する．その外側で翼突管を同定し，その内側縁まで開窓を拡げる．
＊は左右の蝶形骨洞，赤矢印は口蓋鞘突を通る咽頭神経と伴走血管，青矢印は翼突管と翼突管神経・血管の束，点線は蝶形骨洞前壁の除去範囲を示す．

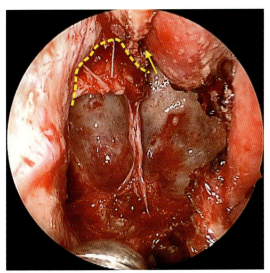

図13 蝶形骨洞前壁上部の骨切除と嗅裂最後端
嗅裂最後端部の上皮（黄矢印）を剥離して温存し，蝶形骨洞前壁骨（点線）のみ切除する．蝶形骨洞前壁上部の骨切除を行うと，視神経管隆起が視野に入ってくる．

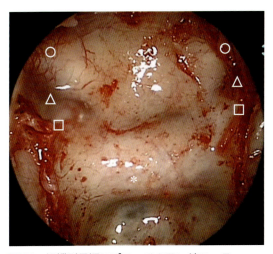

図14 経蝶形骨洞アプローチのランドマーク
○は視神経管隆起，△は OCR，□は内頸動脈隆起，＊はトルコ鞍を示す．

239

の有茎粘膜弁を蝶形骨洞の側窩や底部，または上方の蝶形骨平面に留置しておきます．また，粘膜剥離すると蝶形骨や粘膜断端から静脈性出血が見られますが，アドレナリン付き小ガーゼを留置すると数分で治まります．頭蓋底操作終了後，留置しておいた粘膜弁でトルコ鞍を被覆し頭蓋底再建に用いると，上皮化の促進に役立ちます．

b 経篩骨洞アプローチ

経蝶篩陥凹アプローチをやや外側に拡大したアプローチが，経篩骨洞アプローチです．3章D項「篩骨胞と supra bulla cell」(➡ 50 頁参照)，3章E項「中鼻甲介基板と上鼻道」(➡ 65 頁参照)，3章F項「後篩骨洞と蝶形骨洞」(➡ 74 頁参照)で説明したように，篩骨洞の開放を前方から順に行い，蝶形骨洞を開放していきますが，前篩骨洞は天蓋まで開放する必要はありません．後篩骨洞から蝶形骨洞においては，頭蓋底と眼窩の面を平坦にします．

中鼻甲介については，内側や外側への圧排で頭蓋底操作が問題なく行える場合が多く，温存を基本としますが，操作に支障をきたす場合は下半分を切除します．中鼻甲介の後方付着部の切除に際し，蝶口蓋動脈の枝からの動脈性出血に注意が必要で，十分な止血操作が必要です．

③ 手術手技解説動画

症例1 　動画 35

経蝶形骨洞アプローチは，内視鏡下経鼻頭蓋底手術の基本となるアプローチで，最も頻度が高い下垂体腺腫に対する手術で用いられます．

症例は，トルコ鞍内にある非機能性下垂体腺腫です(図 15)．非機能性でも安全性を確保して可能な限り全摘を目指します．そのためには良好な視野と広いワーキングスペースを確保する必要があり，蝶形骨洞前壁を洞底部から天蓋までと，左右の翼突管の間を開窓し，頭蓋底を平坦にしてランドマークが視野に入るようにします(図 14)．

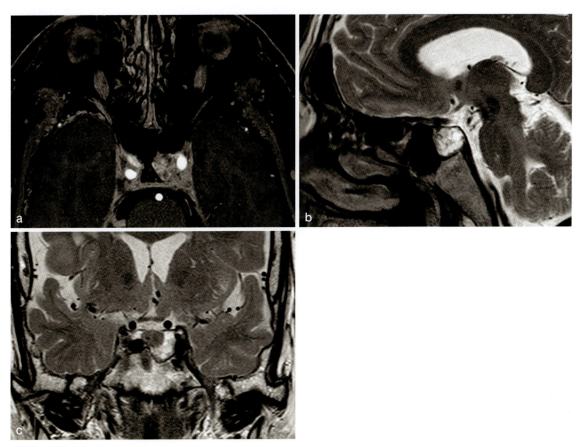

図15 症例のMRI
a：MRI（T1＋Gd）軸位断．腫瘍は内頸動脈より内側にあるので，経蝶篩陥凹アプローチを選択した．
b：MRI（T2）矢状断．腫瘍は鞍隔膜の高さまである．
c：MRI（T2）冠状断．下垂体の左に腫瘍が存在している．

5 頭蓋底手術における鼻副鼻腔操作

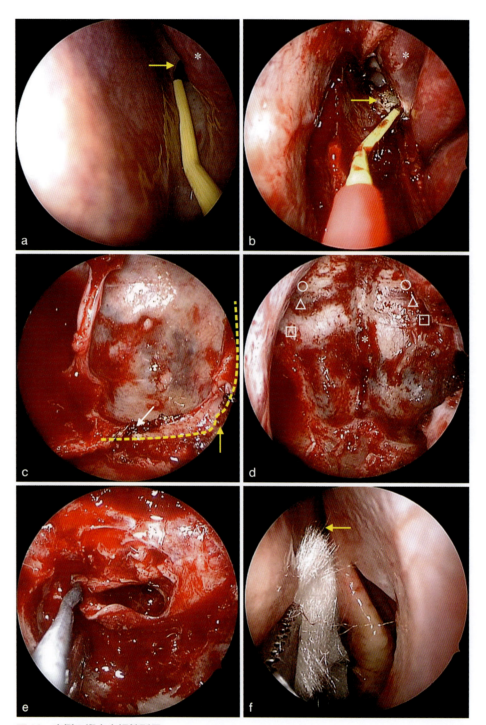

図16 症例の術中内視鏡所見
 a：左蝶形骨洞自然口から前方の鼻中隔粘膜切開をする．矢印は左蝶形骨洞自然口，＊は左最上鼻甲介を示す．
 b：自然口の高さで外側に粘膜切開を拡げ，一部最上鼻甲介付着部の切開をする．矢印は蝶形骨洞自然口，＊は最上鼻甲介を示す．
 c：口蓋鞘突管を通る神経・血管を切断し，翼突管内側縁を同定し，そこまで開窓を拡げる．白矢印は口蓋鞘突管，黄矢印は翼突管，点線は蝶形骨洞開窓範囲を示す．
 d：蝶形骨洞アプローチでの蝶形骨洞開窓の完了図．○は視神経管隆起，△はOCR，□は内頸動脈隆起，＊はトルコ鞍を示す．
 e：トルコ鞍内の腫瘍を摘出する．
 f：鼻中隔粘膜切開側に，嗅裂粘膜の癒着予防のためにパッキング資材を留置する．矢印は左嗅裂を示す．

D　経蝶形骨洞アプローチ

　まず鼻腔内に鼻中隔弯曲がある場合は，はじめに矯正を行います．主に鼻中隔軟骨の後方にある篩骨正中板と鋤骨を除去することで矯正できます．この症例では，左側を経鼻腔的に，右側を鼻中隔粘膜下で経鼻中隔的にアプローチしています．左蝶篩陥凹で，蝶形骨洞自然口を最上鼻甲介の背面で視認します．そこから中鼻甲介前下端に相当する部位までの鼻中隔粘膜を，直線的に針状電気メスで切開します（図 16a）．この操作により，両側鼻孔を用いた蝶形骨洞アプローチが可能となります（図 16b）．蝶形骨洞前壁の鼻腔粘膜を外側に向けて剥離し，後鼻孔上縁から外側で少し下がり，蝶形骨翼状突起基部の内側面が少し出るところまで剥離していきます．

　その後，ハイスピードダイヤモンドバーで蝶形骨前壁骨の削開をしていきます．このとき，蝶形骨洞内の前壁粘膜も一緒に削開しています．外側に拡大していくと，途中に口蓋鞘突管内を走行する咽頭神経と伴走血管が出てきます．電気メスで凝固切断し，外側へ骨削開を少し進めると翼突管を走行する翼突管神経・脈管の束が同定できます．翼突管の内側縁まで蝶形骨洞前壁を削除し，翼突管の上方ではさらに外側まで蝶形骨洞前壁を削除しています（図 16c）．

　その後，rescue flap incision の上側粘膜を後上方に剥離を進め，蝶篩陥凹上端部の粘膜を剥離します．左右の蝶篩陥凹上端部間にある蝶形骨洞前壁上方部分の骨をスタンツェ（ケリソンパンチ）などで切除します．この操作により，視神経管から鞍結節，蝶形骨平面も視野に入れることができます（図 16d）．蝶形骨洞内の中隔を削除し，頭蓋底を平坦にします．頭蓋底面の蝶形骨洞粘膜を有茎弁で残せるように，外側へ剥離留置しておきます．その後，トルコ鞍の骨開窓，硬膜切開により下垂体腺腫を摘出します（図 16e）．

　この症例では，術中に髄液漏を認めなかったので，腫瘍摘出後はトルコ鞍内に吸収性ゼラチンスポンジを充填し硬膜を寄せ，その表面に蝶形骨洞外側に留置していた蝶形骨洞粘膜弁で被覆しました．最後に，嗅裂部の粘膜癒着を防ぐためパッキング資材を留置しました（図 16f）．

（田中秀峰）

E 拡大蝶形骨洞アプローチ（transplanum transtuberculum アプローチ）

> **Point**
> - トルコ鞍病変に対する経蝶形骨洞アプローチよりも，頭蓋底骨削除を前方（前頭蓋底側）に拡大する．
> - 主な対象疾患は前頭蓋底方向に伸展した下垂体腺腫，頭蓋咽頭腫，鞍結節部髄膜腫である．
> - 頸動脈隆起・視神経管・medial opticocarotid recess（medial OCR）・鞍結節・蝶形骨平面を理解する．
> - 蝶形骨洞前壁を最上部まで削除することに加え，後篩骨洞も開放する．
> - 嗅粘膜を温存する．
> - 大腿筋膜や有茎鼻中隔粘膜弁による多層性頭蓋底再建を行う．

　transplanum transtuberculum アプローチは基本的には経蝶形骨洞アプローチと同様ですが，到達目標がトルコ鞍よりも前方の鞍結節および蝶形骨平面（図1）であるため，トルコ鞍に到達する経蝶形骨洞アプローチ（5章D項「経蝶形骨洞アプローチ」，→233頁参照）に比べ，より前頭蓋底方向に到達しやすくする必要があります（図1）．そのためには，鼻腔内では嗅上皮を十分に頭側まで剥離挙上した後に，篩骨垂直板を篩骨洞天蓋まで十分に削除し，蝶形骨洞前壁も頭蓋底の高さまで削除するとともに，後篩骨洞も開放することが必要です．その後蝶形骨洞単洞化に加え，後篩骨洞と蝶形骨洞とを単洞化することにより，通常の経蝶形骨洞法に比べて前頭蓋底側の操作が格段にしやすくなります．

　頭蓋底の骨削除においては，トルコ鞍の骨削除に加え，鞍結節と蝶形骨平面の骨削除を行います．鞍結節および蝶形骨平面の骨を前後方向のみならず左右方向にも広く削除することで，硬膜内の操作をしやすくします．外側に頭蓋底骨削除を拡げる際に，視神経管・頸動脈隆起の位置を確実に同定し，medial OCR を含めた骨削除をすることが必要です．

E 拡大蝶形骨洞アプローチ (transplanum transtuberculum アプローチ)

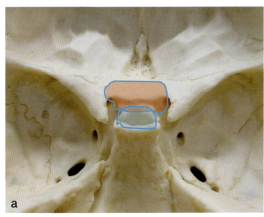
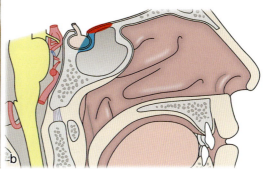

図1 骨削除範囲
a：頭蓋底を上から見たところ．青が経蝶形骨洞アプローチ，青＋赤が transplanum transtuberculum アプローチ．
b：矢状断．青が経蝶形骨洞アプローチ，青＋赤が transplanum trans tuberculum アプローチ．

1 CT 読影のポイント

a 正常解剖

　軸位断で蝶形骨洞および後篩骨洞を観察します（図2a）．その際に視神経管が蝶形骨洞内にあるか，後篩骨洞にあるかを確認します．後篩骨洞にあれば Onodi cell となります．蝶形骨洞と後篩骨洞を単洞化する際に蝶形骨洞と篩骨洞の間の骨を削除することで，上方に広いワーキングスペースが作製できます．
　冠状断で，蝶形骨洞前壁のレベルで正円孔および翼突管を同定し，蝶形骨洞の含気のパターンを観察します（図2b, c）．また，そこから後方にたどり，トルコ鞍レベルでトルコ鞍，視神経管，前床突起，頸動脈隆起を同定します．
　矢状断では正中レベルで，蝶形骨洞前壁，蝶形骨平面，鞍結節を確認します（図2d）．蝶形骨洞前壁は頭蓋底の高さ（図2d 矢頭）まで削除する必要があります．

b 症例によるバリエーション

　蝶形骨平面を前方方向にどこまで削除すればよいのか，症例ごとに検討します（図3a）．削除範囲が前方に行くにしたがって嗅上皮を障害するリスクが高まります．
　また鞍結節部髄膜腫では blistering といって蝶形骨平面が上方に凸になる現象（図3b）や，過骨形成（hyperostosis）すること（図3c）があり，その場合前頭蓋底硬膜の露出が困難になるため注意します．図3d, e で示したように，トルコ鞍底が深い（図3d）症例ほど鞍結節からトルコ鞍底までの距離が長く，硬膜内での視神経の下面のスペースを広く使えるため，腫瘍の摘出は容易になります．

5 頭蓋底手術における鼻副鼻腔操作

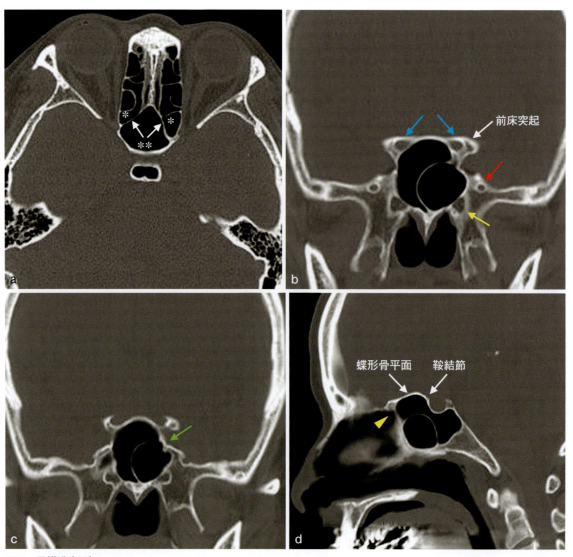

図2 骨構造（CT）
　a：軸位断．両側後篩骨洞（＊）を開放し，後篩骨洞と蝶形骨洞（＊＊）を単洞化する際に矢印の骨を削除する．
　b, c：冠状断．蝶形骨洞前壁の削除では正円孔（赤矢印），翼突管（黄矢印），頭蓋底の削除では視神経管（青矢印）・頸動脈隆起（緑矢印）を認める．
　d：矢状断．蝶形骨洞前壁は頭蓋底の高さ（黄矢頭）まで削除する．鞍結節，蝶形骨平面，トルコ鞍の大きさ，トルコ鞍底の高さを確認する．

E 拡大蝶形骨洞アプローチ(transplanum transtuberculum アプローチ)

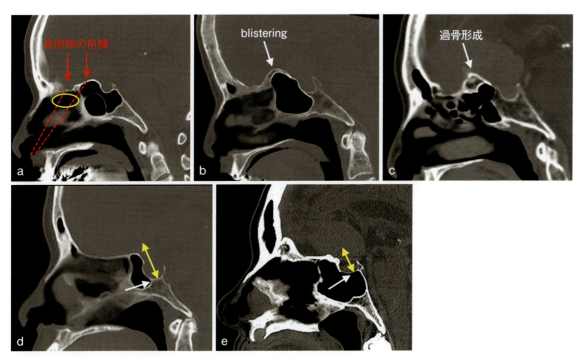

図3 症例によるバリエーション
a：蝶形骨平面の骨削除ラインを決定する．骨削除を前方に拡大するほど嗅粘膜（黄線）を障害するリスクが高まる
b：blistering（髄膜腫症例）
c：過骨形成（hyperostosis）（髄膜腫症例）
d：トルコ鞍底（白矢印）の深い症例
e：トルコ鞍底（白矢印）の浅い症例
トルコ鞍底が深いほうが鞍結節からトルコ鞍底までの距離が長く（黄矢印），視神経下面のスペースが広いので経鼻手術が容易になる．

2 手術手技

カデバディセクションの手技を解説します（動画36，図4〜6）．

a 鼻腔・副鼻腔の操作

基本手技は経蝶形骨洞アプローチに準じますので，前項をご参照ください．下垂体病変に対する経蝶形洞アプローチと比較した場合の本アプローチの鼻腔・副鼻腔操作における主なポイントは以下の3点で，それぞれ解説します．
① 硬膜内病変では術中髄液漏が高度になるため，有茎鼻中隔粘膜弁を作製する例が多い．
② 下垂体病変に対する経蝶形骨洞アプローチに比べて到達方向が前頭蓋底方向になるため，篩骨垂直板および蝶形骨洞前壁を前頭蓋底のぎりぎりの高さまで削除する必要がある．
③ 前頭蓋底方向のワーキングスペースの確保のため，後篩骨洞の開放および蝶形骨洞・最後部篩骨洞の単洞化が必要になる．

5 頭蓋底手術における鼻副鼻腔操作

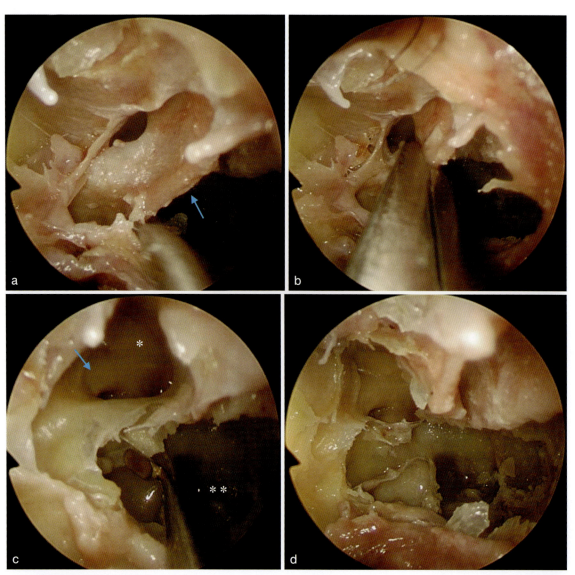

図4 蝶形骨洞前壁上端の削除
a：右上鼻甲介（矢印）を露出する．
b：上鼻甲介下端を切除する．
c：後篩骨洞（＊）と蝶形骨洞（＊＊）．後篩骨洞（Onodi cell）の中に視神経管（矢印）を確認する．
d：後篩骨洞と蝶形骨洞の間の骨を削除すると，トルコ鞍の上外側に広いワーキングスペースができる．

① 有茎鼻中隔粘膜弁の作製

5章L項「有茎鼻粘膜弁と頭蓋底再建」（➡ 336頁）を参照してください．

② 後篩骨洞の開放と蝶形骨洞・後篩骨洞の単洞化

後篩骨洞の開放は，ESSの要領で中鼻道経由で行ってもよいのですが，ほとんどの例では上鼻道経由で十分です．この標本ではすでに中鼻道経由で後篩骨洞を開放しています．上鼻甲介の外側で後篩骨洞を確認，開窓します（図4a～c）．その際，上鼻甲介の下端を切除してもよいです（図4b）．Onodi cellの症例では，この標本のようにこの時点で最後部篩骨洞内に視神経管が確認できます（図4c）．次いで，すでに開放・単洞化した蝶形骨洞と最後部篩骨洞の間の骨を除去します（図4d）．蝶形骨洞経由の場合に比べ，この操作により上外側に広いワーキングスペースが作製されます．

蝶形骨洞の単洞化については5章D項「経蝶形骨洞アプローチ」（➡ 233頁）を参照してください．

E 拡大蝶形骨洞アプローチ（transplanum transtuberculum アプローチ）

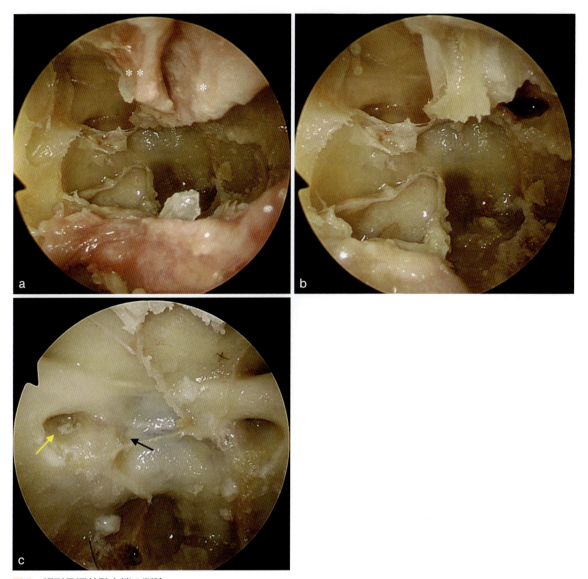

図5 蝶形骨洞前壁上端の削除
 a：右側嗅粘膜．鼻中隔粘膜（＊）と上鼻甲介（＊＊）（下端は切除されている）．
 b：鼻中隔粘膜を篩骨垂直板および蝶形骨洞前壁上端から骨膜下剥離したところ（上鼻甲介は鼻中隔粘膜とともに上外側に翻転）．
 c：骨成分を削除したところ．嗅粘膜は頭側に温存されている lateral opticocarotid recess（lateral OCR）（黄矢印），medial OCR（黒矢印）．

③ 篩骨垂直板および蝶形骨洞前壁の削除

　鼻中隔粘膜剥離後，蝶形骨洞前壁を露出し，前壁を十分に広く開窓します．前頭蓋底方向の操作をする際に，篩骨垂直板および蝶形骨洞前壁の削除が十分でないと視野の妨げになり，またワーキングスペースが狭くなるため内視鏡と手術器具の干渉が起こりやすくなります．

　篩骨垂直板削除をする際に嗅粘膜を障害しないように気をつけます．そのためには鼻中隔粘膜側の嗅粘膜を骨膜下剥離して挙上し，骨成分のみを除去します（図5a〜c）．本アプローチを行う症例では鼻中隔粘膜の片側が有茎鼻中隔粘膜弁，もう片側を rescue flap incision（5章D項「経蝶形骨洞アプローチ」，➡ 233 頁参照）にする例が多いので，その断端から頭側の鼻中隔粘膜を骨膜下に挙上します（図5a）．その際，嗅糸を確認し，剥離しすぎて引き抜けたり，近くで出血した際に電気凝固して損傷しないように注意します．その剥離を後方に向かって行うことで蝶形骨洞前壁を頭蓋底レベルまで十分に頭側に露出す

249

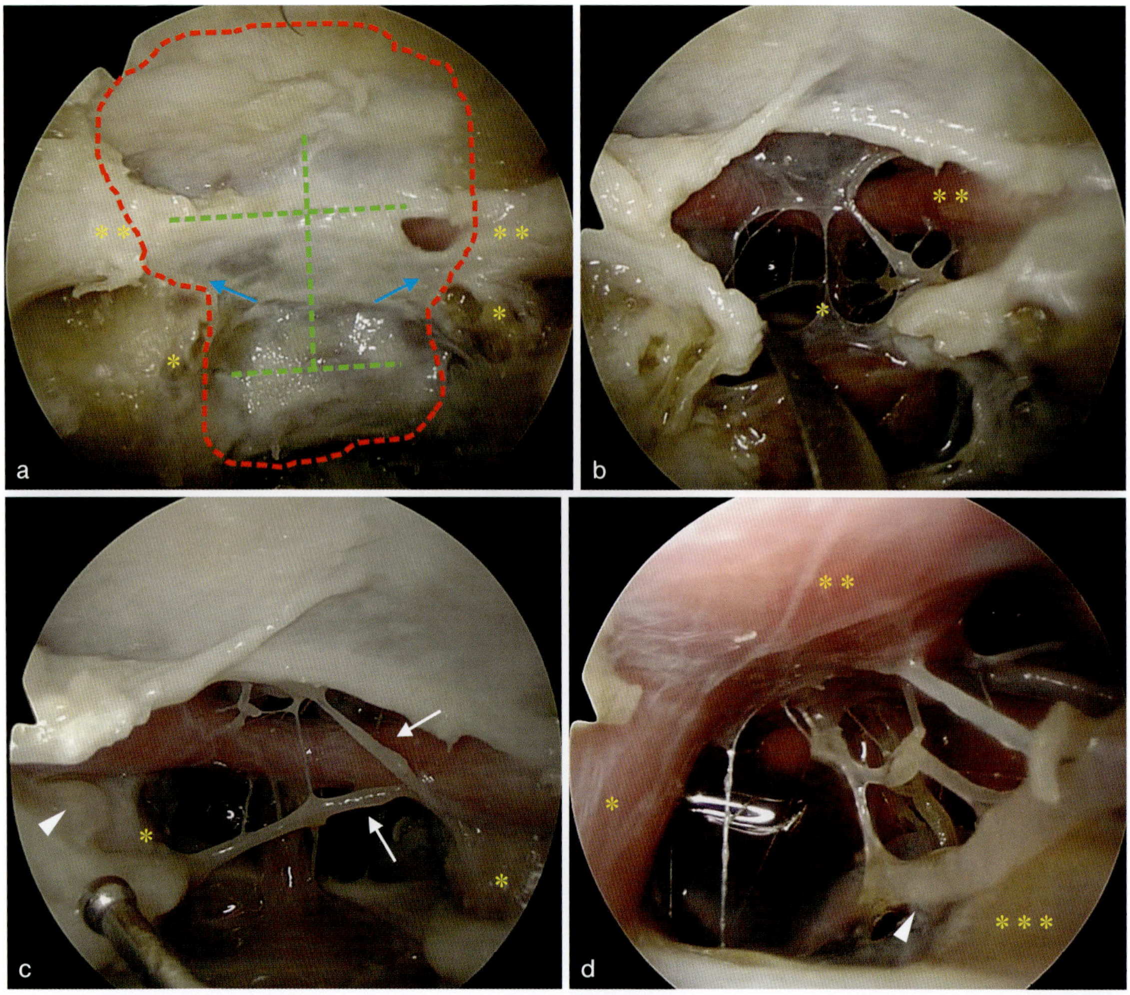

5 頭蓋底手術における鼻副鼻腔操作

図6　トルコ鞍底削除，硬膜切開
a：chef's hat drilling の頭蓋底骨削除後（赤点線）．両側内頸動脈隆起の骨を削除（＊）し，両側視神
　経管（＊＊）を開放する．medial OCR（青矢印）の骨削除を行うことで硬膜内操作をしやすくす
　る．十字型硬膜切開（緑点線）．
b：十字型硬膜切開後．下垂体柄（＊），視神経（＊＊）を確認する．
c：くも膜・鞍隔膜を剥離し，内頸動脈（＊），上下垂体動脈（矢印），眼動脈（矢頭）を確認する．
d：下垂体柄の後方に内視鏡を進め，下垂体柄（＊），視神経（＊＊），左内頸動脈（＊＊＊），左後交通
　動脈（矢頭）およびその穿通枝を確認する．

ることができます（図5b）．次いで蝶形骨洞前壁上端の削除を行います．この操作によ
り，前頭蓋底側を見る際の視野を遮るものがなくなります（図5c）．また，蝶形骨洞前壁
は上方のみならず下方にも十分広く削除します．なぜなら，上方を操作する場合に下方に
内視鏡を置くスペースが必要になるからです．蝶形骨洞前壁の削除の基本は5章D項「経
蝶形骨洞アプローチ」（➡ 233頁）を参照してください．

b 頭蓋底の骨削除

　腫瘍の種類にかかわらず，頭蓋底骨削除は可及的に広くするのが基本です．トルコ鞍の
削除を行い，次いで鞍結節・蝶形骨平面の骨を削除します．症例にもよりますが，前頭蓋
底骨削除を大きくする chef's hat drilling の形を基本にします（図6a）．外側方向へは，
一部頸動脈隆起の骨も削除し，medial OCR まで削除を行います（図6a）．これにより硬
膜内操作の際のワーキングスペースが広がります．髄膜腫では視神経管内に腫瘍が伸展し

E 拡大蝶形骨洞アプローチ(transplanum transtuberculum アプローチ)

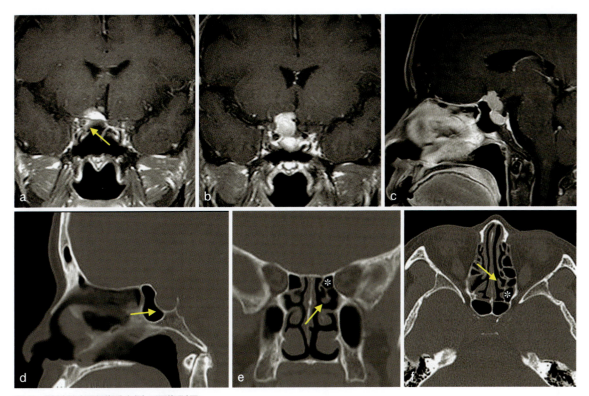

図7 鞍結節部髄膜腫症例の画像所見
a, b：冠状断．腫瘍の右視神経管内伸展がある(矢印).
c, d：矢状断．腫瘍は小さいがトルコ鞍底は深く，経鼻手術のよい適応である．
e, f：上鼻甲介(矢印)の外側から上鼻道経由で後篩骨洞(＊)を開放する．

ていることが多く，視神経管の骨削除を腫瘍の伸展範囲に応じて行います．写真の例では両側視神経管を開放し視神経鞘を露出しています(図6a).

c 硬膜内の操作

　硬膜切開の際には前海綿間静脈洞(anterior intercavernous sinus)からの出血に気をつけます．静脈洞を挟むようにトルコ鞍レベルと蝶形骨平面レベルで横切開を置き，正中で上下から切開を進め，静脈洞正中で切断し，さらに正中で前方に切開を追加する士の字型切開になります(図6a)．静脈洞は電気凝固して切断するか，切断した後に圧迫止血します．視神経鞘を切開するときは，眼動脈を損傷しないように，視神経鞘の頭側側で切開します．硬膜内でくも膜を切開剥離すると，下垂体柄，視神経，内頸動脈および内頸動脈から起始して視神経を下面から栄養する上下垂体動脈，視神経の頭側に前大脳動脈などが確認できます(図6b, c)．また，外側・後方を観察すると，内頸動脈から視神経の下面に沿って視神経管に向かう眼動脈，内頸動脈から起始して後方に向かう後交通動脈とその穿通枝，動眼神経などが観察されます(図6c, d).

3 手術手技解説動画

症例1　動画37

　本症例は視力視野障害で発症した鞍結節部髄膜腫です(図7)．腫瘍が小さいうえにトルコ鞍底が深く，右視神経管内伸展もあり，開頭手術よりも経鼻手術に適した形状です．

5 頭蓋底手術における鼻副鼻腔操作

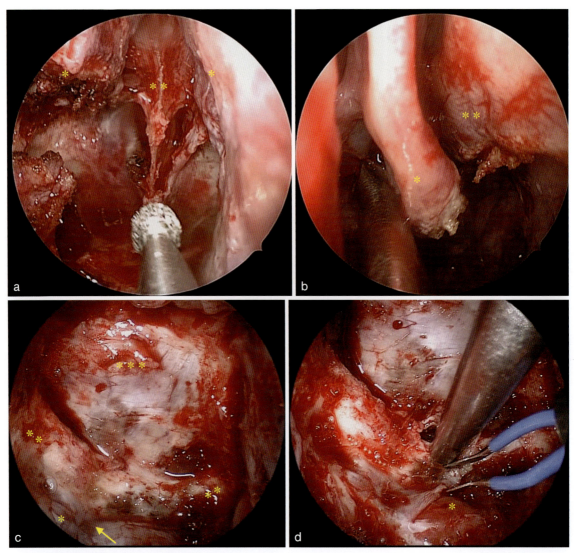

図8 鞍結節部髄膜腫症例の内視鏡所見（つづく）
a：鼻中隔粘膜側の嗅粘膜（＊）を骨膜下剥離挙上後，蝶形骨洞前壁上端（＊＊）を削除する．
b：上鼻道経由で後篩骨洞を開放する．右上鼻甲介（＊），鼻中隔粘膜（＊＊）
c：頭蓋底骨削除後．右頸動脈隆起（＊），両側視神経管（＊＊），蝶形骨平面（＊＊＊）の骨を右側に広く削除してある．medial OCR（矢印）の骨も除去する．
d：硬膜を十字型切開する．前海綿間静脈洞（anterior intercavernous sinus）を正中で電気凝固後切断する．下垂体（＊）

　鼻・副鼻腔操作でのポイントは本項の2「手術手技」a③（→ 249 頁参照）で示したように，鼻中隔粘膜の嗅粘膜を骨膜下剥離挙上しつつ温存し，蝶形骨洞前壁を上端まで削除します（図8a）．また，上鼻道経由で後篩骨洞を開放しています（図8b）．

　鼻・副鼻腔操作の後，トルコ鞍，鞍結節，蝶形骨平面の骨削除を行います．本症例では右視神経管内伸展があり，右視神経管を削除するとともに，前頭蓋底も右に広く削除し，medial OCR の骨も削除しています（図8c）．頸動脈や視神経の骨を除去する際は，サイズの小さなダイヤモンドバーで十分に洗浄しながらドリリングし，頸動脈や視神経の損傷に注意します．ここでは両手操作で吸引しながらドリリングしたほうが安全です．骨を十分に薄く（egg shell）してから薄刃の皿メスなどで挙上するようにします．骨が厚いままスタンツェ（ケリソンパンチ）などで骨削除すると視神経などを圧迫してしまうため危険です．

E　拡大蝶形骨洞アプローチ（transplanum transtuberculum アプローチ）

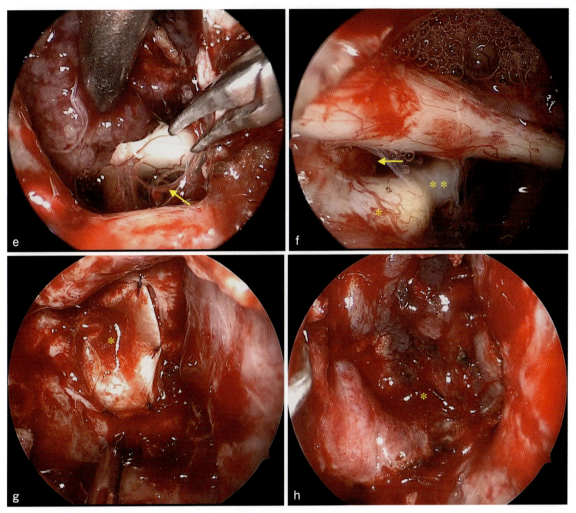

図8　（つづき）
　e：腫瘍を吸引管で牽引しつつ，くも膜をむくように剥離する．視神経の下方の上下垂体動脈（矢印）を温存する．
　f：腫瘍摘出後．右視神経管内に残存腫瘍がないことを確認する（70°斜視鏡）．右内頸動脈（＊），眼動脈（矢印），後交通動脈（＊＊）
　g：頭蓋底再建．大腿筋膜（＊）をインレイに敷き込み，6針縫合固定する．
　h：右有茎鼻中隔粘膜弁（＊）で被覆する．

　硬膜表面に見える腫瘍の栄養血管を電気凝固した後，十の字型の硬膜切開を置きます．前海綿間静脈洞は正中で凝固離断します（図8d）．右視神経鞘も切開します．硬膜切開の際に出血しますので適宜電気凝固しますが，視神経の熱損傷に注意します．腫瘍を十分内減圧した後に周囲の構造との剥離を行います．その際は必ず両手操作で腫瘍を正常構造から離すように牽引しながら，くも膜を鑷子でつまんで皮をむくように剥離します（図8e）．視神経の栄養血管である上下垂体動脈は必ず温存します．腫瘍の付着部硬膜は可及的に切除しますが，内頸動脈は硬膜輪で硬膜と癒合（5章F項「海綿静脈洞・メッケル腔アプローチ」の図6，→261頁参照）していますので，付着部硬膜切除時に内頸動脈を損傷しないように注意します．摘出後右視神経管内部を70°斜視鏡で確認します（図8f）．

　大きな硬膜欠損ができますので，大腿筋膜をインレイで敷き込み，硬膜縁で数箇所縫合固定します（図8g）．その後オーバーレイで大腿筋膜を乗せ，さらに有茎鼻中隔粘膜弁で被覆します（図8h）．

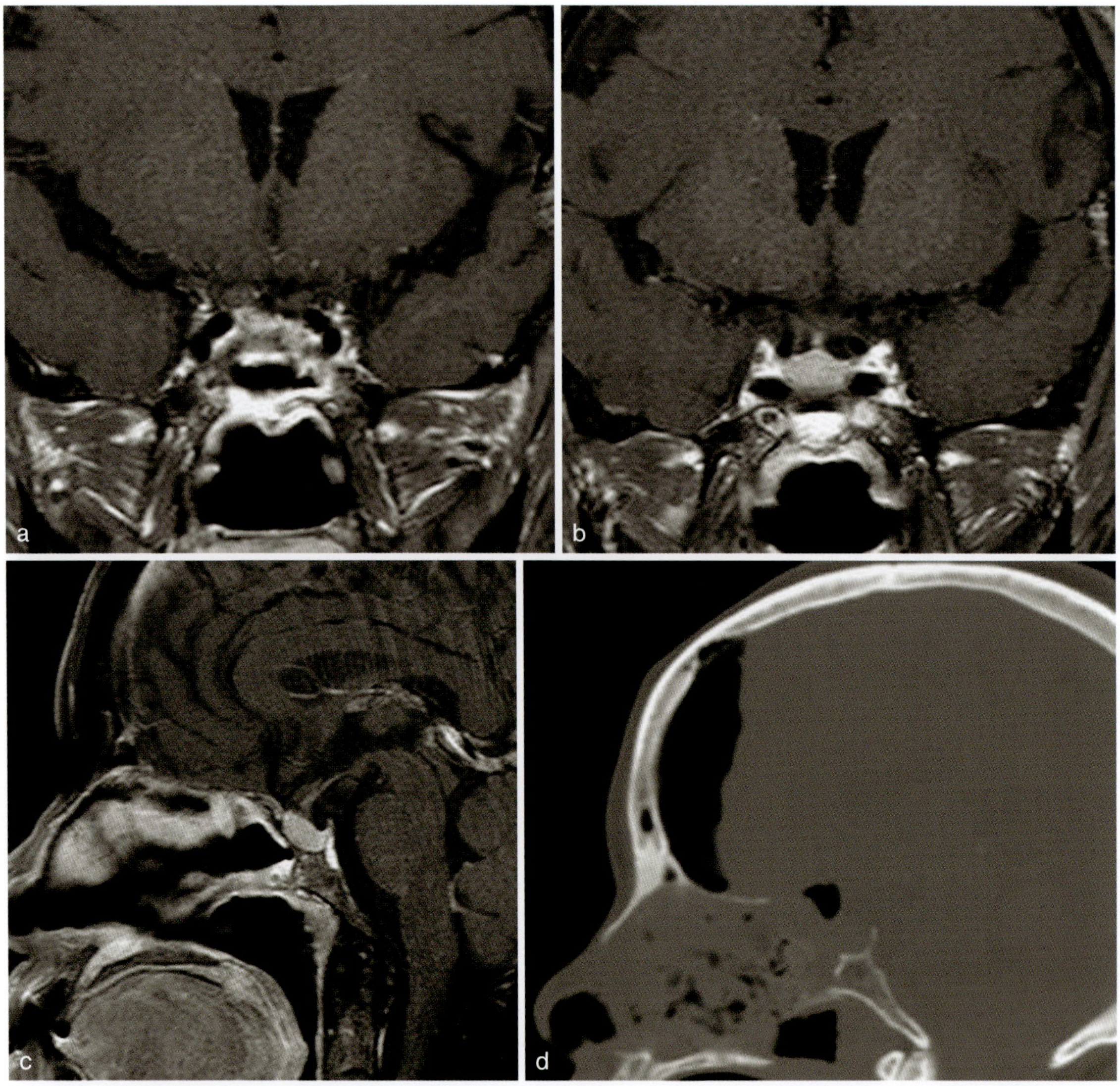

5 頭蓋底手術における鼻副鼻腔操作

図9 鞍結節部髄膜腫症例の術後所見
a〜c：術後 MRI. 腫瘍は右視神経管内も含めて全摘出されている.
d：術後 CT. 頭蓋底の骨削除範囲がわかる.

　術後の MRI で腫瘍は全摘出されています（図 9a〜c）．CT では頭蓋底の骨削除範囲がわかります（図 9d）．

（阿久津博義）

F 海綿静脈洞・メッケル腔アプローチ

> **Point**
> - 海綿静脈洞部内頸動脈を挟んで内外側からのアプローチである．
> - 内外側の視神経内頸動脈陥凹(OCR)を含めた蝶形骨洞内の隆起・陥凹を理解する．
> - 海綿静脈洞内を走行する脳神経や動脈構造を理解する．

　本項では海綿静脈洞・メッケル腔の病変に対する手術アプローチの手術操作と関連する手術解剖について説明します．経鼻的に海綿静脈洞部へ到達するためには海綿静脈洞部内頸動脈の膝部(genu)内側から到達する内側アプローチと外側から到達する外側アプローチに大きく分かれます(図1)．いずれのアプローチにおいても安全な操作を行うためには鼻甲介，後篩骨洞，上顎洞などの鼻腔外側壁の構造の理解および削除が必要となります．

　海綿静脈洞へ到達する際のランドマークとしては蝶形骨洞内の陥凹や管腔構造を理解する必要があります．蝶形骨洞後壁では海綿静脈洞部内頸動脈の指標となる内外側の視神経内頸動脈陥凹(OCR)があり，蝶形骨洞側壁には正円孔へとつながる隆起として三叉神経隆起があり，さらに蝶形骨洞底部には翼突管がランドマークとして存在します．上記の隆起や陥凹などのランドマークを理解することで，海綿静脈洞部内頸動脈の位置を把握でき，安全なアプローチが可能となります．

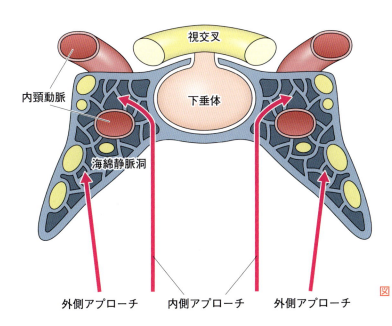

図1　海綿静脈洞部へのアプローチのシェーマ

5　頭蓋底手術における鼻副鼻腔操作

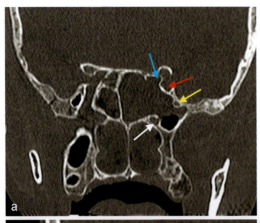
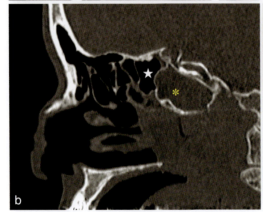
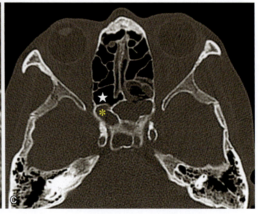

図2　後篩骨洞，蝶形骨洞側壁
　a：冠状断にて，外側視神経内頸動脈陥凹（lateral OCR，青矢印），正円孔（黄矢印）に相当する三叉神経隆起，上眼窩裂（赤矢印）に相当する隆起を認め，さらに底面には翼突管（白矢印）に相当する隆起を認める．
　b, c：矢状断および軸位断にて，後篩骨洞（★）と蝶形骨洞（＊）の関係を把握する．

　また，海綿静脈洞部内の脳神経の走行を把握し，腫瘍との位置関係を認識することがこの部位の手術を計画するうえで重要となります．特に外転神経は，他の脳神経と異なり海綿静脈洞内を走行するため，実際のアプローチの際には外眼筋モニターの併用を検討する必要があります．

 CT読影のポイント

ａ　後篩骨洞，上顎洞，蝶形骨洞側壁

　海綿静脈洞にアプローチする際に重要なCT読影のポイントとしては後篩骨洞の位置，形態および蝶形骨洞の含気化，形状を把握することです．本アプローチの際には術野の中心は後方の蝶形骨洞側壁から後壁となりますが，前方の後篩骨洞の開放は必須となります．したがって，3章F項「後篩骨洞と蝶形骨洞」（→74頁参照）で詳しく述べられていますが，観察のポイントとしては補助的に矢状断，軸位断を用いながら，冠状断で蝶形骨洞と後篩骨洞の位置関係を観察することにより，内視鏡術野に近いイメージで手術解剖が理解できます（図2）．含気化のよい蝶形骨洞側壁の形態をよく観察すると正円孔に相当する三叉神経隆起を認めることができます（図2）．さらに底面には翼突管に相当する隆起を認めます（図2）．5章I項「経上顎洞アプローチ②側頭下窩」（→299頁参照）で詳しく述べられていますが，この2つを結ぶラインがV-Rラインと呼ばれ，側頭下窩へ病変が伸展す

F　海綿静脈洞・メッケル腔アプローチ

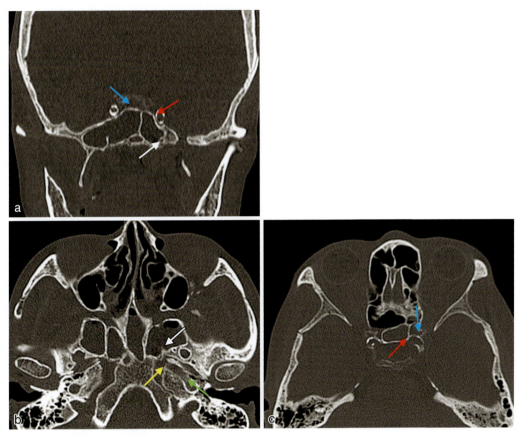

図3　蝶形骨洞後壁，破裂孔
a：冠状断にて，トルコ鞍（青矢印）と海綿静脈洞部内頸動脈の骨隆起である頸動脈隆起（赤矢印）および翼突管（白矢印）の関係性を把握する．
b：軸位断では，翼突管（白矢印）が破裂孔（黄矢印）と翼口蓋窩を連絡する管腔構造であることを把握する．緑矢印：頸動脈管
c：軸位断では，さらに蝶形骨洞の上方で外側視神経内頸動脈陥凹（lateral OCR，青矢印）および内側視神経内頸動脈陥凹（medial OCR，赤矢印）を確認する．

る場合や海綿静脈洞部を下方まで開放するには削除が必要となる部分です．正円孔の隆起の上方の隆起は上眼窩裂に相当します（図2）．その上方の陥凹が外側視神経内頸動脈陥凹（lateral OCR）となります（図2）．

b 蝶形骨洞後壁，破裂孔

　蝶形骨洞後壁ではトルコ鞍から斜台部の形態を観察します．トルコ鞍の両脇には海綿静脈洞部内頸動脈の骨隆起である頸動脈隆起が観察されます（図3）．これを上方にたどっていくと，大きな骨の陥凹を認めます．これは外側視神経内頸動脈陥凹（lateral OCR）と呼ばれ，内頸動脈外側の指標になります．この lateral OCR と内頸動脈を挟んで相対的に内側の位置に小さな陥凹が認められます．それを内側視神経内頸動脈陥凹（medial OCR）と呼びます（図3，4d）．medial OCR はトルコ鞍，鞍結節部，頸動脈隆起，視神経管，蝶形骨平面の合流点であり，トルコ鞍の開放の際には重要なランドマークになります．さらに下方で内頸動脈は海綿静脈洞部から破裂孔を経て，外側方向に向きを変えて頸動脈管内へと走行します（図3）．翼突管は，この海綿静脈洞部内頸動脈最下端の方向変換部位である破裂孔と翼口蓋窩を連絡する管腔構造です（図3）．海綿静脈洞部内頸動脈は立体的に走行しており，その位置を上述したランドマークを元に CT 画像で把握することが重要なス

テップとなります．

2 手術手技

a 蝶形骨洞開放　動画38

　第一のステップは，蝶形骨洞の開放です．蝶形骨洞の開放で重要な点は自然口の位置を上鼻甲介の内側で同定することです（図4a）．通常の下垂体手術では蝶形骨洞前壁を開放することでトルコ鞍を中心とした術野が展開できます（図4b）．また，蝶形骨洞は後篩骨洞に対して内側下方に存在するため，その位置関係について上鼻甲介を軸として理解しつつ，開放することが重要です．上鼻甲介が残り，後篩骨洞を開放していない場合は側方の視野が不十分であることがわかります（図4c）．

　海綿静脈洞にアプローチする際の最も重要な点は内頸動脈の走行であり，海綿静脈洞部内頸動脈の膝部（genu）内側から到達する内側アプローチと外側から到達する外側アプローチに大きく分かれます．軟らかい下垂体腺腫の側方伸展例では内側アプローチのみで十分なことが多く，lateral OCR，medial OCR，頸動脈隆起に留意して，弯曲した器具を使用した斜視鏡での摘出がメインとなります（図4d）．外側アプローチでは後述する後篩骨洞の開放および上顎洞の開放も追加する必要があります．

b 後篩骨洞開放，上顎洞開放　動画39

　蝶形骨洞の側壁を十分に観察し，海綿静脈洞にアプローチするためには後篩骨洞の開放が必須であり，さらに下方までアプローチするには上顎洞の開放も必要です．アプローチの詳細は他項をご覧ください．篩骨胞を開放し，後篩骨洞を開放する際の注意点は，先述の蝶形骨洞を開放した時と比較し，蝶形骨洞は後篩骨洞に対して内側下方に存在することにより，内視鏡の視軸が異なることです．この場合はいったん外側から上鼻道を確認し，内側からの開放部との位置関係を確認することが重要です（図5a）．病変にもよりますが，上鼻甲介の下1/3および中鼻甲介の下半分をこの時点で切除すると外側への術野が大きく確保できます（図5b）．斜視鏡を用いて観察すると蝶形骨外側壁から下壁の骨陥凹および骨隆起を頭尾側に渡り，観察することができます（図5c）．特に正円孔の隆起と上眼窩裂内側壁の隆起が合流する部位が海綿静脈洞に相当しますので，外側アプローチではこの部位をしっかりと術野に収めるようにします（図5c）．最後に正面から海綿静脈洞部の全貌を頭尾側にしっかりと捉えるためには上顎洞を開放し，翼口蓋窩の内容物を下方に押し下げてV-Rライン下の骨を削除します．こうすることで，内頸動脈を術野の中心に置くことが可能となります（図5d）．

F 海綿静脈洞・メッケル腔アプローチ

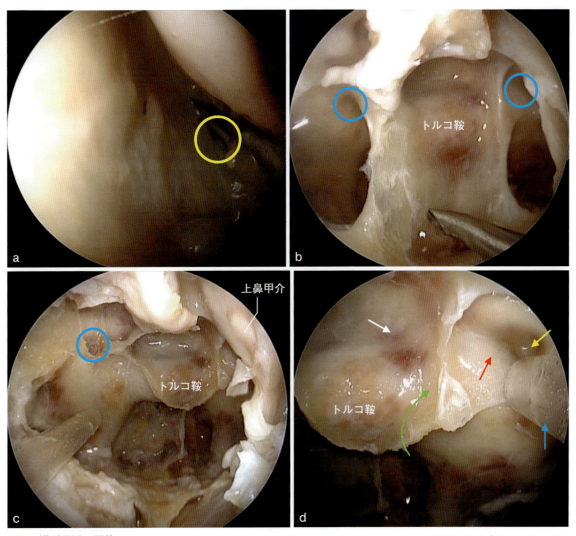

図4 蝶形骨洞の開放
　a：蝶形骨洞の自然口（黄線）を目印として蝶形骨洞前壁を削除する．
　b：蝶形骨洞内ではトルコ鞍を中心として外側視神経内頸動脈陥凹（lateral OCR，青線）を確認する．
　c：右側は上鼻甲介および中鼻甲介を削除し，左側は温存している視野だが，側方への視野の広がりの違いがよくわかる．青線は外側視神経内頸動脈陥凹（lateral OCR）を示す．
　d：頸動脈隆起（赤矢印）を中心に外側視神経内頸動脈陥凹（lateral OCR，黄矢印）および内側視神経内頸動脈陥凹（medial OCR，白矢印）を確認する．緑矢印は内側アプローチを，青矢印は外側アプローチの進入経路を示す．

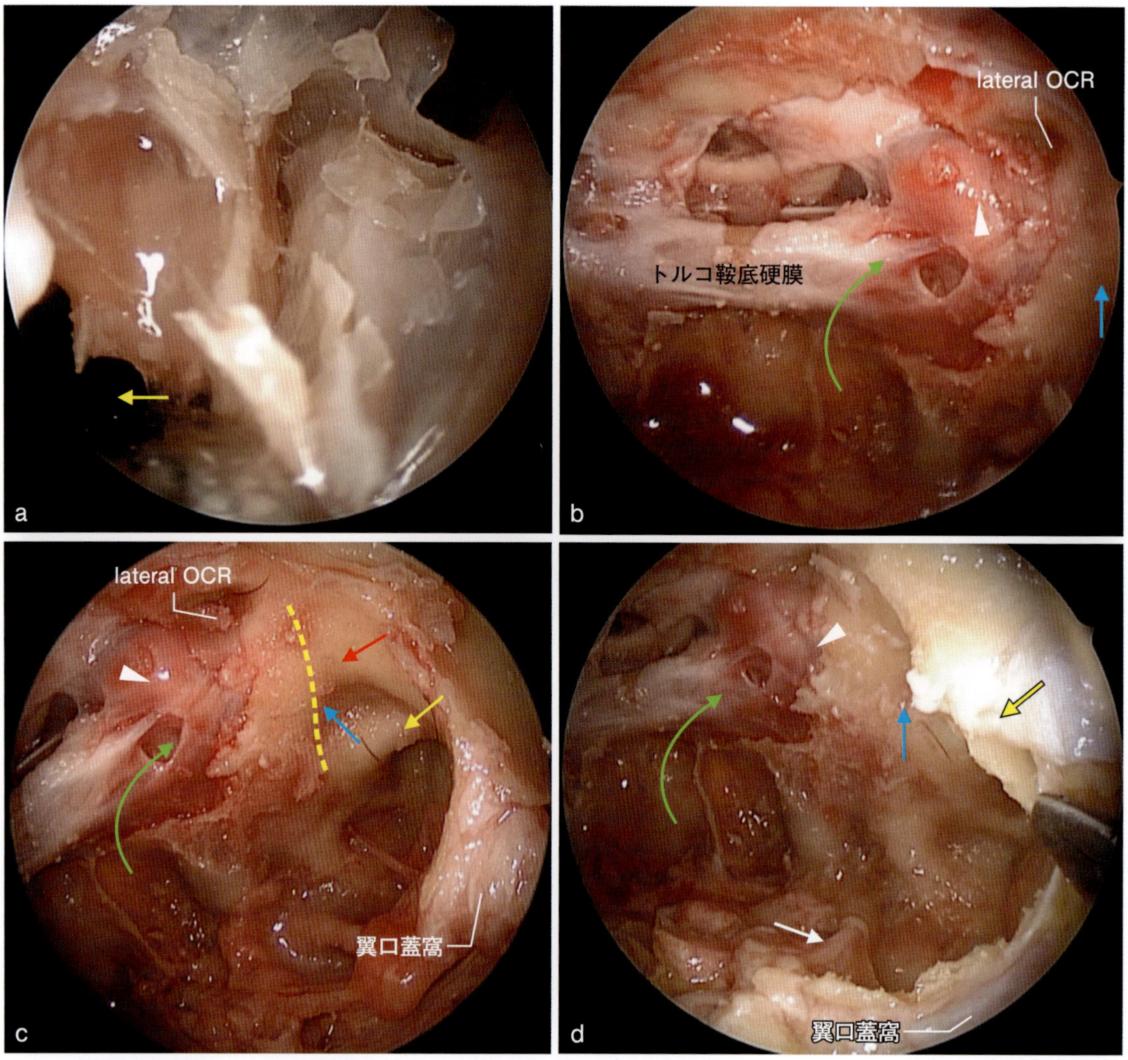

5 頭蓋底手術における鼻副鼻腔操作

図5 後篩骨洞の開放，上顎洞の開放

a：後篩骨洞側から上鼻道（黄矢印）を確認する．

b：上鼻道下 1/3 および中鼻甲介の下半分を削除し，後篩骨洞開放して観察すると内頸動脈（矢頭）外側までの視野が十分に確保されるのがわかる．緑矢印は内側アプローチを，青矢印は外側アプローチの進入経路を示す．

c：斜視鏡で側壁を観察すると外側視神経内頸動脈陥凹（lateral OCR），上眼窩裂（赤矢印），正円孔（黄矢印）の隆起の位置関係がよくわかる．矢頭は内頸動脈，緑矢印は内側アプローチ，青矢印は外側アプローチの進入経路を示す．黄点線は海綿静脈洞の想定位置である．

d：上顎洞を開放し，翼口蓋窩を下方に押し下げて観察すると，翼突管（白矢印），正円孔（黄矢印），内頸動脈（矢頭）の関係がよくわかる．緑矢印は内側アプローチを，青矢印は外側アプローチの進入経路を示す．

260

F 海綿静脈洞・メッケル腔アプローチ

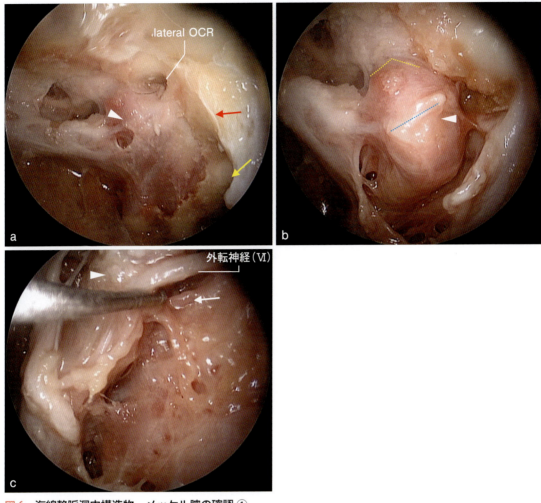

図6 海綿静脈洞内構造物，メッケル腔の確認①
a：上下方向では上眼窩裂（赤矢印），正円孔（黄矢印）の高さを意識して内頸動脈（矢頭）外側に位置する海綿静脈洞を開放する．
b：海綿静脈洞内頸動脈が頭蓋内に移行する硬膜輪を確認する．黄点線が硬膜輪の遠位部で，青点線が硬膜輪近位部となる．矢頭は内頸動脈を示す．
c：海綿静脈洞内頸動脈（矢頭）から分枝する硬膜枝を確認する．この視野ではILT（矢印）が観察される．

c 海綿静脈洞内構造物，メッケル腔の確認　動画40

　海綿静脈洞を開放するには手前の蝶形骨洞後壁から側壁を除去する必要があります．実際には海綿静脈洞内に腫瘍が存在している場合が多く，この部位の骨削除は比較的容易にできます．正円孔の隆起と上眼窩裂内側壁の隆起が合流する部位を指標に骨削除を行い，硬膜を露出させます（図6a）．硬膜の上方では内頸動脈が硬膜内に入るランドマークの硬膜輪（遠位部および近位部）が観察できます（図6b）．また，よく観察すると内頸動脈の硬膜枝（inferior lateral trunk；ILT，meningohypophyseal trunk；MLT）が確認できます（図6c）．

261

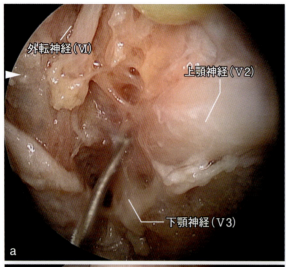
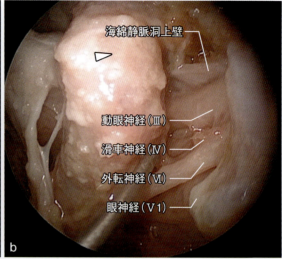
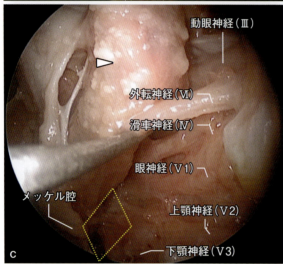

図7 海綿静脈洞内構造物，メッケル腔の確認②
a：海綿静脈洞下方を観察すると上顎神経，下顎神経がそれぞれ正円孔，卵円孔に向かうのが認められる．外転神経は海綿静脈洞内を走行している．矢頭は内頸動脈を示す．
b：海綿静脈洞上方を観察すると上方から動眼神経，滑車神経，眼神経が外側壁に沿って上眼窩裂に向かって走行していることがわかる．外転神経は海綿静脈洞内を走行している．矢頭は内頸動脈を示す．
c：海綿静脈洞の全貌を観察する．内頸動脈（矢頭），外転神経，上顎神経に囲まれた部位の奥にメッケル腔が観察される．菱形の点線が quadrangular space と呼ばれるメッケル腔に連なるスペースである．

　外側壁を観察すると，上方では海綿静脈洞上壁から順に動眼神経（Ⅲ），滑車神経（Ⅳ），眼神経（V1）が上眼窩裂に向かうのが確認できます．外転神経だけは海綿静脈洞内を走行し，内頸動脈周囲を走行する交感神経線維と交通をもって上眼窩裂へと向かっていきます（図7a）．下方では上顎神経（V2）が正円孔に入る部位が確認でき，さらに下外側で卵円孔に向かう下顎神経（V3）も確認することができます（図7b）．側頭下窩への術野を展開すると，卵円孔，下顎神経，耳管，錐体部内頸動脈などの構造物を確認することができますが，詳細は5章Ⅰ項「経上顎洞アプローチ②側頭下窩」（→299頁）を参照してください．海綿静脈洞部がすべて確認できるように展開すると内頸動脈の外側で各脳神経が観察されます（図7c）．特に，内側および下方を内頸動脈，外側を上顎神経（V2），上方を外転神経（Ⅵ）で囲まれた領域を quadrangular space と呼び，経鼻的にメッケル腔へアプローチする際に重要なスペースとなります（図7c）．

F 海綿静脈洞・メッケル腔アプローチ

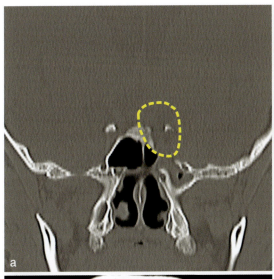
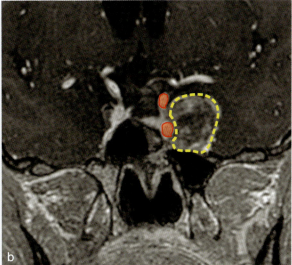
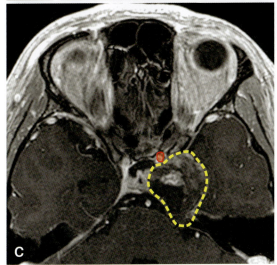

図8 三叉神経鞘腫(術前)
　a：CT 冠状断．腫瘍(黄点線)の部位の骨は一部前回手術で削除されている．
　b：造影 MRI 冠状断．内頸動脈(赤線部)外側に腫瘍(黄点線)が存在している．内頸動脈が内側に変位しており，外側のスペースから腫瘍に到達できることがわかる．
　c：造影 MRI 軸位断．内頸動脈(赤線部)外側に腫瘍(黄点線)が存在している．

3 手術手技解説動画

症例1　動画41

　三叉神経鞘腫摘出後にメッケル腔から後頭蓋窩を確認した症例を呈示します．本症例は，すでに5年前に経鼻的に生検術を行い，その後にガンマナイフ加療を行っています．MRI では左内頸動脈が内側に変位しており，海綿静脈洞部内頸動脈の外側から到達する外側アプローチで腫瘍摘出ができると判断しました(図8)．

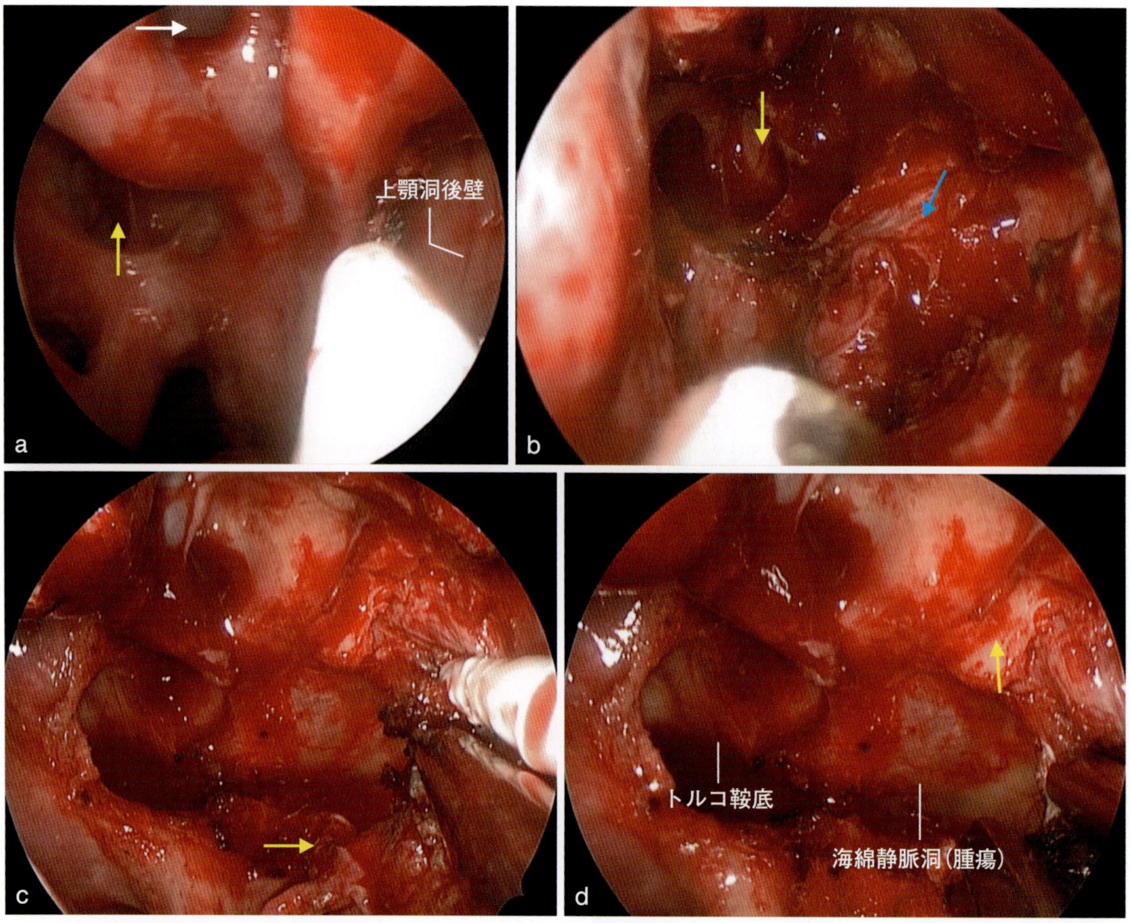

5　頭蓋底手術における鼻副鼻腔操作

図9　三叉神経鞘腫（術中内視鏡所見①）
a：後篩骨洞（白矢印），上顎洞，蝶形骨洞（黄矢印）が開放されている．
b：翼口蓋窩（青矢印）の内容物はそのまま下方に押し下げる．黄矢印は蝶形骨洞を示す．
c：蝶形骨洞前壁底面にて翼突管（矢印）を観察する．
d：上眼窩裂（矢印）の隆起，トルコ鞍を同定し，腫瘍前面の骨を十分に削除する．

　本症例ではすでに左中鼻甲介は削除されているため，そのまま後篩骨洞，上顎洞を開放し，術野を拡大しました（図9a）．翼口蓋窩の内容物はそのまま下方に押し下げて蝶形骨洞前壁の開放を側方に拡大しています（図9b）．この際に翼突管，上眼窩裂の隆起を指標として，ナビゲーションで各構造物を確認しながら開放を行います（図9c, d）．

F　海綿静脈洞・メッケル腔アプローチ

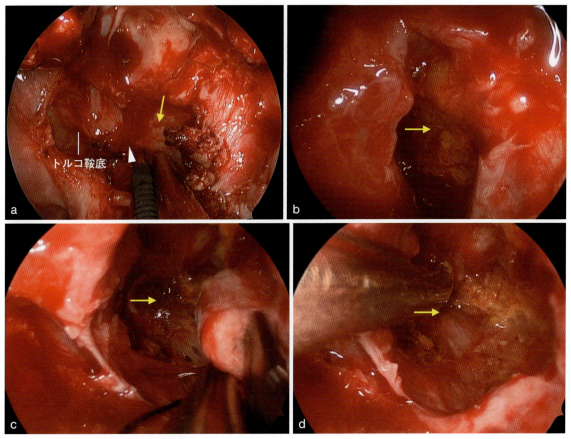

図10　三叉神経鞘腫（術中内視鏡所見 ②）
　　a：ドップラーで内頸動脈（矢頭）の拍動を確認する．海綿静脈洞前壁（矢印）．
　　b：腫瘍が眼神経（矢印）より発生していることがわかる．
　　c：メッケル腔（矢印）内の腫瘍を確認する．
　　d：硬膜内へ続く三叉神経（矢印）が確認される．

　さらにドップラーで内頸動脈の拍動を確認した後に内頸動脈外側の硬膜を切開し，腫瘍を摘出します（図10a）．腫瘍が眼神経より発生していることを確認し（図10b），被膜内で腫瘍を摘出していくとメッケル腔内の腫瘍が確認され（図10c），これも摘出すると硬膜内へ続く三叉神経が確認できます（図10d）．この際，適時術中神経モニタリングでの刺激を行い，外眼筋の反応を確かめていきます．海綿静脈洞内からの出血は case by case ですが，腫瘍を摘出していくと静脈洞のチャンネルが一部開放され，出血を認める場合があります．そのような場合は適時コラーゲン使用吸収性局所止血材などで蓋をして対応します．

5　頭蓋底手術における鼻副鼻腔操作

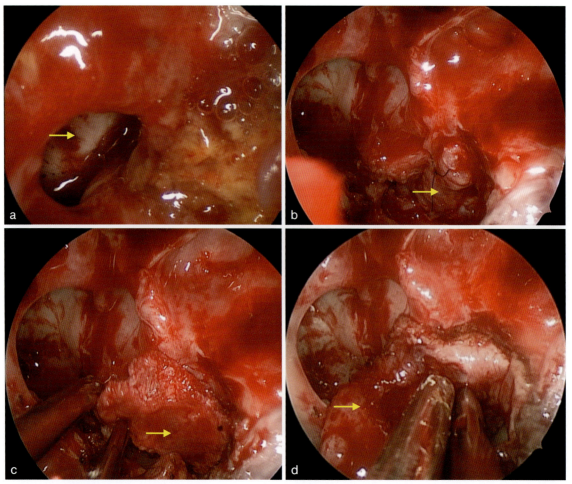

図11　三叉神経鞘腫（術中内視鏡所見③）
　　　a：後頭蓋窩にはまり込んだ腫瘍を摘出し，後頭蓋窩を確認する（矢印）．
　　　b：1層目の大腿筋膜（矢印）をインレイの形で摘出腔に敷き込み，1針硬膜に縫合する．
　　　c：オンレイの形で2層目の大腿筋膜（矢印）を置く．
　　　d：最後に左鼻中隔粘膜弁（矢印）を敷き込み，多層性再建の形で終了とする．

　最終的に後頭蓋窩にはまり込んだ腫瘍を摘出し，腫瘍摘出を終了としています（図11a）．再建は1層目の大腿筋膜をインレイの形で摘出腔に敷き込み，1針硬膜に縫合し，オンレイの形で2層目の大腿筋膜を置き，最後に左鼻中隔粘膜弁を敷き込み，多層性再建の形で終了としています（図11b〜d）．

F　海綿静脈洞・メッケル腔アプローチ

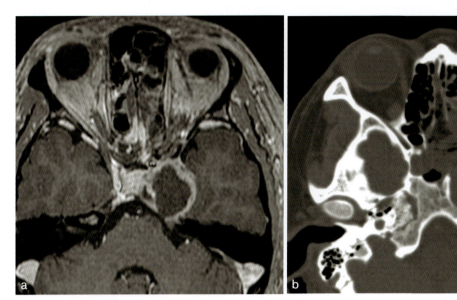

図12　三叉神経鞘腫(術後)
　a：造影MRI軸位断．海綿静脈洞内の腫瘍が摘出されている．
　b：CT軸位断．目的とした部位が削除されている．

　術後のCT，MRIでは目的部位が骨削除され，腫瘍が摘出できているのがわかります（図12）．

〔堀口健太郎〕

G 経斜台アプローチ

> **Point**
> - 斜台および錐体斜台部，またはそれらを越えて後頭蓋窩に到達するアプローチである．
> - 主な対象疾患は脊索腫，軟骨肉腫および後頭蓋窩硬膜内疾患である．
> - 上部から中部斜台と，下部斜台へのアプローチ（上咽頭後壁切開）の違いを理解する．
> - 術野の側方拡大において，supravidian と infravidian アプローチを理解する．

　経斜台アプローチは，上部から中部斜台で斜台正中部のみに到達するのであれば，鼻副鼻腔の操作は経蝶形骨洞法のみでよいことになりますが，多くの病変は外側伸展を伴うために，ワーキングスペースの側方拡大が必要になります．ワーキングスペースを側方拡大する際には，翼突管神経（Vidian 神経）をランドマークとして考え，翼突管神経よりも上方であれば（supravidian アプローチ），経蝶形骨洞アプローチに加えて経篩骨洞アプローチを，翼突管神経よりも下方であれば（infravidian アプローチ），経上顎洞アプローチを組み合わせます．また，下部斜台に到達するためには，上咽頭後壁切開が必要になります．脊索腫や軟骨肉腫の症例では腫瘍が上下左右に伸展していることがあり，矢状断方向・冠状断方向それぞれの伸展範囲に合わせてこれらのアプローチを組み合わせて使用することで，浸潤骨も含めた根治的な切除が可能になります．斜台骨の削除の際には内頸動脈の位置を認識し（図1），斜台部硬膜切開の際には外転神経を損傷しないように正中から切開を開始するようにします（図1, 2）．また，supravidian アプローチの際の重要構造としては，トルコ鞍・頸動脈隆起・視神経管，内頸動脈海綿静脈洞部～傍斜台部，海綿静脈洞およびⅢ，Ⅳ，Ⅴ1，Ⅴ2，Ⅵ脳神経，infravidian アプローチの際の重要構造物としては，内耳道・頸静脈結節・後頭顆，内頸動脈錐体部～傍咽頭部，Ⅴ2，Ⅴ3，Ⅶ，Ⅷ，Ⅸ，Ⅹ，Ⅺ，Ⅻ脳神経があります．

G 経斜台アプローチ

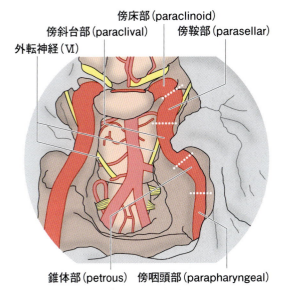

図1 内頸動脈，外転神経（Ⅵ）の走行

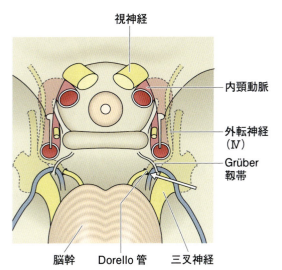

図2 外転神経の走行
外転神経は斜台後方外側で硬膜を貫通し，硬膜間腔を走行した後，錐体骨先端部とGrüber靱帯の間のDorello管を貫通し，海綿静脈洞に入る．

1 CT読影のポイント

　基本は経蝶形骨洞アプローチになりますので，経蝶形骨洞アプローチの際の読影と同様です．また，supravidianアプローチの際は，経篩骨洞アプローチを組み合わせますので経篩骨洞アプローチの読影を行い，infravidianアプローチの際は，経上顎洞アプローチを組み合わせますので経上顎洞アプローチの読影を行います．

　また，斜台部レベルの解剖において最も大切なのが内頸動脈の走行になります（図1）．内頸動脈と骨構造の関係を十分に理解するためには造影CTの動脈相が役に立ちます．

　具体的には，冠状断で蝶形骨洞前壁のレベルで正円孔および翼突管を同定し，蝶形骨洞の含気のパターンを観察します（図3a）．また，そこから後方にたどり，トルコ鞍レベルでトルコ鞍，翼突管（図3b）を同定します．翼突管は内頸動脈のランドマークとして重要であるとともに，supravidianかinfravidianアプローチかを決定するためにも重要です．破裂孔レベルで斜台，内頸動脈傍斜台部‒錐体部移行部を確認します（図3c）．その後方では内頸動脈錐体部（図3d），さらにその後方で頸静脈結節（図3e），後頭顆，舌下神経管，内耳道（図3f）を確認します．

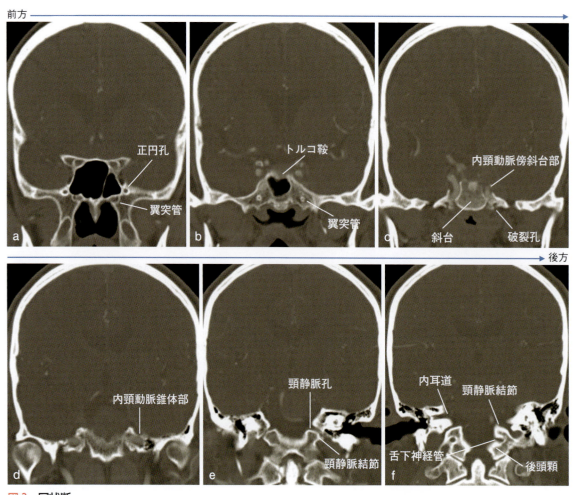

図3 冠状断
前方から，正円孔と翼突管(a)，トルコ鞍(b)，破裂孔レベルで内頸動脈傍斜台部錐体部移行部(c)，内頸動脈錐体部(d)，頸静脈孔，頸静脈結節(e)，内耳道，後頭顆，舌下神経管(f)を確認する．

G 経斜台アプローチ

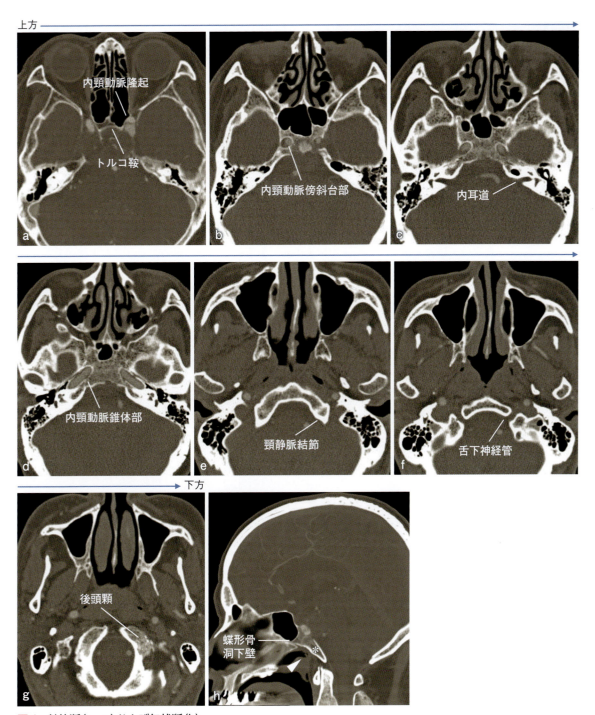

図4 軸位断（a〜g）および矢状断（h）
　トルコ鞍および内頸動脈隆起（a），中部斜台レベルで内頸動脈傍斜台部（b），内耳道（c），内頸動脈錐体部（d），下部斜台レベルで頸静脈結節（e），舌下神経管（f），後頭顆（g）などを確認する．
h：蝶形骨洞下壁の高さを確認する．これよりも斜台部病変が尾側に伸展していれば，下部斜台（＊）を露出するために上咽頭後壁（矢頭）切開が必要になる．

　軸位断では頭側からトルコ鞍および内頸動脈隆起を（図4a），中部斜台部レベルで内頸動脈傍斜台部（図4b），内耳道（図4c）を，そして錐体骨レベルで内頸動脈錐体部（図4d）を，さらにそこから尾側に向かい，頸静脈結節（図4e），舌下神経管（図4f），後頭顆（図4g）を確認します．
　矢状断では蝶形骨洞の発達を見るとともに，蝶形骨洞下壁の位置と斜台との位置関係を確認します．斜台部病変が蝶形骨洞下壁よりも尾側にある場合は，下部斜台を露出するために上咽頭後壁の切開が必要になります（図4h）．

5 　頭蓋底手術における鼻副鼻腔操作

② 手術手技

以下にカデバディセクションの手技を解説します．

a 鼻腔・副鼻腔操作

基本手技は経蝶形骨洞アプローチになりますので，5章 D 項「経蝶形骨洞アプローチ」（➡ 233 頁）を参照してください．また，supravidian アプローチの際には経篩骨洞アプローチを，infravidian アプローチの際には経上顎洞アプローチを組み合わせますので，それぞれのアプローチの項を参照してください．

鼻中隔粘膜弁を作製する準備をしておくことが重要です．脊索腫や軟骨肉腫では，硬膜浸潤例で硬膜欠損が生じ，また術後の放射線照射が必要になることが多く，後頭蓋窩硬膜内病変においても斜台部硬膜欠損が生じます．したがって，再建が重要になります．

また術野が深くなる斜台部病変では，深部での操作を容易にするために手前側のワーキングスペースを可及的に拡大しておくことが必要です．蝶形骨洞前壁は広く開放し，翼突管神経を温存する例では横幅を両側翼突管ぎりぎりまで広く削除します．外側伸展のある脊索腫や軟骨肉腫では，経篩骨洞アプローチや経上顎洞アプローチを積極的に組み合わせることでワーキングスペースが拡がり，後の操作が容易になります．

b 頭蓋底骨削除

① transclival アプローチ（動画 42，図 5）

脊索腫や軟骨肉腫では，根治度を高めるために斜台部骨を可及的に広く削除し，また多くの場合で，斜台全削除（panclivectomy/total clivectomy）が必要になります．後床突起削除が必要になる例では，上・中部斜台およびトルコ鞍を削除後に後床突起を硬膜外に十分に剥離し，後床突起を削除します（図 5a）．また，頸動脈隆起の骨を削除して内頸動脈を可動化することで，内頸動脈後方を操作しやすくなります（図 5b）．斜台硬膜を切開し，くも膜を切開すると，脳幹前面に脳底動脈，上小脳動脈，後大脳動脈および動眼神経，外転神経などが確認できます（図 5c, d）．硬膜切開の際に外転神経を損傷しないようにするために，最初の切開は正中付近から開始するほうが安全です（図 2）．

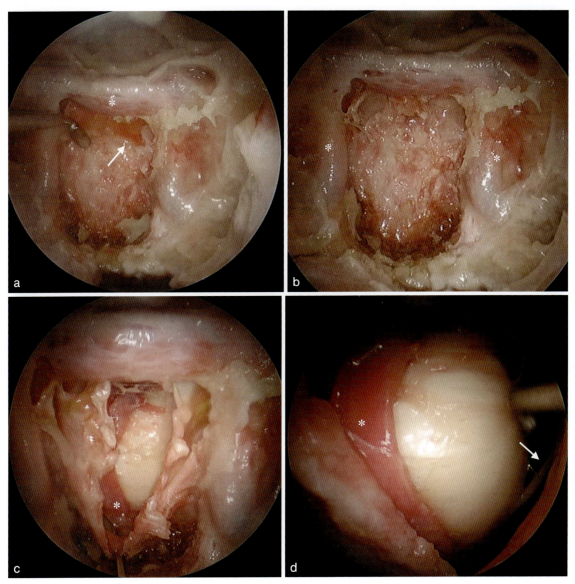

図5 transclival アプローチ（つづく）
　a：トルコ鞍底（＊），上中部斜台削除後，後床突起（矢印）を硬膜外に剥離後に除去する．
　b：斜台全削除後．両側頸動脈隆起の骨（＊）も削除している．
　c：斜台硬膜を切開する．＊は脳底動脈を示す．
　d：斜視鏡で硬膜内の外転神経（Ⅵ）（矢印）を確認．＊は脳底動脈を示す．

5 頭蓋底手術における鼻副鼻腔操作

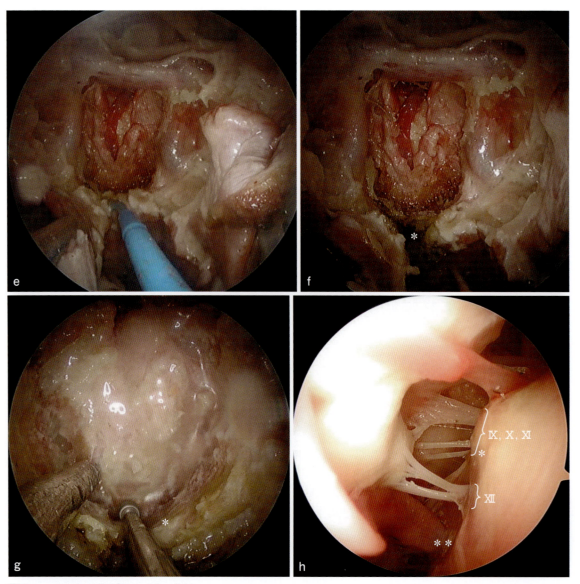

図5 transclival アプローチ（つづき）
　e：上咽頭後壁粘膜，椎前筋，靱帯を電気メスで切開する．
　f：下部斜台（*）を露出する．
　g：蝶形骨洞下壁（*）を削除してから下部斜台を削除する．
　h：硬膜切開を下方へ延長する．硬膜内から左頸静脈結節（*），Ⅸ，Ⅹ，Ⅺ，Ⅻ脳神経，左椎骨動脈硬膜貫通部（**）が見える．

　下部斜台（本項では蝶形骨洞下壁よりも尾側のレベルと定義します）を露出するには，上咽頭後壁粘膜の切開に加え，椎前筋（頭長筋：斜台に付着，前頭直筋：後頭顆に付着），靱帯（前環椎後頭膜）の剥離が必要になります．上咽頭後壁粘膜の切開は病変伸展範囲によって，Ｔ字型もしくは逆Ｕ字型に切開します．切開は耳管咽頭口の内側までにとどめます．上咽頭後壁粘膜および筋肉は翻転しておき，最後に有茎で術部を被覆できるようにします．この例では上咽頭後壁をＴ字切開し（図5e），後方で下部斜台を露出しています（図5f）．次いで，蝶形骨洞下壁を斜台部レベルまで削除した後に下部斜台を削除します（図5g）．この際，横幅を両側翼突管ぎりぎりまで広く削除します．硬膜切開をさらに下方に延長すると，硬膜内でⅨ，Ⅹ，Ⅺ，Ⅻ脳神経や頸静脈結節，椎骨動脈硬膜貫通部を観察できます（図5h）．

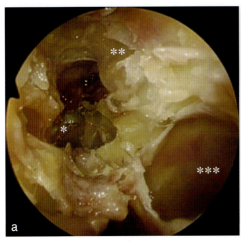 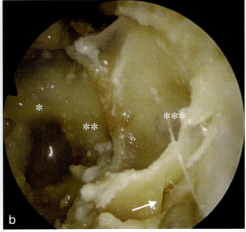

図6 transclival アプローチおよび supra- and infravidian アプローチによるワーキングスペースの側方拡大と鼻咽頭後壁切開による下方への拡大（つづく）
a：左蝶形骨洞（＊），篩骨洞（＊＊），上顎洞（＊＊＊）を単洞化する．
b：蝶形骨洞前壁を広く開窓後翼突管（矢印）を同定する．＊はトルコ鞍，＊＊は ICA，＊＊＊は V2 を示す．

② transclival, supra- and infravidian アプローチ（動画43，図6）

外側伸展例に対する supravidian アプローチでは篩骨蜂巣を単洞化することで海綿静脈洞や中頭蓋窩到達の際のワーキングスペースを拡大します．また，錐体骨・頸静脈結節・後頭顆・側頭下窩到達の際のワーキングスペースを拡大するためには infravidian アプローチを行って，上顎洞内側壁・後壁を削除し，翼口蓋窩を開放し，翼突管神経・動脈や大・小口蓋神経，下行口蓋動脈を切断することで，翼口蓋窩内容を外側に変位させ，翼状突起を削除して，外側へのワーキングスペースを拡大できます．詳細は5章H項「経上顎洞アプローチ ① 翼口蓋窩」（→ 284 頁）を参照してください．

動画43 および図6では supra- and infravidian アプローチによる側方へのワーキングスペース拡大と，上咽頭後壁切開による下部斜台への到達を行い，錐体骨，頸静脈結節，後頭顆の削除を行っています．まず左篩骨蜂巣と上顎洞，蝶形骨洞を単洞化します（図6a）．蝶形骨洞前壁は広く削除します．palatovaginal canal の外側で翼突管および翼突管神経・動脈を確認します（図6b）．その後，上顎洞内側壁および後壁を削除し，翼口蓋窩を露出します（図6c）．視野をよくするために中鼻甲介下端を切断した後，蝶形口蓋動脈を切断し，次いで翼突管神経・動脈を切断，大小口蓋神経・下行口蓋動脈を切断すると，翼口蓋窩内容を骨膜下に剥離温存しつつV2を支点に外側に翻転でき，それにより口蓋骨眼窩突起・翼状突起が露出されます（図6d）．口蓋骨眼窩突起・翼状突起を削除します（図6e）．その際，翼突管神経の尾側であれば内頸動脈錐体部を傷つけるリスクは低いとされています．さらに翼突管神経の頭側で内頸動脈隆起およびV2表面の骨を削除し，硬膜を露出します（図6f）．また下部斜台への到達を可能にするために鼻中隔粘膜下端を切除し，上咽頭に到達（図6g），さらに上咽頭後壁を切開して粘膜・椎前筋・靱帯を剥離し，蝶形骨洞下壁を削除した後に下部斜台を削除します（図6h）．

5 頭蓋底手術における鼻副鼻腔操作

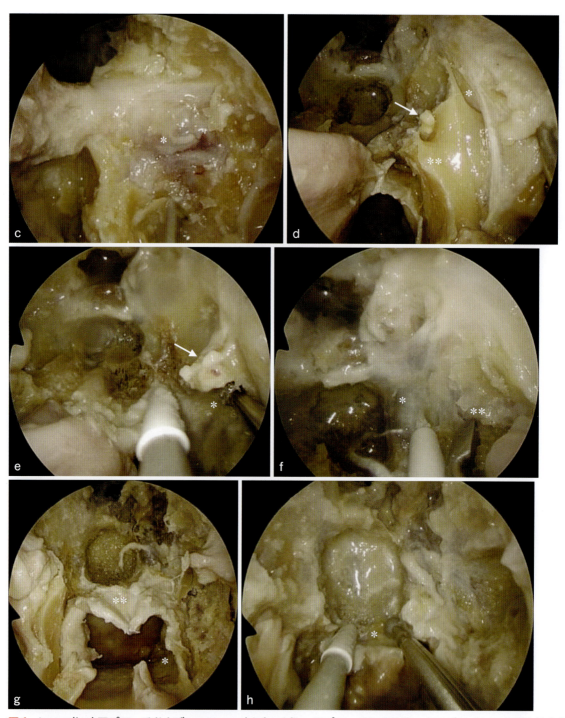

図6 transclival アプローチおよび supra- and infravidian アプローチによるワーキングスペースの側方拡大と鼻咽頭後壁切開による下方への拡大（つづき）
　c：左上顎洞内側壁を削除後，後壁を削除すると骨膜に被覆された翼口蓋窩（＊）が露出する．
　d：蝶形口蓋動脈を切断し，翼突管神経（矢印）・血管，大小口蓋神経と下行口蓋動脈を切断し，正円孔から出るV2（＊）を支点に翼口蓋窩内容を外側に翻転，翼状突起（＊＊）を露出したところ．
　e：翼突管神経（矢印）の尾側で翼状突起（＊）を削除する．
　f：翼突管神経の頭側で頸動脈隆起（＊）およびV2（＊＊）表面の骨を削除する．
　g：鼻中隔下端の粘膜を削除し，上咽頭を露出する．＊は耳管，＊＊は蝶形骨洞下壁を示す．
　h：上咽頭後壁を切開し，下部斜台（＊）を削除する．

G 経斜台アプローチ

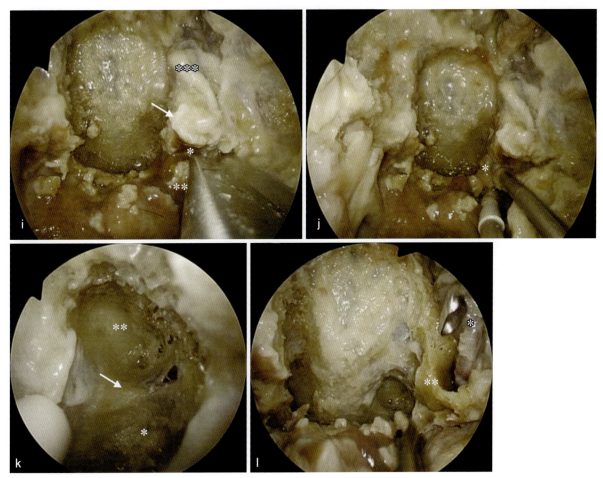

図6 （つづき）
 i：translacerumアプローチ：翼突管神経（矢印）の尾側で線維性軟骨組織（＊）を切開し，耳管（＊＊）を可動化する．＊＊＊はICAを示す．
 j：その後方の頸静脈結節（＊）を削除する．
 k：後頭顆（＊）と頸静脈結節（＊＊）を削除し，舌下神経管（矢印）を露出する．
 l：内頸動脈（＊）を可動化し，下部錐体骨先端部（＊＊）を露出する．

　続いて，translacerumアプローチにより破裂孔の位置で内頸動脈錐体部および耳管を可動化し，両者の間のスペースを拡大してその後方の錐体骨・頸静脈結節・後頭顆への到達をしやすくします．まずは翼突管神経の尾側で破裂孔の線維性軟骨組織を切開し，耳管を可動化・下方へ変位させます（図6i）．その後その後方の頸静脈結節を削除します（図6j）．さらにその尾側にある後頭顆を削除し，舌下神経管を露出します（図6k）．さらに，破裂孔の位置で内頸動脈周囲の線維性軟骨組織を切開し，内頸動脈も可動化して変位させると，下部錐体骨先端部を露出できます（図6l）．

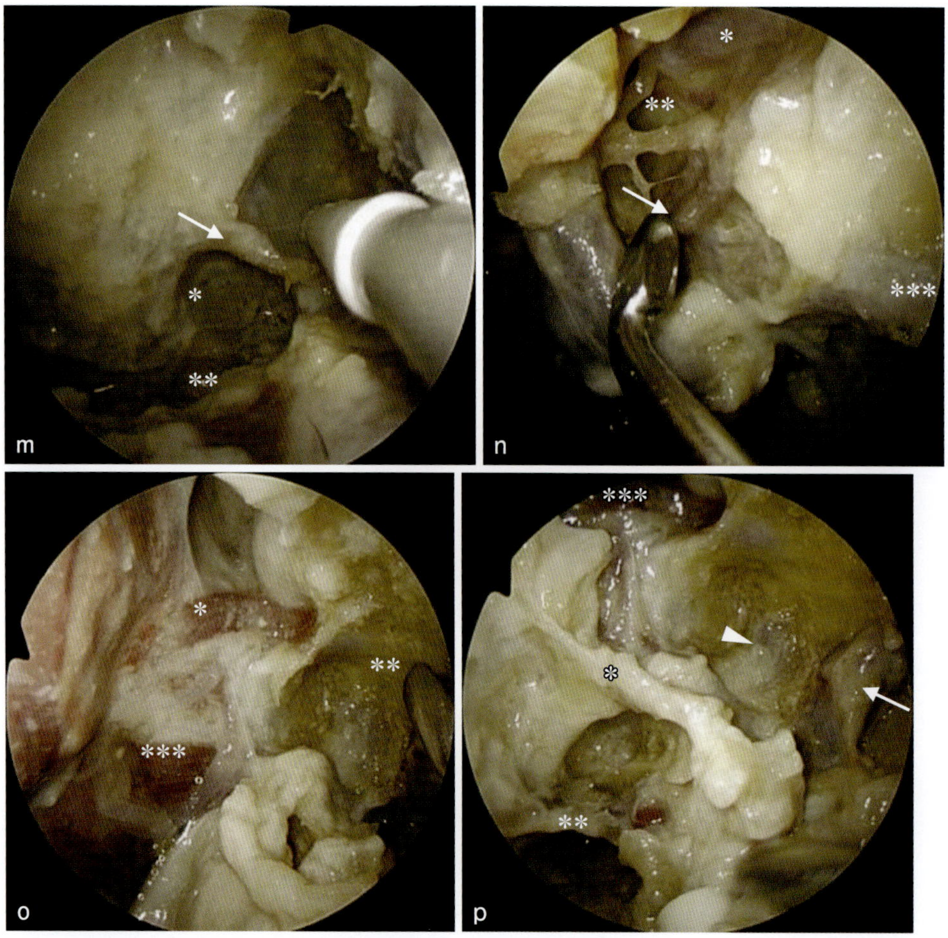

5　頭蓋底手術における鼻副鼻腔操作

図6　transclival アプローチおよび supra- and infravidian アプローチによるワーキングスペースの側方拡大と鼻咽頭後壁切開による下方への拡大（つづき）

m：錐体骨と頸静脈結節（＊）を削除し，IX，X，XI（矢印）を露出する．＊＊は後頭顆を示す．
n：海綿静脈洞内の脳神経を確認する．＊はIII，＊＊はIV，矢印はVI，＊＊＊は V2 を示す．
o：VII，VIII（＊）および内耳道（＊＊），IX，X，XI（＊＊＊）を硬膜内外で確認する．
p：硬膜外でIX，X，XI（＊），XII（＊＊），VII，VIII（＊＊＊），内頸静脈（矢頭），内頸動脈（矢印）を確認する．

　　錐体骨・頸静脈結節をさらに削除すると，頸静脈孔およびIX，X，XI神経を同定できます（図6m）．海綿静脈洞前壁硬膜を切開し，静脈洞内脳神経（III，IV，V1，VI）を同定します（図6n）．下方では錐体骨を削除して内耳道および硬膜内でVII，VIIIを同定します（図6o）．IX，X，XIの外側後方で頭蓋外の頸静脈，さらに外側まで錐体骨を削除し，内頸動脈傍咽頭部を同定します（図6p）．

G 経斜台アプローチ

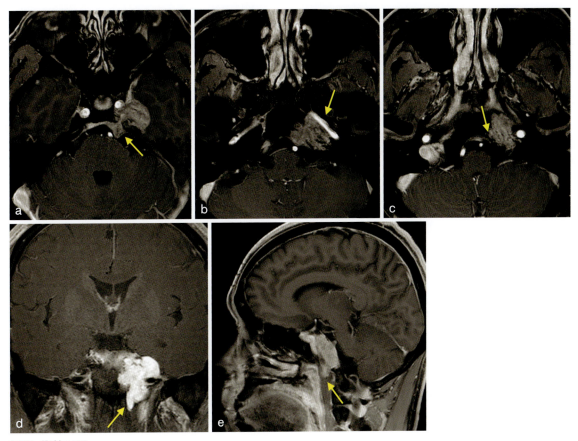

図7 術前 MRI
a〜c：軸位断．腫瘍は左側でメッケル腔後方（矢印）(a)，内頸動脈錐体部（矢印）後方(b)，頸静脈結節（矢印）(c)に伸展している．
d：冠状断
e：矢状断
腫瘍は左側で蝶形骨洞下壁の高さより尾側の下部斜台および椎前筋内に伸展している（矢印）．

3 手術手技解説動画

症例1　動画44

　左 petroclival junction から発生した軟骨肉腫の症例です．腫瘍は上方へは頸動脈後方からメッケル腔方向に，外側へは内頸動脈錐体部の後方に伸展，下方へは頸静脈結節に浸潤し，また下端では椎前筋内にも浸潤しています（図7）．腫瘍全体を露出するために，transclival アプローチに加えて左側で supra- and infravidian アプローチを行い，側方のワーキングスペースを拡大します．具体的には，前方では上顎洞・篩骨洞を開放し，翼口蓋窩を開放してその後方の翼状突起を削除し（図8），また，頸動脈隆起を削除して内頸動脈を可動化します（図8）．また translacerum アプローチを行って内頸動脈と耳管を破裂孔で可動化し，その後方の錐体骨，頸静脈結節への到達を可能にします．

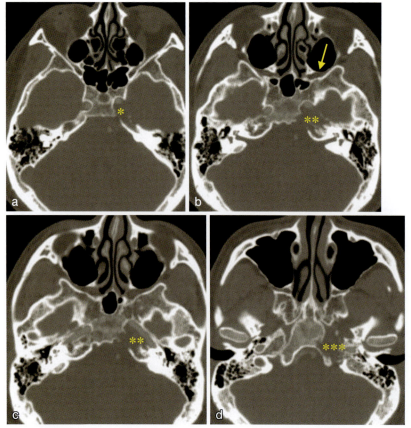

図8 術前CT
軸位断．メッケル腔後方(＊)へ到達するために頸動脈隆起を削除し，錐体骨(＊＊)，頸静脈結節(＊＊＊)に到達するために上顎洞後壁を削除して翼口蓋窩(矢印)を露出し，その後方の翼状突起を削除する．

　まず左篩骨洞を単洞化して上顎洞を開放し，上顎洞内側壁を削除します(図9a)．上顎洞後壁を削除して翼口蓋窩内容を露出します(図9b)．鼻中隔粘膜下端を切開して上咽頭に入り，さらに蝶形骨洞下壁の尾側で鼻咽頭後壁粘膜・椎前筋・靱帯を電気メスで剥離し，下部斜台を露出します(図9c)．次いで翼突管神経，大小口蓋神経，下行口蓋動脈を切断し，翼口蓋窩内容を骨膜ごと外側に翻転します(図9d)．その後翼状突起をドリリングして削除しつつ，蝶形骨洞下壁を削除し，斜台を下部斜台も含めて広く削除します(図9e)．
　トルコ鞍および頸動脈隆起を広く削除し，内頸動脈傍斜台部を可動化します(図9f)．

G 経斜台アプローチ

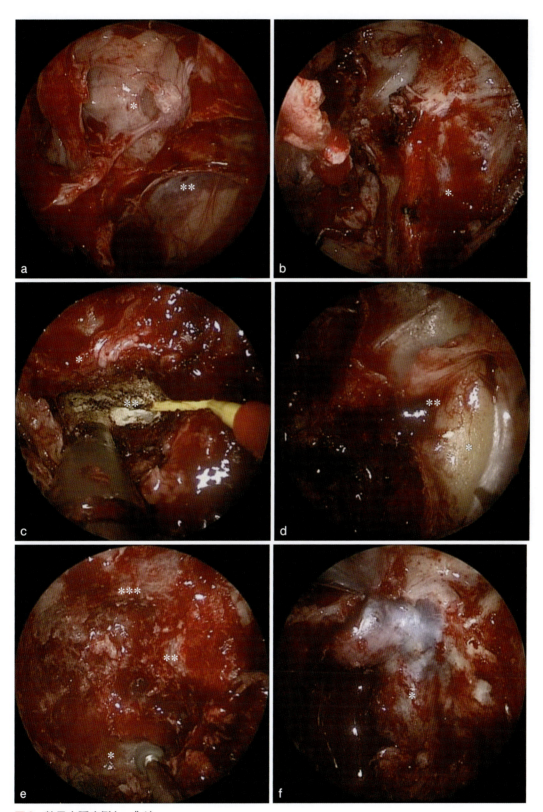

図9 軟骨肉腫症例（つづく）
a：左篩骨洞（*）を単洞化し，上顎洞（**）内側壁を削除する．
b：上顎洞後壁を削除し，左翼口蓋窩（*）を露出する．
c：上咽頭に入り，蝶形骨洞下壁（*）の尾側で上咽頭後壁粘膜・椎前筋・靱帯を剥離し，下部斜台（**）を露出する．
d：翼突管神経，大小口蓋神経，下行口蓋動脈を切断し，翼口蓋窩内容を骨膜ごと外側に翻転，翼状突起（*）を露出する．**は翼突管を示す．
e：蝶形骨洞下壁を削除後に下部斜台（*）を削除する．**は内頸動脈，***はトルコ鞍を示す．
f：内頸動脈隆起を削除して左内頸動脈（*）を可動化する．

5 頭蓋底手術における鼻副鼻腔操作

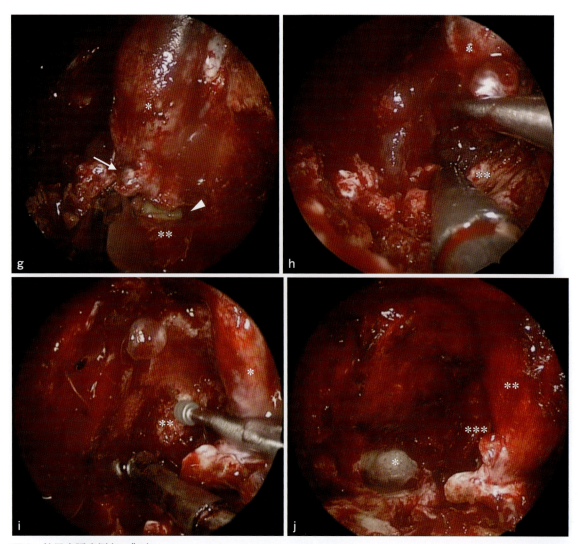

図9 軟骨肉腫症例（つづき）
g：翼突管神経（矢印）の尾側で破裂孔の線維性軟骨組織をハーモニックで切開（矢頭）し，内頸動脈（＊）および耳管（＊＊）を可動化する．
h：左内頸動脈（＊）と耳管（＊＊）の間のスペースから錐体骨内腫瘍を摘出する．
i：左内頸動脈（＊）の下方から後方の腫瘍の錐体骨浸潤部（＊＊）をドリリングする．
j：左頸静脈結節腫瘍浸潤部（＊）をドリリング完了後．＊＊は内頸動脈，＊＊＊は錐体骨を示す．

次いでtranslacerumアプローチの手技を用いて，破裂孔の位置の翼突管神経の尾側で線維性軟骨組織を切開し（図9g），内頸動脈および耳管を可動化することで，それらの間のスペースを拡げ，その後方の腫瘍を摘出します（図9h）．これにより内頸動脈の尾側から錐体骨腫瘍浸潤部をドリリングすることができます（図9i）．錐体骨浸潤部の最外側部は斜視鏡で外側を観察しながら強弯のドリルを使って骨削除します．下方では頸動脈管から頭蓋外に出た内頸動脈傍咽頭部に遭遇することがありますので注意します．錐体骨から内側下方に視野を移し，下部斜台外側で頸静脈結節浸潤部の腫瘍を摘出し，浸潤骨をドリリングします（図9j）．摘出後は死腔を作らないように摘出腔に脂肪を詰め，その上から有茎鼻中隔粘膜弁で露出した内頸動脈を被覆します．

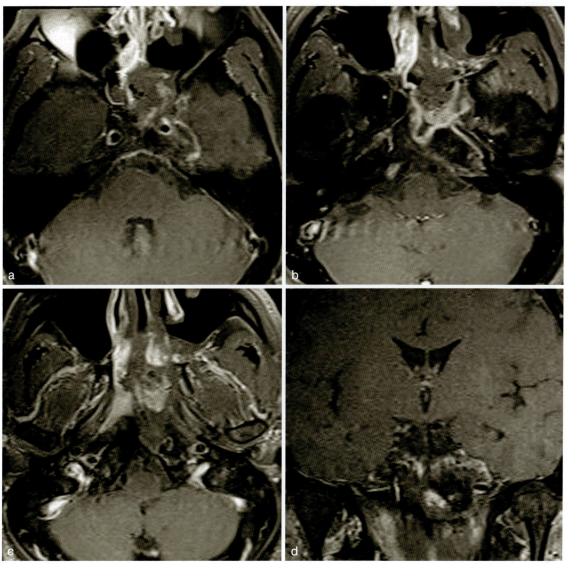

図10 術後 MRI
腫瘍は全摘出されている.

術後の MRI では腫瘍の全摘出が確認されます(図10).

(阿久津博義)

H 経上顎洞アプローチ ①翼口蓋窩

> **Point**
> - 鼻涙管と下鼻甲介の処理は EMM と同様である．
> - 血管と神経の解剖を理解する．
> - 顎動脈の処理（クリッピング）が重要である．
> - 蝶形骨洞をあらかじめ開放しておくと限界線がわかりやすい．

　翼口蓋窩は，上顎洞後壁の後方，蝶形骨大翼の前方に位置し，上方は眼窩や中頭蓋窩に囲まれた部分であり，外側で側頭下窩に連続しています．翼口蓋窩に手術操作が及ぶことは多くありませんが，翼口蓋窩から発生する腫瘍，特に若年性血管線維腫や神経鞘腫の手術の際には翼口蓋窩の血管や神経の処理が必要になります．また蝶形骨洞が大翼まで側方に発育している症例で病変が蝶形骨洞の外側に位置している場合には，中鼻道経由で病変を処理することは困難であり，上顎洞・翼口蓋窩経由で蝶形骨大翼の前壁を削除し，蝶形骨洞を広く開放する必要があります．術前プランニングにおいて重要なこととして，合併症回避の観点からも以下の 2 点を明確にしておくべきです．

　① 翼口蓋窩に病変があり，血管や神経（翼口蓋窩内組織）の処理が必要である．
　② 蝶形骨大翼や蝶形骨洞側窩に病変があり，上顎洞・翼口蓋窩はコリドーとして必ずしも顎動脈（翼口蓋窩内組織）の処理は必要としない．

　本項では ① の場合を中心に，翼口蓋窩の手術に必要な CT 読影と解剖，手術手技について解説します．

H 経上顎洞アプローチ ① 翼口蓋窩

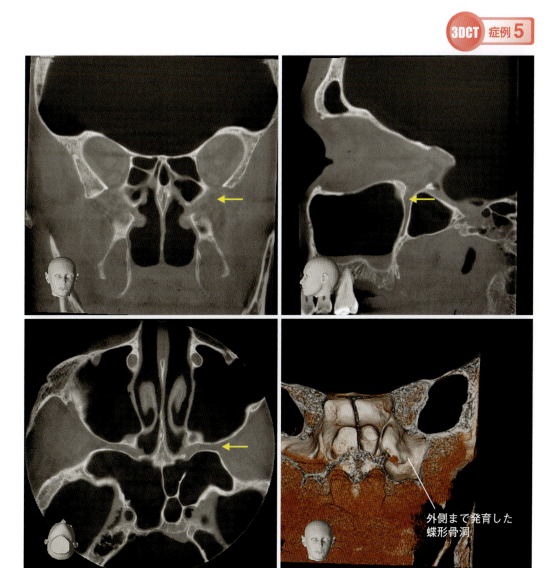

図1 翼口蓋窩(矢印)のCT像

1 CT読影のポイント

a 翼口蓋窩の同定

　翼口蓋窩の位置の同定には軸位断が最もわかりやすく，上顎洞後壁の後ろの軟部組織部分が翼口蓋窩であり，蝶形骨洞前壁の前外側に位置しています(図1)．翼口蓋窩には，通常は脂肪組織があり，外側後方には翼突筋などの筋組織があります．造影CTでは顎動脈が描出されることが多いです．翼口蓋窩の重要な内容物としては血管と神経があり，鼻内を前方からアプローチする場合は前が血管系であり，神経系は後ろに位置しています．
　翼口蓋窩の解剖の模式図を示します(図2)．血管の分枝や神経の吻合，それぞれの神経がどの管腔(孔)を通るのかを理解しておくことが重要です．

b 骨孔・管腔構造の確認

　冠状断CTで蝶形骨洞周囲を観察すると，下壁と外側壁に骨の管腔様構造が認められま

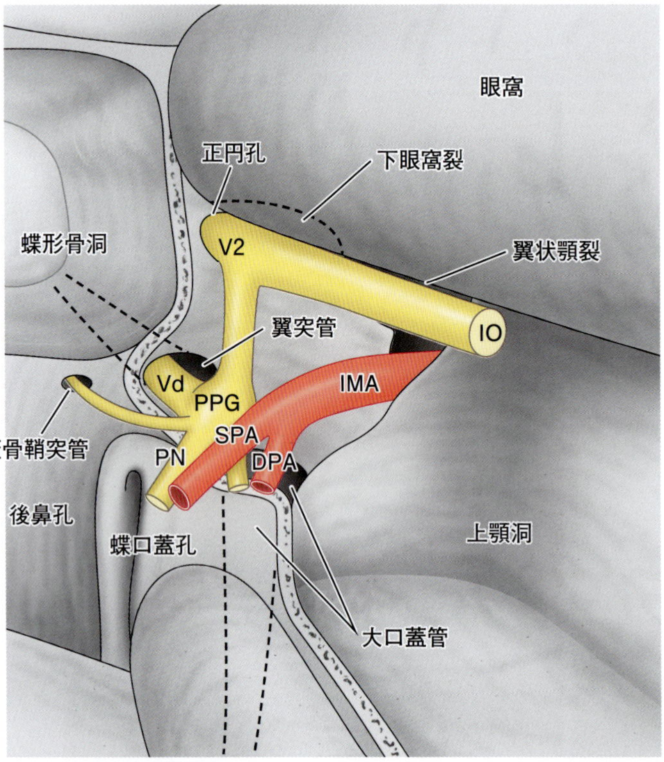

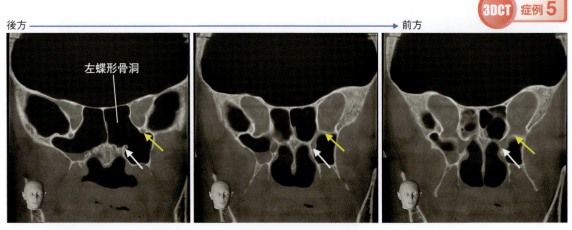

図2 翼口蓋窩解剖の模式図
血管系は前，神経系は後ろに分布する．図は管腔構造を表している．
IO：眼窩下神経，V2：上顎神経，PPG：翼口蓋神経節，PN：後鼻神経，Vd：Vidian 神経
IMA：顎動脈，SPA：蝶口蓋動脈，DPA：下行口蓋動脈

図3 CT冠状断画像での上顎神経（黄矢印）と翼突管神経（白矢印）の同定
左が後方．

す．下壁側が翼突管（Vidian canal）であり，外側に存在するのが上顎神経（正円孔）です．CTを後方から前方に動かしていくと翼口蓋窩に交通する部位があり，ここに翼口蓋神経節があります．翼突管と上顎神経がつながっていくのがわかると思います（図3）．また，冠状断CTを上顎洞レベルで前方から後方に動かしていくと，上顎洞の内側壁の後方で蝶

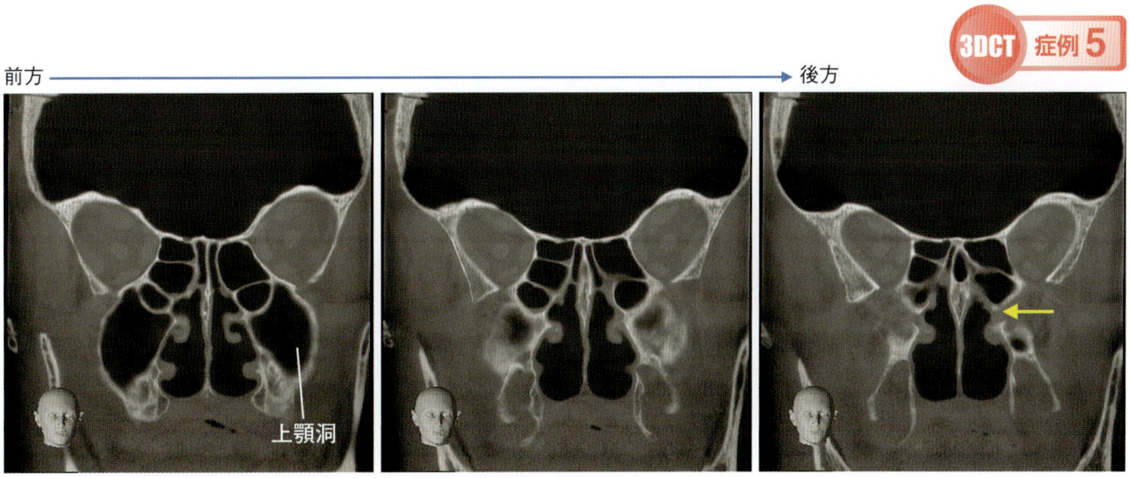

図4 CT冠状断画像での蝶口蓋孔（矢印）の同定
右が後方．

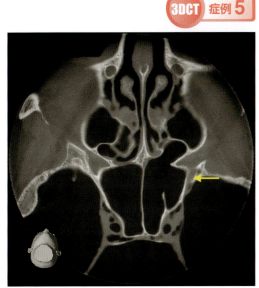

図5 上顎神経（矢印）の走行
頭蓋内から正円孔を通り翼口蓋窩に入る．

形骨との間に骨の間隙があり，この部位が蝶口蓋孔にあたります（図4）．

軸位断CTでは蝶形骨洞前壁と上顎洞後壁の間の間隙があり，この部位が蝶口蓋孔です．鼻腔内の立体的な解剖としては蝶口蓋孔は蝶形骨洞底の高さで上顎洞自然口の後方，中鼻甲介水平部の下方に位置しています（3章J項「後鼻神経切断術」，→112頁参照）．軸位断CTにて正円孔と上顎神経を同定してください．頭蓋内から翼口蓋窩への走行が確認できます（図5）．上顎神経から発生する神経鞘腫ではこの部位（正円孔）が拡大します．軸位断で翼突管神経は内頸動脈周囲から翼口蓋窩へ蝶形骨洞底を走行しています（図6）．このことは頭蓋底手術を行う場合に翼突管神経は内頸動脈へのメルクマールとなることを示しています．

矢状断CTでは翼口蓋窩と口腔内との交通を確認できます（図7）．口腔内から大口蓋孔経由で翼口蓋窩に伝達麻酔を行うことが可能です．

翼突管や正円孔，卵円孔などの蝶形骨の孔，つまり神経や血管が通る管腔の位置や角度，蝶形骨と上顎骨で形成される蝶口蓋孔，眼窩や上眼窩裂，中頭蓋窩との立体的な位置関係については本物の骨標本を手に取って観察すると，より理解が深まると思います（図8）．

5 頭蓋底手術における鼻副鼻腔操作

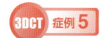

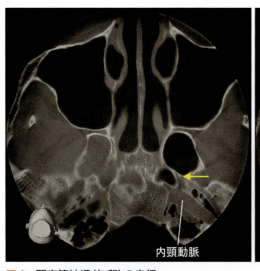
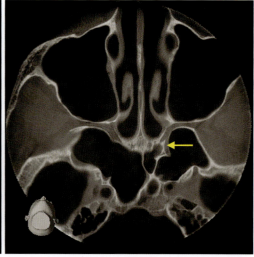

図6 翼突管神経(矢印)の走行
　内頸動脈周囲から翼口蓋窩へ走行する．この例では蝶形骨洞底を曲線的に走行しているが，直線的に同定できることが多い．

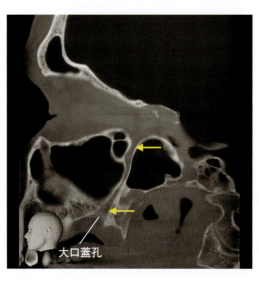

図7 翼口蓋窩と口腔との交通(矢印)
　口腔内から翼口蓋窩に浸潤麻酔を行うことも可能．

図8 蝶形骨前方に観察できる骨孔
　骨標本は立体的な位置関係の理解に有用である．

2 手術手技

　経上顎洞的アプローチですが，病変の広がりにより下鼻甲介や上顎洞内側壁の処理が異なります．小さな腫瘍の栄養血管処理や難治性鼻出血のための顎動脈処理であれば，上顎洞自然口経由もしくは下鼻道対孔経由で対処可能です．腫瘍切除のために広いワーキングスペースが必要な場合は4章C項「endoscopic medial maxillectomy（EMM）」（→164頁参照）で述べたEMMにより，上顎洞を大きく開放する必要があります．

　アプローチ方法としては，EMMのときと同様に鼻涙管の後ろからアプローチする方法と前からアプローチする方法があり，前方からアプローチする際に鼻涙管を内側にシフトさせることで，ワーキングスペースが広がります（図9）．翼口蓋窩後方の蝶形骨大翼や蝶形骨洞側窩へのアプローチが目的であれば，翼口蓋窩組織を後壁の骨膜ごと下外側によけることで，翼口蓋窩の脂肪組織や血管，神経の処理は必ずしも必要ありません．一方，翼口蓋窩病変では，手術の際に顎動脈の処理が最も重要と思われますので，そのことを中心に解説し，神経系の解剖についても解説します．

a 鼻涙管の後ろからアプローチする方法　動画45

　まず上顎洞膜様部を大きく開放します．そして下鼻甲介前1/3の部位，すなわち鼻涙管のすぐ後方レベルで下鼻甲介を切開し，断端は鼻腔後方へよけておきます（図10）．これにより直視鏡下に上顎洞後壁部分が操作可能になります．また下鼻道側壁の骨は前方まで削除しておくと，ワーキングスペースが広がります．

　鼻腔側の粘膜を剥離し，蝶口蓋孔で蝶口蓋動脈を同定します．次に上顎洞後壁粘膜を剥離し，後壁骨を露出させます（図11）．血管に注意しながら蝶口蓋孔にキュレットを入れ，上顎洞後壁をクラッシュします．骨が硬い場合はドリルを用います（図12，13）．骨膜を破らないように，まずは後壁の骨のみ除去します．もし蝶口蓋孔から腫瘍が鼻腔に伸展している場合は，末梢からたどるのではなく，中枢側の上顎洞後壁から骨を削除したほうが安全です．

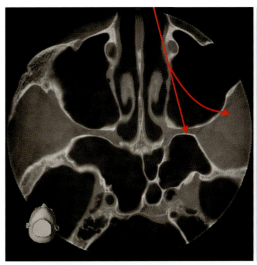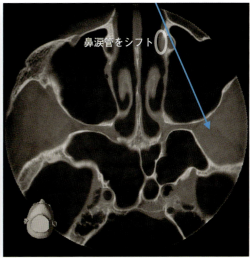

図9　翼口蓋窩へのアプローチ法
鼻涙管の直後からアプローチする方法（赤矢印）や前方から鼻涙管を内側へシフトさせてアプローチする方法（青矢印）がある．

5 頭蓋底手術における鼻副鼻腔操作

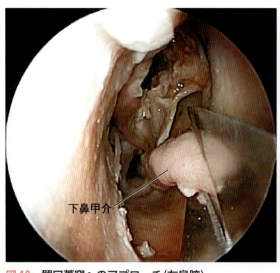
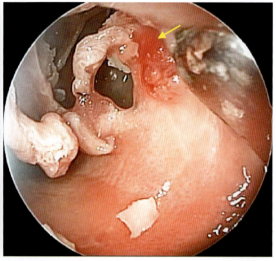

図10 翼口蓋窩へのアプローチ（左鼻腔）
鼻涙管の直後で下鼻甲介を切開する．下鼻道では鼻涙管開口部が観察される（矢印）．涙点圧迫にて涙液が排出している．

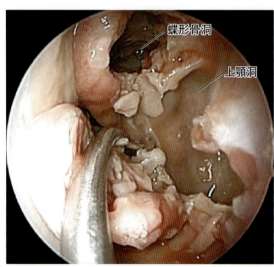
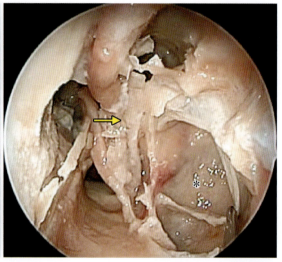

図11 上顎洞後壁の処理
上顎洞を大きく開放し，上顎洞後壁（＊）の粘膜を剝離する．矢印は蝶口蓋孔を示す．

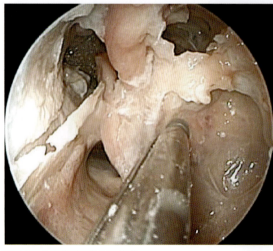
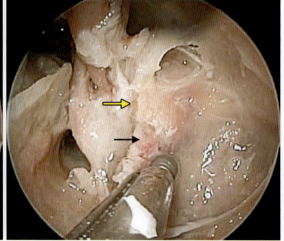

図12 上顎洞後壁の骨削除
後ろにある血管に注意する．黄矢印は蝶口蓋動脈，黒矢印は下行口蓋動脈を示し，顎動脈が透見できる．

H 経上顎洞アプローチ ① 翼口蓋窩

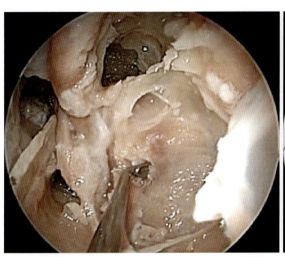
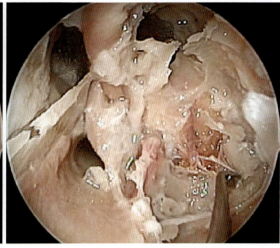

図13 上顎洞後壁骨削除による翼口蓋窩内容の露出
　　骨を削除し，骨膜を切開すると脂肪が露出する．顎動脈の走行に注意が必要である．

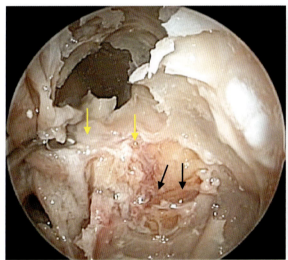
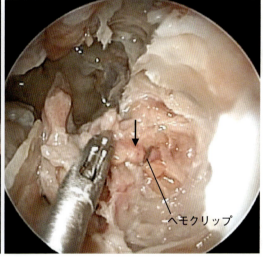

ヘモクリップ

図14 顎動脈の処理
　　顎動脈（黒矢印）の同定とクリッピング．黄矢印は蝶口蓋動脈を示す．

　広く上顎洞後壁の骨が削除できたところで骨膜を切開します．これにより翼口蓋窩に到達し脂肪が露出します．腫瘍により脂肪織がほとんどない場合もあります．顎動脈は翼口蓋窩内では上顎洞後壁の高さの中間あたりを走行しています．サクションキュレットで脂肪織を下方に向けてさばいていくと拍動する顎動脈を同定することができます（図14）．末梢側，すなわち蝶口蓋動脈からたどっていっても同定できます．顎動脈からは蝶口蓋動脈と下方に向かう下行口蓋動脈が分枝しています．また，眼窩下神経と並走する眼窩下動脈も同定可能です．いずれにしても血管系は神経の前方に位置していますので，血管を損傷しなければ神経を損傷することはないと思います．

291

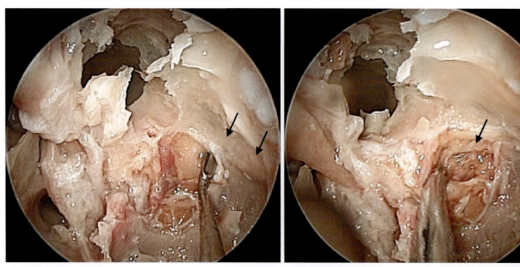

図15 上顎神経の同定
眼窩下神経（矢印）を中枢側にたどり，正円孔に到達する．

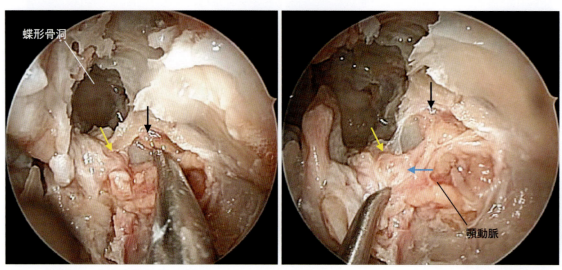

図16 上顎神経，正円孔（黒矢印）の確認
骨膜ごと翼口蓋窩内容をよけるとわかりやすい．黄矢印は翼突管神経，青矢印は翼口蓋神経節を示す．翼口蓋窩では，血管系は前，神経系は後ろに存在する．

　顎動脈のクリッピングを行った後に，切断もしくは下方に押し下げ，さらに後方に操作を進めます．上顎神経は翼口蓋窩の上のほうを走行しています．上顎洞内で眼窩下神経の隆起を同定し，それを後方にたどっていきます（図15）．サクションキュレットで脂肪をさばきながら眼窩下神経からたどっていくと，正円孔と上顎神経（V2）が同定できます．蝶形骨洞底のレベルで鼻腔側の粘膜を剥離すると翼突管と翼突管神経が同定できます．骨膜ごと翼口蓋下内容を内側から外側によけると神経の同定が容易になります（図16）．翼

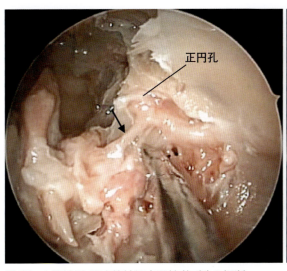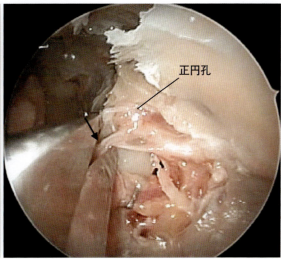

図17 上顎神経-翼突管神経交通枝(矢印)の切断

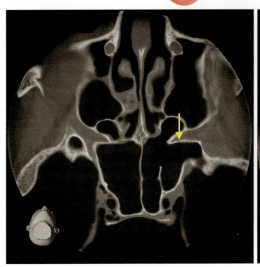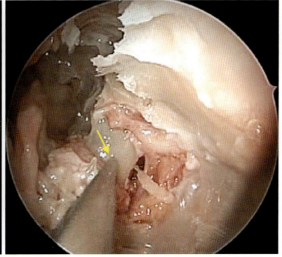

図18 大翼まで発育した蝶形骨洞の前壁(矢印)
CT所見と内視鏡所見は一致している．術中，ナビゲーションにて確認することも有用である．

突管神経と上顎神経の吻合および翼口蓋神経節が同定できます．蝶形骨洞が大翼まで大きく発育している場合は吻合枝を切断し(図17)，蝶形骨洞前壁を開窓すると，蝶形骨洞外側や中頭蓋窩の処理が可能になります(図18，19)．

5 頭蓋底手術における鼻副鼻腔操作

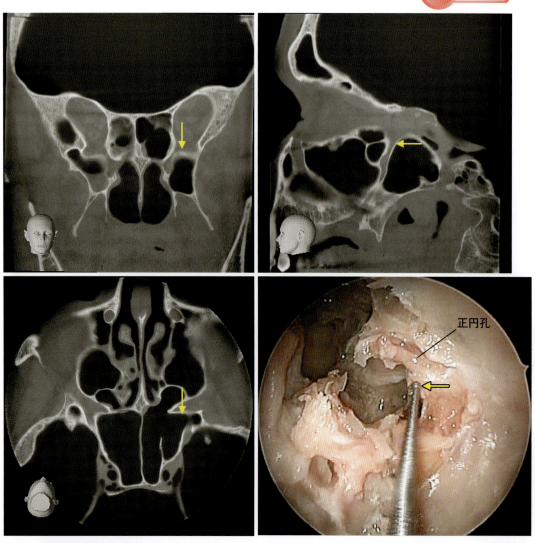

図19 蝶形骨洞側窩の開放
シーカー先端を矢印で示す．

H 経上顎洞アプローチ ① 翼口蓋窩

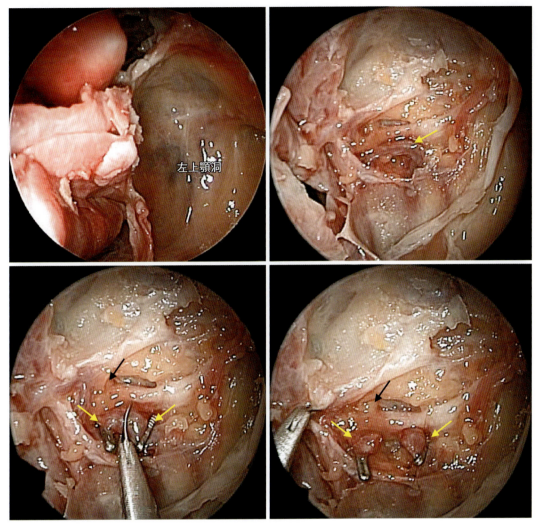

図20 翼口蓋窩での顎動脈のクリッピングと切断(左側)
顎動脈(黄矢印)に2か所へモクリップをかけた後に切断する．黒矢印は正円孔と上顎神経を示す．

　前述のように翼口蓋窩はコリドーで顎動脈の処理が不要な場合には骨膜ごと翼口蓋窩組織を外下方によけ，正円孔と翼突管の間でテンションのかかっている骨膜部分を剪刀で切開すると後方への術野が広がり，さらなる骨膜の剥離と蝶形骨大翼の露出が容易になります．この際，吻合枝も切断されることになりますが，顎動脈は下方を走行しているため，損傷することはありません．
　翼口蓋窩の手術手技のなかで最も重要な顎動脈のクリッピングについては，別の症例でも示していますので参照してください(図20)．翼口蓋窩の外側部分や側頭下窩にアプローチが必要な場合は，次に述べる鼻涙管前方からのアプローチのほうが適しています．翼口蓋窩の手術後は止血がきちんとなされていれば脂肪や血管，神経は露出したままで特に粘膜弁などで被覆する必要はありません．

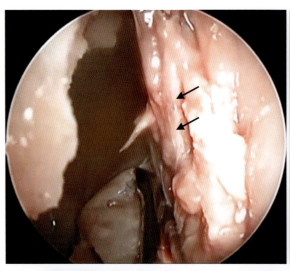 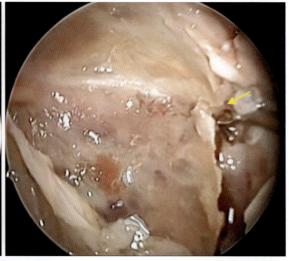

図 21　右翼口蓋窩へのアプローチ
鼻涙管（黒矢印）を内側にシフトし，上顎洞を大きく開放し，蝶口蓋孔（黄矢印）からキュレットにて骨削除を進める．

b 鼻涙管の前からアプローチする方法　動画46

　4章C項「endoscopic medial maxillectomy（EMM）」（➡164頁参照）でも述べましたが，鼻涙管前方からのアプローチでは鼻涙管を内側へシフトさせることで，正中から上顎洞外側壁まで広く直視鏡下での操作が可能です．前述のように下鼻甲介前縁を切開し，上顎洞内に入り，さらに後方へ操作を進めます（図21）．

H 経上顎洞アプローチ ① 翼口蓋窩

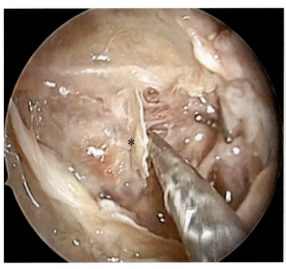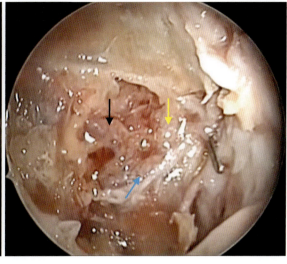

図22 右上顎洞後壁と血管系の処理
　上顎洞後壁（＊）を削除し，顎動脈（黒矢印），蝶口蓋動脈（黄矢印），下行口蓋動脈（青矢印）を同定する．蝶口蓋動脈には後鼻神経切断術の術野であらかじめクリッピングをしている．

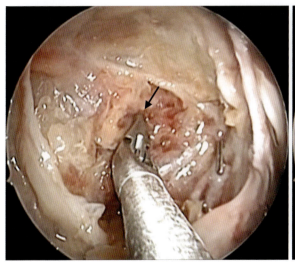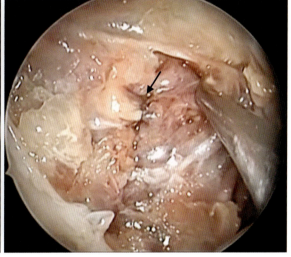

図23 右顎動脈のクリッピング（矢印）
　血管はシーカーなどで周囲組織から全周性に剥離したのちにヘモクリップをかける．

　上顎洞後壁の骨削除を行い，翼口蓋窩の処理は同様に行います（図22〜24）．一側鼻腔からのアプローチが困難な場合や3-4ハンド手術の場合，反対側の鼻腔から経鼻中隔アプローチを行うことも可能です．病変が翼口蓋窩外側まである場合は，歯齦部切開の上で上顎洞前壁を10 mmほど開窓し，ポートを作製するmultiportalアプローチも有用です．

5 頭蓋底手術における鼻副鼻腔操作

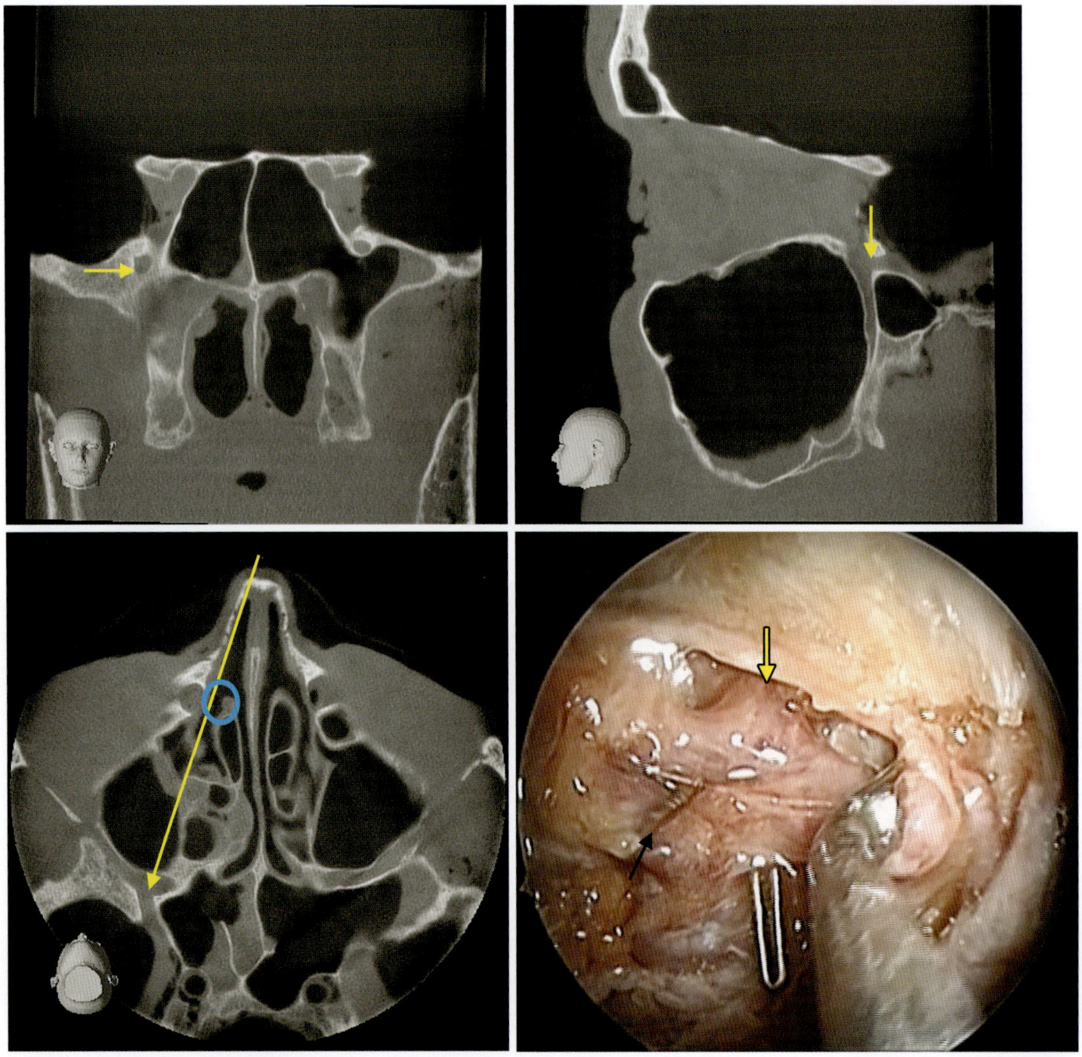

図24 鼻涙管（青円）を内側にシフトしたアプローチ
クリッピング後の顎動脈（黒矢印）の後上方に正円孔と上顎神経（黄矢印）が確認できる．

　以上のように EMM に準じた術式以外でも，病変の範囲や処理する範囲が限局されていれば，上顎洞自然口経由や前述のような下鼻道経由でも処理が可能です．また，実際の手術では，翼口蓋窩開放の前に篩骨洞経由で蝶形骨洞をできるだけ外側まで開放しておくことにより，内頸動脈や視神経，中頭蓋窩，上眼窩裂といった後方限界，側方限界，上方限界を明視下においた手術操作が可能となります．また，蝶形骨洞の発育が良好な場合，下壁に内頸動脈へと向かう翼突管，外側壁に上顎神経の骨隆起を観察することができ，それぞれ翼突管神経，上顎神経の目安となります．

（児玉　悟）

経上顎洞アプローチ ② 側頭下窩

- 翼口蓋窩からさらに後方へのアプローチである．
- 翼突管と正円孔を結ぶ V-R ラインを理解する．
- 卵円孔（下顎神経），耳管，翼突管と内頸動脈の位置関係を理解する．
- 蝶形骨から側頭骨への内頸動脈走行を理解する．

　前項「経上顎洞アプローチ ① 翼口蓋窩」（→ 284 頁参照）では，上顎洞後壁から翼口蓋窩への手術操作と関連する手術解剖について解説しました．本項では，翼口蓋窩の後方の病変に対する手術アプローチとして，経上顎洞アプローチによる側頭下窩および中頭蓋窩への手術操作と解剖に関連する説明をします．翼口蓋窩に入るためには，上顎洞後壁の骨削除が必要となりましたが，側頭下窩における手術操作を行うためには，蝶形骨，そして必要に応じて側頭骨を削除する必要があります．

　翼突管や正円孔が最初のランドマークであり，これらを元に同定する卵円孔も重要なランドマークとなります．さらに，これら蝶形骨の骨孔・管腔構造に加えて，耳管の走行，側頭骨の頸動脈管などが確認すべきランドマークに含まれます．これらのランドマークは内頸動脈の位置を把握するために必要であり，内頸動脈の手術解剖を理解することが側頭下窩，中頭蓋窩へのアプローチでのポイントとなります．

　また，対象とする病変と内頸動脈の位置関係を把握することが，手術プランニングにおいて不可欠です．切除予定範囲と内頸動脈の位置関係により手術アプローチを決定します．具体的には，内頸動脈をまたがないアプローチを選択することが原則になります．すなわち，切除すべき部位と鼻副鼻腔の間に内頸動脈が位置する場合は，異なるアプローチを検討する必要があります．

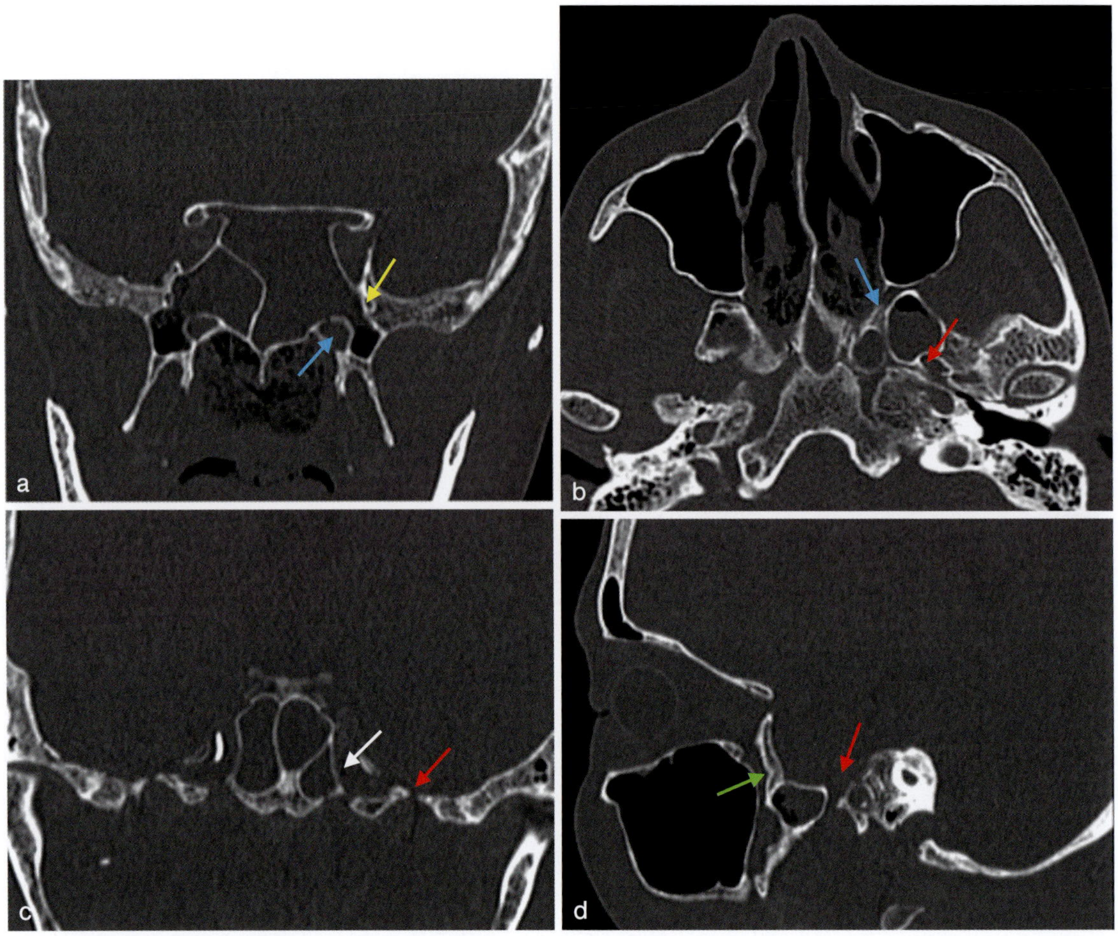

5　頭蓋底手術における鼻副鼻腔操作

図1　翼突管，正円孔，卵円孔
- a：冠状断．蝶形骨洞底やや外側に翼突管（青矢印），蝶形骨洞外側壁に正円孔（黄矢印）を認める．
- b：翼突管の高さでの軸位断．左翼突管の走行を視認できる．翼突管（青矢印）の後端のやや外側に卵円孔（赤矢印）を認める．
- c：翼突管の後端部の冠状断．内頸動脈が海綿静脈洞部から錐体部に移行する部分が観察され（白矢印），頸動脈管の外側に卵円孔（赤矢印）を認める．
- d：矢状断．翼口蓋窩（緑矢印）と卵円孔（赤矢印）の距離が把握できる．

1　CT 読影のポイント

a　翼突管，正円孔，卵円孔

　蝶形骨洞を冠状断で前方から後方に観察していくと容易に翼突管と正円孔を同定することができます（図 1a）．後鼻神経切断術や前項の翼口蓋窩の同定でも説明したように，蝶口蓋孔を同定し，これを後方に追いかけていくと，蝶形骨洞底の管腔構造になります．これが翼突管です．軸位断で観察すると，頸動脈につながる管腔構造として翼突管を観察することができます（図 1b）．すなわち，翼突管あるいは内部を走行する翼突管動脈を後方にたどることにより，内頸動脈の位置を推定することができます．冠状断にて，眼窩内容を後方に追いかけていくと蝶形骨洞外側壁に位置する管腔構造が観察できます（図 1c）．これが正円孔です．さらに後方に冠状断の観察を進めると，内頸動脈の外側で中頭蓋窩底に隙間が観察できます（図 1d）．これが卵円孔です．卵円孔については，矢状断で観察す

300

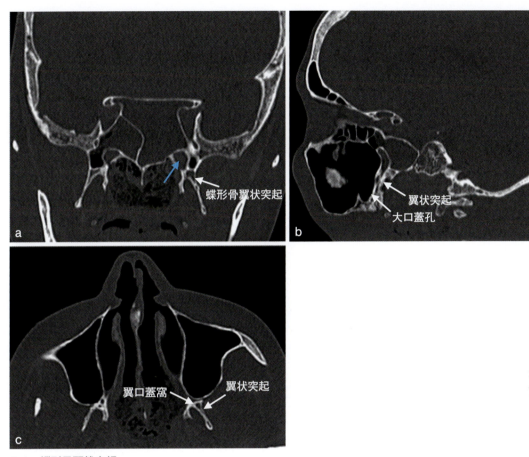

図2 蝶形骨翼状突起
a：冠状断．翼口蓋窩の後方，翼突管（青矢印）の下方に蝶形骨翼状突起が認められる．
b：矢状断．大口蓋孔の後方に翼状突起が認められる．
c：軸位断．上顎洞後方，正中側に翼状突起が認められる．骨削除範囲の把握に有用な view と言える．

ると，上顎洞，翼口蓋窩，蝶形骨洞側窩との前後関係がわかりやすく，手術操作の参考になります．

b 蝶形骨翼状突起

　側頭下窩でのワーキングスペース確保や耳管軟骨部の露出には，耳管の前方に位置する蝶形骨翼状突起を削除する必要があります．腫瘍切除でも必要となる操作です．蝶形骨翼状突起は，冠状断でも軸位断でも容易に同定することができます．蝶形骨翼状突起の形態は個人差が大きく，特に削除すべき骨量が異なることから，手術に際してのデバイス選択にもかかわってきます．冠状断では，翼突管の下方に逆U字の構造物として観察されます（図2a）．内側を翼状突起内側板，外側を外側板と呼びます．矢状断では，大口蓋孔の後方に観察することができます（図2b）．軸位断では，上顎洞内側壁の後方，蝶口蓋孔の後方に観察できます（図2c）．CTの条件によっては，耳管との位置関係を軸位断で観察することができます．

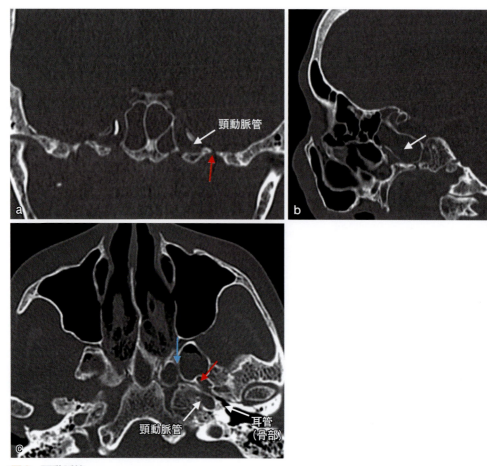

図3 頸動脈管
a：冠状断．翼突管を後方にたどることにより，頸動脈管を同定できる．卵円孔（赤矢印）の内側に位置する．
b：冠状断での内頸動脈部分での矢状断．内頸動脈（白矢印）が頸動脈隆起から後方に向かう走行がわかる．
c：軸位断．頸動脈管の前方に翼突管（青矢印）と卵円孔（赤矢印）が位置することがわかる．頸動脈管の外側に耳管（骨部）が観察される．

c 頸動脈管

　内視鏡下経鼻腔アプローチの視野での内頸動脈を推定するためには，翼突管，耳管，卵円孔を同定することがポイントとなります．翼突管を後方に追うことにより，内頸動脈の位置を推定できることを先述しましたが，翼突管は，内頸動脈が蝶形骨海綿静脈洞部から外側方向に方向を変える位置を示します．内頸動脈は，次に側頭骨の頸動脈管に入り，卵円孔の下方，下顎神経と耳管が交叉する部位で下方，やや内側に方向を変え，上咽頭のRosenmüller 窩に向かいます．CT で側頭骨の頸動脈管を同定し，卵円孔や翼突管との位置関係を把握しておきます．頸動脈管は，冠状断で卵円孔の内側に観察できます（図3a）．軸位断や矢状断で観察することにより，手術に際して，翼口蓋窩からの距離感の把握が容易になります（図3b，c）．

2 手術手技

a 上顎洞開放，翼口蓋窩開放　動画47

　第1のステップは，上顎洞開放です．手術操作を行う範囲に応じて，上顎洞の開放の範

I 経上顎洞アプローチ ②側頭下窩

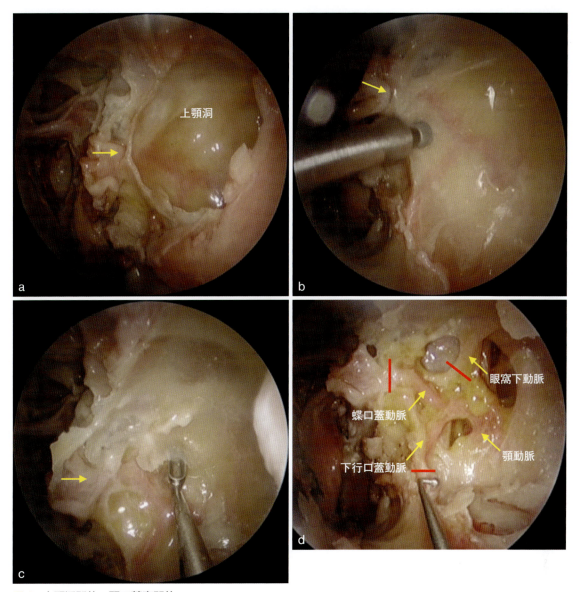

図4 上顎洞開放，翼口蓋窩開放
　a：左上顎洞膜様部を切除し，下鼻甲介後半部分を切除し，蝶形骨洞前壁を広く開放した状態．蝶口蓋孔（矢印）に蝶口蓋動脈を含む索状物が観察される．上顎洞後壁では，顎動脈と眼窩下動脈が透見できる．
　b：上顎洞後壁骨をダイヤモンドバーで削り，スケルトナイズする．矢印は蝶口蓋孔を示す．
　c：上顎洞後壁骨を，後方の骨膜を損傷しないように摘除する．矢印は蝶口蓋孔を示す．
　d：骨膜切除，脂肪組織を摘除し，翼口蓋窩内の血管を露出したところ．蝶口蓋動脈，眼窩下動脈，下行口蓋動脈，顎動脈が観察できる．赤線は，翼口蓋窩内容を外側翻転する際に血管を凝固切断する部位を示している．

囲を決定します．少なくとも，上顎洞膜様部は大きく，底部まで開放することが大切です．詳細なアプローチの選択方法については，前項「経上顎洞アプローチ② 翼口蓋窩」（→284頁参照）をご覧ください．蝶口蓋孔を同定し（図4a），上顎洞後壁の骨削除を行い，翼口蓋窩を露出します（図4b, c）．蝶形骨翼状突起や卵円孔へのアプローチを想定した場合，翼口蓋窩内容を外側に翻転する必要があります．翼口蓋窩内容を蝶形骨から剥離し，外側翻転するためには，蝶口蓋動脈，下行口蓋動脈，眼窩下動脈，翼突管動脈を凝固切断する必要があります（図4d）．

5 頭蓋底手術における鼻副鼻腔操作

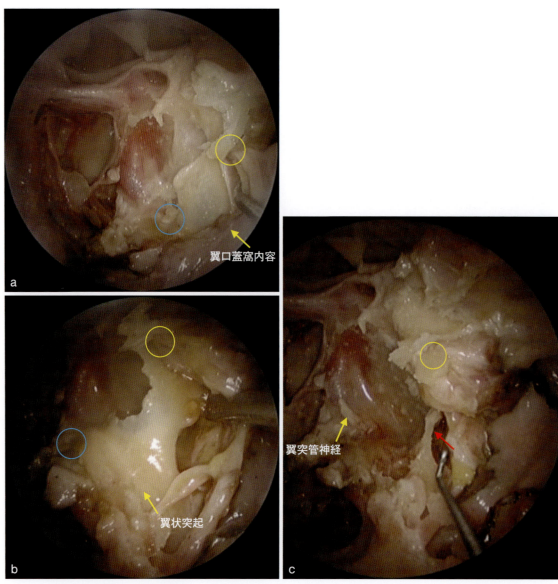

図5 V-Rラインの同定と卵円孔露出
　a：翼口蓋窩内容を外側翻転し，蝶形骨前壁を広く露出し，翼突管（青線）および正円孔（黄線）を露出したところ．翼突管神経および動脈は切断されている．
　b：蝶形骨洞前壁を削除し蝶形骨翼状突起前面を露出したところ．剥離子は，翼突筋を外側に圧排している．青線は翼突線，黄線は正円孔を示す．
　c：蝶形骨翼状突起の削除を進め，卵円孔を視認したところ．正円孔（黄線），翼突管神経，卵円孔（赤矢印）の位置関係がわかる．

b V-Rラインから卵円孔　動画48

　蝶形骨の管腔構造は，内視鏡下経上顎洞アプローチにおいても重要なランドマークとなります．蝶形骨前面にある翼突管（Vidian canal）と正円孔（foramen rotundum）は，卵円孔の確認や側頭下窩病変にアプローチする際のランドマークとなります．この2つの管腔構造を結ぶラインをV-Rラインと呼び，この間の骨削除を行うことにより，卵円孔を露出することができます．翼口蓋窩内容を外側翻転する過程で翼突管は確認され，その内容である翼突管神経と動脈は凝固切断されることになります．翼口蓋窩内容を下外側に翻転すると，翼口蓋窩骨膜が集約する形で正円孔が確認できます（図5a）．翼突管と正円孔

の位置，サイズは，個人差が大きいので，CT冠状断と軸位断で確認しておくと，翼突管の位置から容易に正円孔を推定できます．蝶形骨洞を開放しておけば，蝶形骨洞内から外側壁の三叉神経隆起が視認できる場合，三叉神経隆起の位置も正円孔の位置の推定に有用となります．V-Rラインの外側にある蝶形骨を削除すると，卵円孔に比較的容易に到達することができます．蝶形骨翼状突起外板の外側に沿って側頭下窩に入ることでも卵円孔の視認は可能ですが（図5b, c），症例によっては，角度的に明視下での操作が困難な場合があります．また，うまく骨膜に沿って剥離が進まない場合，翼突筋静脈叢からの出血に難渋することになります．蝶形骨洞内側からV-Rライン外側の骨削除を行うことができれば，最も出血のリスクが少なく卵円孔に到達することができます．翼突管と正円孔が近接している症例では，蝶形骨洞内側からの骨削除は困難になります．このような場合，翼突管の外側に沿って骨削除を行い，卵円孔に到達するプランが推奨されます．

c 耳管軟骨部の露出 動画49

　まず，上咽頭で耳管軟骨を後方の粘膜から切離します（図6a）．針状の電気メスで行うのが最も容易ですが，Rosenmüller窩の深部に電気メス先端が入らないように注意します．Rosenmüller窩の深部では，内頸動脈(ICA)が骨組織に覆われずに走行していますので，内頸動脈損傷を起こすリスクがあります．蝶形骨翼状突起内板内側が露出するところまで粘膜切開を進めます．次に，耳管軟骨上の蝶形骨翼状突起を削除します（図6b）．耳管軟骨を周囲の結合組織から遊離すると，卵円孔から出る下顎神経が耳管軟骨上を走行する部位を視認できます（図6c）．この交差部の後方で内頸動脈が外側方向への走行から下方に方向を変え，Rosenmüller窩に向かいます．

5 頭蓋底手術における鼻副鼻腔操作

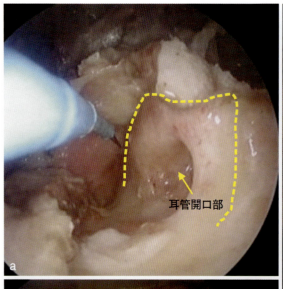
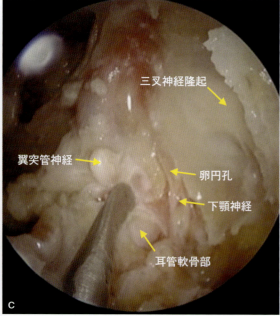
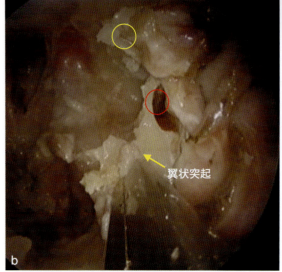

図6　耳管と卵円孔，下顎神経の露出
　　a：後鼻孔耳管開口部に粘膜切開を加え，耳管軟骨を上咽頭および鼻腔粘膜から遊離する．黄点線は粘膜切開線を示す．
　　b：蝶形骨翼状突起露出後，耳管軟骨の正中側を部分切除した状態．黄線は正円孔，赤線は卵円孔を示す．
　　c：翼状突起を切除し，耳管軟骨を完全に露出し，卵円孔の前壁骨を削除した状態．耳管軟骨が下顎神経の後方を走行していることがわかる．

d 頸動脈管下壁削除　動画50

　これまでの操作で，内頸動脈よりも前方の側頭下窩病変の切除が可能になります．しかしながら，脊索腫や軟骨肉腫などの蝶形骨が生じる腫瘍や中頭蓋窩髄膜腫の手術では，より内頸動脈近傍での手術操作が必要となる場合があります．特に脊索腫では下方に伸展する場合が多く，斜台部の骨および病変削除に加えて，さらに外側の操作が必要となる場合があります．斜台部へのアプローチに関しては5章G項「経斜台アプローチ」(→268頁)を参照いただくこととし，本項では斜台部骨削除後にさらに外側，耳管軟骨の背側から側頭骨頸動脈管下壁を切除する手技について解説します．

Ⅰ 経上顎洞アプローチ ② 側頭下窩

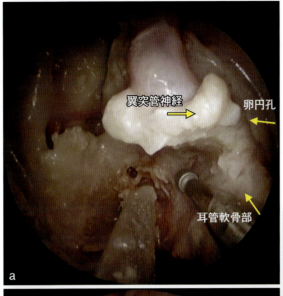
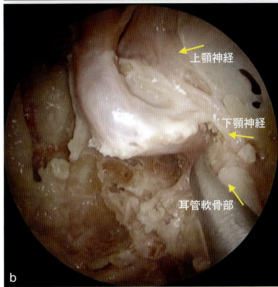
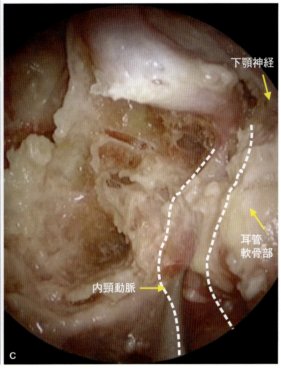

図7 内頸動脈と耳管軟骨・下顎神経の位置関係
　a：翼突管神経を目印とし，耳管軟骨背側にて，頸動脈管下壁骨を卵円孔に向かって削除する．
　b：下顎神経と耳管軟骨が交叉する部位で，内頸動脈が下内側に方向を変える様子が観察される．
　c：内頸動脈が耳管軟骨・下顎神経交叉部から上咽頭 Rosenmüller 窩へと耳管軟骨背側を走行していることがわかる．

　まず，耳管軟骨を背側の骨から剥離します．耳管軟骨の剥離・挙上のみで十分な術野が確保できれば問題ありませんが，耳管軟骨部が妨げとなる場合は，鋭的に耳管軟骨を切除し，術野を確保します．また，翼突管神経および動脈を翼突管から露出させ，内頸動脈が外側に向かって方向転換する部位を推定できるようにします（図7a）．この後，翼突管神経より下部の耳管軟骨の背側に相当する部分の骨を外側に向かって削除します（図7a）．外側の限界は卵円孔になります（図7b）．内頸動脈が翼突管神経分岐部で外側に向かい，卵円孔付近で方向を変え，上咽頭に向かう様子が観察できます（図7c）．また，斜台部から外側に広く術野が拡大できていることがわかります．

307

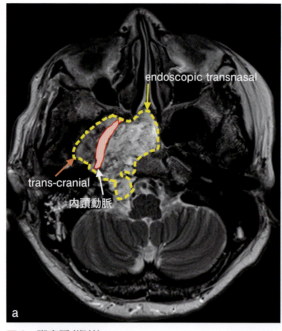
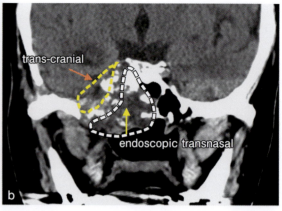

図8 脊索腫（術前）
　a：MRI T2強調画像軸位断．腫瘍（黄点線）内を内頸動脈（赤色）が走行しており，内頸動脈より外側を経頭蓋アプローチ，内側を内視鏡下経鼻アプローチで摘除するプランとした．
　b：CT冠状断．内頸動脈の外側部分（黄点線）は，経頭蓋アプローチ，内側部分（白点線）は内視鏡下経鼻アプローチで摘出するプランとした．

3　手術手技解説動画

症例1　動画51

　経上顎洞アプローチは，経斜台アプローチで錐体尖を操作する際に，外側に術野を拡大したい場合にも応用できます．症例を呈示します．本症例は，右内頸動脈を巻き込むように中頭蓋窩に伸展した脊索腫例です（図8）．腫瘍の内頸動脈中枢側は経頭蓋アプローチで切除しますが，内頸動脈よりも鼻腔側は内視鏡下経鼻アプローチで切除することを原則とします．本例では，経上顎洞アプローチで翼口蓋窩内容を外側翻転した後に，蝶形骨翼状突起を削除しました（図9a〜c）．耳管軟骨部を遊離した後，背側の骨および腫瘍組織を正円孔を目安に削除します．翼突管や卵円孔は，腫瘍浸潤により不明瞭になっているため，本症例ではランドマークとして使用することはできません．経頭蓋アプローチ側から内頸動脈が同定され，頭蓋側からのレーザーポインターでのガイドにより内頸動脈の位置を推定し，病変削除を進めます（図9d）．その後，斜台の骨削除を行い，最背側の病変を摘除します．斜台背側の硬膜欠損部から，Ⅶ，Ⅷ脳神経が観察できます（図9e）．内頸動脈周辺の病変をソノペットで切除し，斜台背側硬膜欠損部は筋膜＋脂肪組織でガスケットシーリング法で閉鎖します（図9f）．内頸動脈露出部から斜台にかけて，2層目の筋膜で被覆した後

I 経上顎洞アプローチ ② 側頭下窩

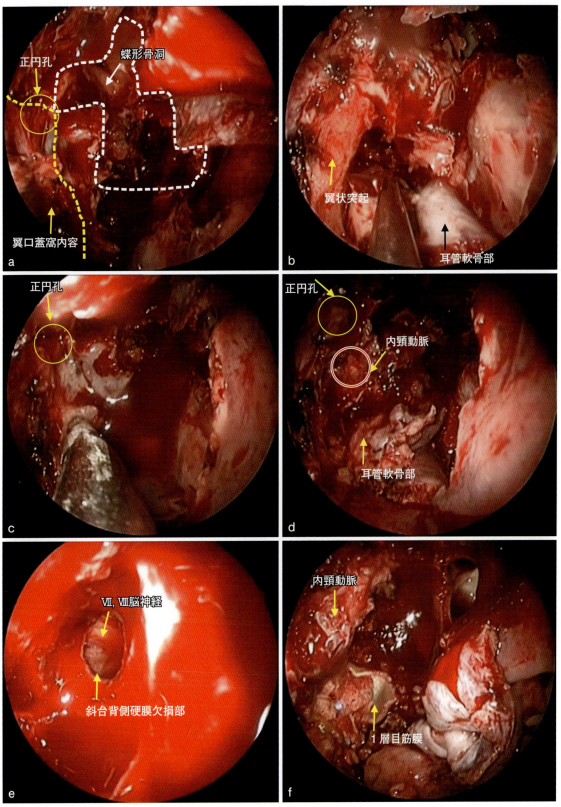

図9 脊索腫（術中内視鏡所見）（つづく）

309

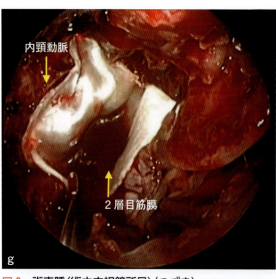
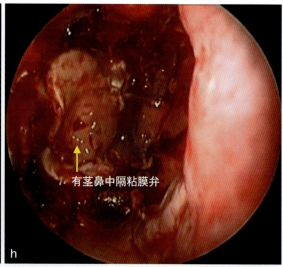

図9 脊索腫（術中内視鏡所見）（つづき）

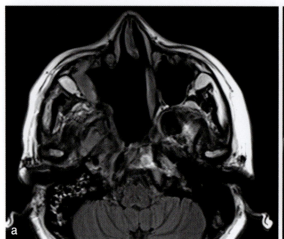
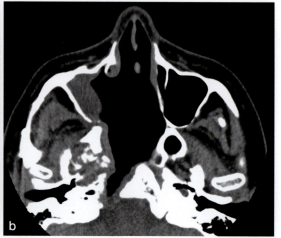

図10 脊索腫（術後）
　　　a：MRI（T1），b：CT
　　　内視鏡下経鼻アプローチでの切除が予定されていた病変がほぼ完全に摘除できている．

に（図9g），反対側鼻腔から挙上した有茎鼻中隔粘膜弁で被覆します（図9h）．術後のMRI像およびCT像で，経鼻腔アプローチで目的とした病変が切除されていることがわかります（図10）．

（中川隆之）

J 前頭蓋底アプローチ

> **Point**
> - 腫瘍とともに前頭蓋底(anterior skull base；ASB)組織を合併切除する．
> - Draf type III手術を行い，鶏冠の前方で頭蓋内に進入する．
> - 前篩骨動脈，後篩骨動脈を確実に凝固もしくはクリップで結紮し切断する．
> - 筋膜と鼻中隔粘膜弁を用いた多層性の頭蓋底再建を行う．

　腫瘍切除，特に悪性腫瘍の切除を目的とした前頭蓋底へのアプローチとして，頭蓋底とともに腫瘍を一塊として切除するためには，① 切除すべき前頭蓋底の前方，側方，後方の切離線を作製できるまでの操作と，② 腫瘍基部とともに骨・硬膜を合併切除する操作の2つが必要です．また，① の頭蓋底切除までの操作において，腫瘍が大きく視野が十分に得られない場合には，腫瘍を分割切除し基部のみを残し，② の操作に移行するmultilayer resectionという切除方式を用います(図1)．

　本項では，より安全で確実な前頭蓋底切除の手術手技と，関連する解剖について解説します．また，前頭蓋底切除を行った後には頭蓋底の再建が必要になりますが，その方法については5章L項「有茎鼻粘膜弁と頭蓋底再建」(➡ 336頁)を参照してください．

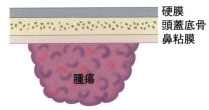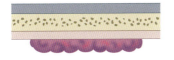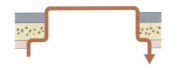

図1　前頭蓋底切除を要する腫瘍の分割切除方式
　腫瘍の全体像を把握してから，腫瘍茎を残して，電気メスで腫瘍の分割切除を行う．その後に腫瘍茎と頭蓋底(骨と硬膜)を一塊にして切除する．

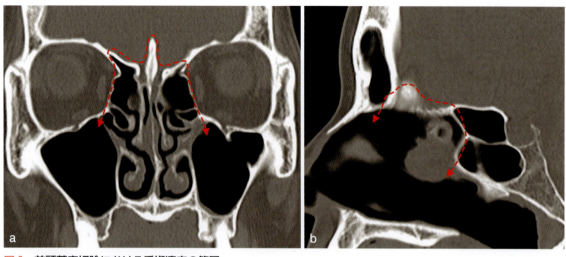

図2 前頭蓋底切除における手術適応の範囲
　a：冠状断．左右方向では紙様板から対側の紙様板まで．
　b：矢状断．前後方向では前頭洞の後壁下端から蝶形骨洞の前壁まで．
腫瘍の浸潤が硬膜と眼窩骨膜のわずかな範囲にとどまる場合には，内視鏡下手術単独での切除が可能と考える．

CT 読影のポイント

a 前頭蓋底切除の適応範囲

　前頭蓋底切除の適応範囲，すなわち内視鏡下経鼻アプローチで確実に切除できる範囲は，世界的にも共通の認識が存在します．左右方向では眼窩紙様板から対側の紙様板まで，前後方向では前頭洞の後壁下端から蝶形骨洞の前壁までです．腫瘍の浸潤が硬膜と眼窩骨膜のわずかな範囲にとどまる場合は内視鏡下手術単独での切除が可能ですが，腫瘍浸潤が鼻骨や眼窩内容物，涙嚢に及んだ場合には内視鏡下手術単独での切除は不可能だと認識されています（図2）．

b 前方切除端；前頭洞後壁と鶏冠

　前頭洞の開放後，前頭洞後壁から頭蓋内への進入部位は鶏冠の前方になります（図3a, b）．CTの読影，もしくは術中にナビゲーションシステムを用いて，その進入部位を確定します．

c 左右の篩骨洞天蓋（前篩骨動脈，後篩骨動脈）

　前頭蓋底の側方の離断部位は，患側では篩骨洞もしくは眼窩の天蓋となります．また健側は嗅裂もしくは篩骨洞の天蓋となります．この際に最も問題となるのは，前篩骨動脈（図4a, c, d）および後篩骨動脈（図4b, d）の処理です．CTでこれらの血管の走行を正確に読み取り，どのタイミングで処理するかを計画しておきます．

J 前頭蓋底アプローチ

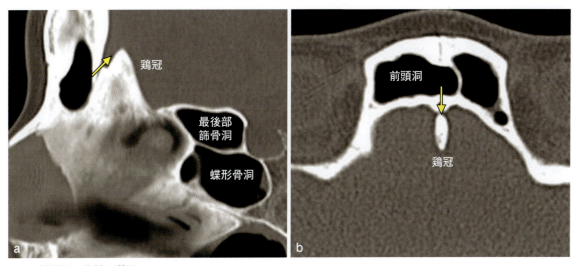

図3 前頭洞の後壁と鶏冠
矢状断(a)，軸位断(b)において，Draf type Ⅲ手術を行った後に，前頭洞後壁から頭蓋内への進入部位は，鶏冠の前方とする(矢印).

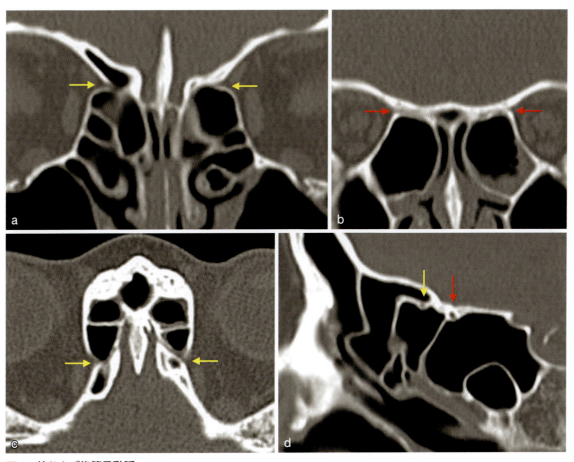

図4 前および後篩骨動脈
a, b：冠状断．前篩骨動脈(黄矢印)および後篩骨動脈(赤矢印)の位置を示す.
c, d：軸位断(c)，矢状断(d)における前篩骨動脈(黄矢印)および後篩骨動脈(赤矢印)の走行を確認する．

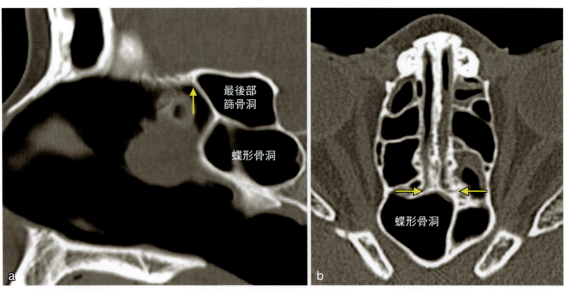

図5　蝶形骨洞の前壁
矢状断(a)，軸位断(b)において，切除の後方端は蝶形骨洞の前壁の位置になる(矢印)．本症例では最後部篩骨洞が蝶形骨洞の頭側に覆い被さるように存在する．

d 後方切除端(蝶形骨洞の前壁)

　後方の頭蓋底切断部位は，蝶形骨洞の前壁となります(図5a，b)．この位置で前方から後方に向けて切り離してきた頭蓋底の切開線を交わらせて，頭蓋底の切離が完了します．

2 手術手技

a 鼻腔内の腫瘍の分割切除

　鼻腔内に腫瘍が充満する際には，ワーキングスペースの確保のために腫瘍を分割切除します．針状電気メスを用いて，腫瘍茎を残した分割切除を行い，切除した腫瘍はすべて回収します．また，電気メスを用いて腫瘍切除を行うことで，腫瘍からの出血をできる限り少なくします(図1)．

b 鼻中隔粘膜弁の確保と鼻中隔の切り離し　動画52

　再建用の鼻中隔粘膜弁の確保に移ります．健側の鼻腔の鼻中隔粘膜を用いることが一般的です．もし，患側の鼻中隔粘膜も腫瘍浸潤がなく温存できるようであれば，粘膜弁として確保しておき，最後に眼窩内側の再建や頭蓋底再建の補助として用います．
　鼻中隔粘膜弁の作製においては，粘膜弁の茎の上縁は蝶形骨洞自然口(ostium sphenoidale：OS)の下縁とします(図6a)．鼻中隔粘膜の切開は鼻腔底と平行に前方に進め，中鼻甲介(middle turbinate；MT)の前端で上方に上がり(図6b)，鼻背に沿って下行しながら切開して，下鼻甲介(inferior turbinate；IT)の前端の位置で鼻腔底に達します．粘膜弁の茎の下縁は後鼻孔の上縁として(図6c)，鼻中隔粘膜に達してから鼻腔底に向かいます．必要とする鼻中隔粘膜弁の大きさにより，鼻腔底の粘膜も利用することがあります．前方に切開を進めて，上方からの切開線につなげます(図6d)．
　鼻中隔粘膜弁を確保した後に，合併切除される鼻中隔軟骨と骨を先に切り離しておきま

J 前頭蓋底アプローチ

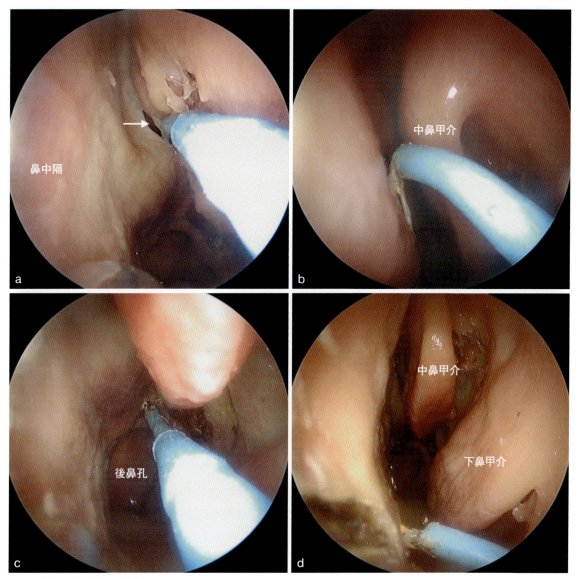

図6 鼻中隔粘膜弁の作製
a：鼻中隔粘膜弁の作製においては，粘膜弁の茎の上縁は蝶形骨洞自然口（矢印）の下縁とする．
b：鼻中隔粘膜に入ってからは，鼻腔底と平行に前方に切開を進め，中鼻甲介の前端で頭側に向かい，その後鼻背に沿って下行して，下鼻甲介の前端の位置で鼻腔底に達する．
c：粘膜弁の茎の下縁は後鼻孔の上縁とし，鼻中隔に入ってから鼻腔底に向かう．
d：必要とする鼻中隔粘膜弁の大きさにより，鼻腔底の粘膜も利用することがある．前方に切開を進めて上方からの切開線につなげる．

す．前方，下端，後方とできるだけ頭蓋底近くまで切断します．この処置を行っておくことで，頭蓋底の離断が完了した時点で，切除される腫瘍を含めた鼻中隔と頭蓋底組織が一塊となって遊離され，可動性を帯びるので，切り離しの完了を手で感じることができます．

c 両側前頭洞底の骨削除

両側の前頭洞底の骨削除を行うことにより，前頭蓋底の前端の切開線が作製できるようにします．片側の頭蓋底だけ切除する場合でも，両側の前頭洞底が開放され，左右の鼻腔からアプローチできるほうが器械の操作性は向上します．また，中鼻道を前方から占拠する腫瘍を切除する場合なども含めて，嗅裂側からの前頭洞底削除（outside-in アプローチ）のほうが，中鼻道前頭窩側からの削除（inside-out アプローチ）よりも応用が利きます

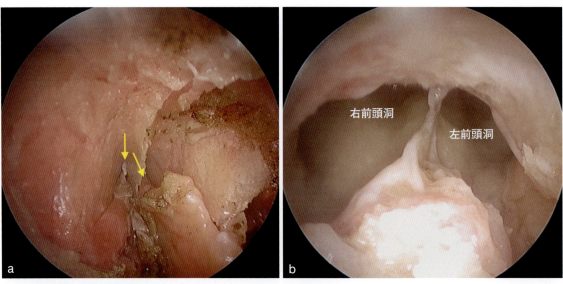

図7　両側前頭洞底の骨削除
　a：左右の第一嗅糸（黄矢印）を確認する．
　b：左右の前頭洞底を広く開放し，前頭洞後壁にアプローチできるようにする．

ので，習得しておく必要があります．詳細は，4章B項「拡大前頭洞手術（Draf type Ⅱb・Ⅲ手術）② outside-in アプローチ」（→ 149 頁）を参照してください．左右の第一嗅糸を確認した後に，左右の前頭洞底を広く開放します（図7a，b）．

d 前篩骨動脈および後篩骨動脈の処理　動画53

　篩骨洞を前方から後方にかけて天蓋すべてを視認できるまでに開放し，CT 画像からの情報も合わせて前篩骨動脈（anterior ethmoid artery；AEA）と後篩骨動脈を同定します（図8）．後篩骨動脈は頭蓋内を走行する場合も多いですが，前篩骨動脈は篩骨洞の天蓋に骨隆起として存在しますので，この骨をクラッシュし骨片を取り除いてから，バイポーラで焼灼した後に切断するか，血管クリップで止めてから切断するかを選択します．

　腫瘍伸展が篩骨洞にまで及んでいる場合には，頭蓋底を紙様板の位置もしくは眼窩内で切り離す必要がありますので，紙様板を取り除いて眼窩内で前篩骨動脈にクリップをかけ，ドリリングの際に巻き込まれないように処理します（図8a，b）．このように，眼窩内容物を外側に圧排して頭蓋底を切り離す操作が必要な場合には，操作中に再出血をきたさないように焼灼よりもクリップで処理するほうが望ましいと考えます（図8c，d）．

J 前頭蓋底アプローチ

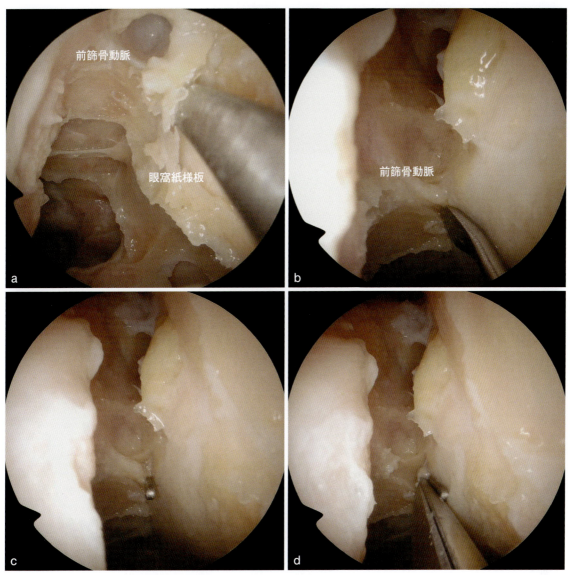

図8 前篩骨動脈および後篩骨動脈の処理
　a, b：紙様板を取り除いて，眼窩内で前篩骨動脈を同定する．
　c, d：前篩骨動脈を骨から剥離し，クリップで結紮してから切断する．ここでは眼窩側のみだが，鼻腔側断端はバイポーラで焼灼しても構わない．眼窩内容物を外側に圧排して頭蓋底を切り離す操作が必要になる場合には，操作中に再出血をきたさないように焼灼よりもクリップで処理するほうが望ましい．

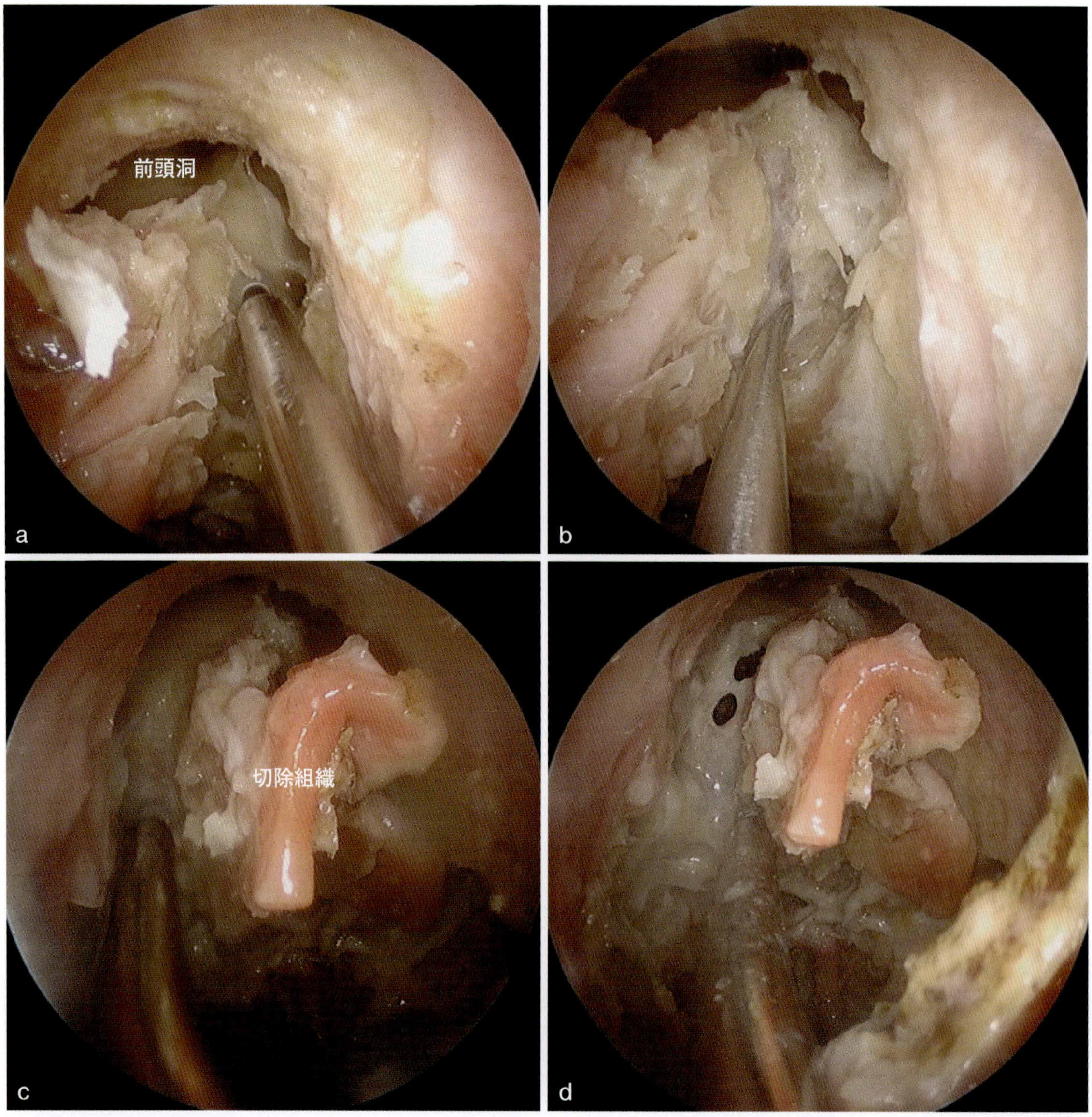

5 頭蓋底手術における鼻副鼻腔操作

図9 前頭蓋底の骨離断
a, b：バーの先端が頭蓋内に入ると硬膜が破れて，その断端や脳表面から出血が生じるため，硬膜
が透けて見える程度に薄く削っていく．腫瘍がない健側から始め，蝶形骨洞の前壁の位置ま
で削開する．
c, d：前方から患側の頭蓋底の骨も同様に切開する．蝶形骨洞の前壁まで到達したら，健側と交通
するように内側に向かい，鼻中隔後端の切開線とも連続するようにして切り離しを完了す
る．硬膜だけでつながった状態の頭蓋底を含めた切除組織は可動性をもつようになる．

e 前頭蓋底の骨離断 動画54

　前頭洞（frontal sinus；FS）の後壁から鶏冠の前方に向かい頭蓋底の骨の切り離しを開
始します．骨の切り離しにはダイヤモンドバーを用います．この際に，バーの先端が頭蓋
内に入ると，硬膜が破れてその断端や脳表面から出血が生じるため，硬膜が透けて見える
程度に薄く骨を削って行きます（図9a, b）．まずは腫瘍がない健側から削開を始め，蝶形
骨洞の前壁の位置まで到達させ，同様に患側の頭蓋底を前方から後方に向けて削開します
（図9c）．蝶形骨洞の前壁の位置まで到達したら，健側と交通するように内側に向かい，
鼻中隔後端の切離線とも連続するようにして切り離しを完了させます．硬膜だけでつな
がった状態の頭蓋底組織は可動性をもつようになります（図9d）．

J　前頭蓋底アプローチ

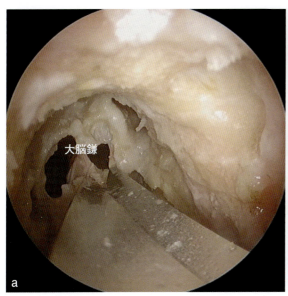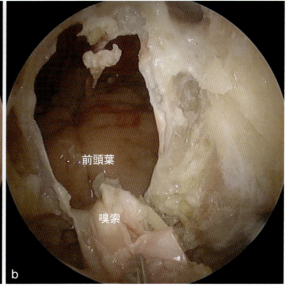

図 10　硬膜の切り離しと嗅球および嗅索の切断
　a：硬膜の切り離しには，硬膜剪刀や下甲介剪刀を使用する．硬膜は前方は比較的厚いが後方は薄く，脳実質をできるだけ損傷しないように前方から後方に向けて切開していく．鶏冠の前方の硬膜には大脳鎌に含まれた静脈洞が存在するので，あらかじめバイポーラで焼灼してから切断する．
　b：嗅球と嗅索は合併切除する．切除断端は，安全域が確保できているか病理学的に評価する．

f 硬膜の切り離しと嗅球および嗅索の切断　動画 55

　頭蓋底骨の切り離しが完了すると，薄い硬膜の一部には欠損ができて，髄液漏や出血が生じます．出血の多い部位には，綿状パッドなどを詰めて時間をおきます．硬膜の切り離しには，硬膜剪刀，下甲介剪刀および鎌状メスなどを使用します（図10a）．硬膜の前方は比較的厚いですが，後方は薄く，前頭葉（frontal lobe；FL）の実質をできるだけ損傷しないように前方から後方に向けて切り離します．鶏冠の前方の硬膜には大脳鎌（falx cerebri；F）に含まれた静脈洞が存在しますので，あらかじめバイポーラで焼灼してから切断します．嗅球と嗅索（olfactory tract；OT）は合併切除しますが，嗅神経芽細胞腫などでは嗅球への浸潤が存在する場合がありますので，十分に観察し切断部位を検討します（図10b）．また，切除断端は迅速病理に提出し，安全域が確保されているかを確認します．

g 腫瘍の摘出

　腫瘍は頭蓋底組織とともに一塊に切除されますので，鼻孔から取り出します．できるだけ腫瘍の挫滅がないように愛護的に取り出します．摘出後の硬膜欠損部には一度綿状パッドを置いて，保護してから鼻腔内を洗浄します．硬膜の欠損範囲を測定し，必要なサイズの大腿筋膜を採取し，また鼻中隔粘膜弁が欠損部の前方まで十分に届くかも確認します．

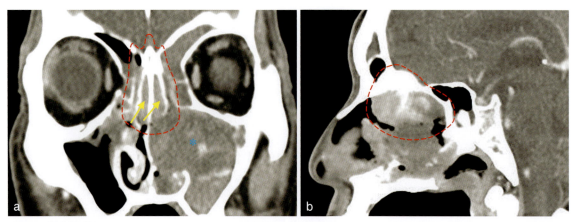

図11 症例（術前）
両側の総鼻道に腺癌（矢印）が存在し，前頭蓋底に接している．左上顎洞には血瘤腫（＊）が存在する．腺癌を含む頭蓋底切除範囲を赤点線で示す．

③ 手術手技解説動画

症例1 動画56

　前頭蓋底切除症例を呈示します．本症例は，両側の総鼻道に発生した腺癌（low-grade nonintestinal adenocarcinoma）症例です（図11）．左上顎洞の腫瘍，血瘤腫の診断にて精査中に総鼻道に存在する腺癌を確認し，腫瘍と前頭蓋底を一塊として切除する方針としました（図12a）．
　まずは，頭蓋底再建用に右側の鼻中隔粘膜弁を採取します．また，左側の下方の鼻中隔粘膜弁も予備として使用できるように温存します．先に左上顎洞の血瘤腫を分割切除にて摘出します．続いて鼻中隔上方を切開して，左右の鼻腔を交通させて，両側前頭洞底の骨削除に移ります（図12b）．両側の前頭洞底を広く開放した後に，両側の篩骨洞を開放してから前篩骨動脈を確認します．腫瘍は総鼻道に限局していますので，頭蓋底は左右の篩骨洞天蓋で切断することにします．前篩骨動脈を包む骨を除去してから，バイポーラで焼灼して切断します（図12c）．左右の頭蓋底ともにこの処理を行った後に，前方から後方に向かってダイヤモンドバーで頭蓋底を切断します（図12d）．

J 前頭蓋底アプローチ

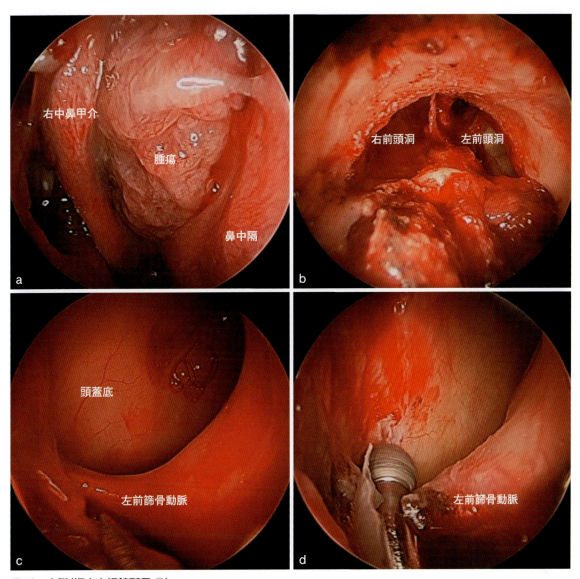

図12 症例(術中内視鏡所見①)
　　a：右総鼻道に存在する腫瘍.
　　b：Draf type Ⅲ手術(outside-in アプローチ)を施行する.
　　c：左前篩骨動脈を取り囲む骨を除去し，バイポーラで焼灼して切断する.
　　d：前方から後方に向かって頭蓋底をダイヤモンドバーで削開する.

5 頭蓋底手術における鼻副鼻腔操作

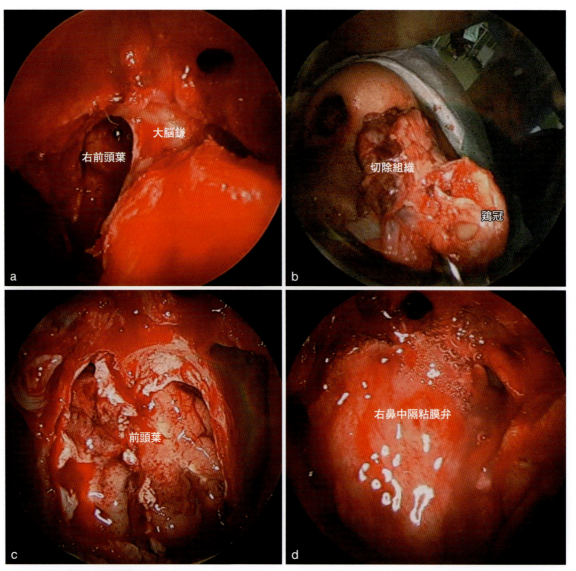

図13 症例（術中内視鏡所見②）
a：大脳鎌を切離してから硬膜を前方から後方に向けて切り離し，蝶形骨洞前壁の位置で左右の切開線を連続させる．
b：腫瘍を頭蓋底組織と一塊にして左鼻孔から摘出する．
c：欠損の範囲を測定してから，頭蓋底の再建に移行する．
d：大腿筋膜を硬膜の内外に1枚ずつ敷き込んだ後に，右側の鼻中隔粘膜弁で被覆して頭蓋底再建を完了する．

　骨の切断が左右とも完了した後に，前方の大脳鎌から硬膜を後方に向けて切開し，蝶形骨洞前壁の位置で左右の切開線を連続させて，腫瘍を一塊に左鼻孔から摘出します（図13a，b）．
　頭蓋底の欠損範囲を測定して，頭蓋底再建に移行します（図13c）．大腿筋膜を硬膜の内外に1枚ずつ敷き込みフィブリン糊で固定した後に，右側の鼻中隔粘膜弁で被覆して再建を完了します（図13d）．予備に保存しておいた左側鼻中隔粘膜弁は左側の篩骨洞に敷き込み，ガーゼを用いてそれぞれの粘膜弁がずれないようにパッキングして終刀とします．

（花澤豊行）

K 経眼窩アプローチ・眼窩減圧術

Point

- 経鼻眼窩アプローチ
  - 鉤状突起，篩骨胞，中鼻甲介基板の眼窩付着部と病変部の位置関係を理解する．
  - 篩骨上顎板の位置からの内直筋と下直筋を同定する．
  - 前篩骨動脈，後篩骨動脈の切断と，上斜筋の同定を行う．
- 経眼窩アプローチ
  - 上眼窩裂，下眼窩裂までの骨膜下剥離を行う．
  - 眼窩内組織への定期的な圧迫を解除する．
- 眼窩減圧術
  - 急速な眼窩内圧上昇時は，まず外眼角靱帯(外眥靱帯)を切断する．

　本項では，眼窩または眼窩から頭蓋底へのアプローチとして，経鼻眼窩アプローチと経眼窩アプローチとに分けて解説します．さらに，急速な眼窩内圧上昇時の対応として，眼窩減圧術について解説します．いずれのアプローチも，眼窩内組織の圧迫による視神経障害を起こさないように，注意を払う必要があります．

　経鼻眼窩アプローチは，図1のように眼窩内側壁から眼窩上下壁のおよそ内側半分までにある，眼窩骨膜下膿瘍の排膿や腫瘍摘出などが適応になります．前篩骨動脈と後篩骨動脈を凝固切断して眼窩上壁の骨を削れば，眼窩上壁の前頭蓋底もある程度操作が可能となります．また眼窩筋円錐内でも，球後部で視神経より内側の範囲であれば操作可能です．顔面皮膚切開が要らない点では整容面で優れていますが，眼窩内組織そのものにより術野がとりにくく，また視神経の外側や眼窩外側半分の領域へアプローチすることはできません．

　経眼窩アプローチは，眼窩から結膜切開または皮膚切開を置き，そこから眼窩骨膜下に入り操作します．この方法は，眼窩の内側壁，上壁，下壁，外側壁へもアプローチすることができ，経鼻眼窩アプローチでは適応にならない領域へも操作可能となります(図2)．上壁，外側壁は頭蓋底と接するので，このアプローチから前頭蓋底や中頭蓋底にアプローチできます．病変の位置によりどのアプローチを選択するか決定します．

　眼窩減圧術は，前篩骨動脈損傷時など急速な眼窩内圧上昇や，甲状腺眼症による慢性的な眼窩内圧上昇への対応として行われます．外眼角靱帯(外眥靱帯)の切断は，短時間に行うことができ，かつ特殊な器具を必要としない手技であり，緊急時の対応として習得しておく必要があります．

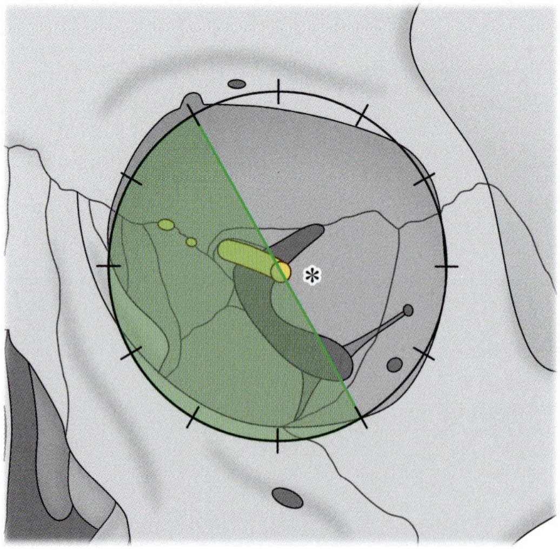

5 頭蓋底手術における鼻副鼻腔操作

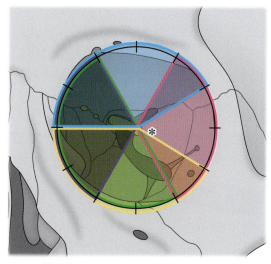

図1 経鼻眼窩アプローチ（左側）の適応範囲
＊は視神経を示す．

図2 経眼窩アプローチと経鼻眼アプローチの適応範囲の違い（左側）
内側壁アプローチ（紫），下壁アプローチ（黄），外側壁アプローチ（赤），上壁アプローチ（青），経鼻眼窩アプローチ（緑）．＊は視神経を示す．

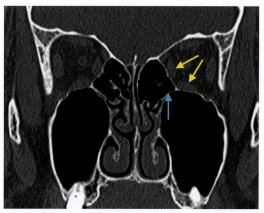

図3 篩骨上顎板の眼窩壁付着部位と内直筋や下直筋との位置関係
篩骨上顎板（青矢印）が下直筋と内直筋（黄矢印）の間の眼窩壁に付着している．

1 CT 読影のポイント

a 篩骨上顎板の眼窩壁付着部位と内直筋や下直筋との位置関係

　篩骨上顎板は，上顎洞と篩骨洞を隔てる薄い骨壁です．冠状断で上顎洞内側の上方部分を見ていくと，篩骨洞と境界を隔てる骨壁が眼窩に付着しているのがわかります（図3）．その眼窩付着部は下直筋もしくは内直筋と下直筋の間に一致するため，手術で眼窩骨膜内に入るときのランドマークになります．篩骨上顎板付着部と内直筋や下直筋の位置関係を，冠状断で読影しておきます．

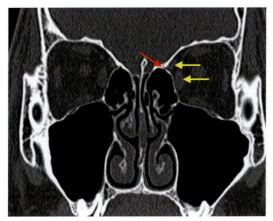

図4 前篩骨動脈と上斜筋，内直筋の位置関係
上斜筋と内直筋(黄矢印)の間を前篩骨動脈が走行し，前篩骨神経管(赤矢印)に入る．

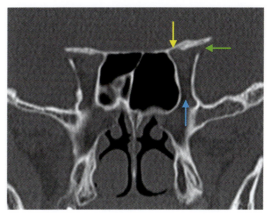

図5 上眼窩裂と下眼窩裂に対する眼窩壁の位置関係
眼窩の上外側の眼窩骨壁の裂隙として上眼窩裂があり，下方には下眼窩裂がある．眼窩の内側上方には視神経管が眼窩から分かれて通る．
黄矢印は視神経管，緑矢印は上眼窩裂，青矢印は下眼窩裂を示す．

また，軸位断では鉤状突起(第一基板)，篩骨胞(第二基板)，中鼻甲介基板(第三基板)が涙嚢，眼窩内側壁に付着しています．それぞれの付着部位と病変の位置関係を理解しておくと，どこで眼窩に入るべきかがわかります(4章G項「視神経管開放術」，⇒ 207頁参照)．病変により多少変わりますが，中鼻甲介基板(第三基板)の付着部が，眼球後端から約4mm程度後方の位置に相当することは参考になります．

眼窩減圧を目的に眼窩壁を外す場合は，できるだけ広く眼窩内側壁や下壁の骨を除去したほうがよいので，はじめに眼窩骨膜下に入る位置はできるだけ前方にします．つまり涙嚢の後方からになりますので，鉤状突起と篩骨胞の眼窩付着部の間から始めるのが理想的です．この部位の眼窩壁の厚さを軸位断および冠状断CTで確認しておきます．

b 前篩骨動脈，後篩骨動脈の走行

眼窩上方にアプローチするには，前後の篩骨動脈を凝固切断する必要があるので，その正確な位置を確認しておきます(3章D項「篩骨胞とsupra bulla cell」，⇒ 50頁参照)．前篩骨動脈は上斜筋と内直筋の間から出てくるので，冠状断CTで前篩骨神経管と上斜筋の位置関係をよく読影しておくと，術中に上斜筋を同定するときによい目印となります(図4)．

c 眼窩壁に対する上眼窩裂と下眼窩裂の位置関係

経眼窩アプローチを行う場合の重要なランドマークとして，上眼窩裂と下眼窩裂があります．眼窩の上壁や下壁，外側壁は目立った凹凸の構造が少なく，ランドマークになるものが限られています．下眼窩裂と上眼窩裂の向きと眼窩前縁からの深さを確認しておくことが大切です(図5)．

冠状断で眼窩外側壁に注目して眼窩を前方から後方に見ていくと，眼窩下壁と外側壁の間に下眼窩裂が現れ，次第に内側に向かいます．上眼窩裂はさらに深部の眼窩尖から視神経管が分かれる若干手前で眼窩上壁と外側壁の間から現れ，内側に向かいます．この上眼窩裂と下眼窩裂の間の眼窩外側壁は，主に頬骨と蝶形骨大翼で構成されます．

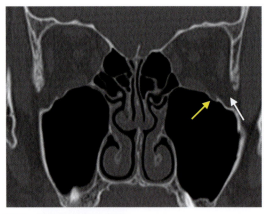

図6 眼窩下神経の走行
眼窩下神経が通る管（黄矢印）が，下眼窩裂（白矢印）の内側へ分かれ走行する．

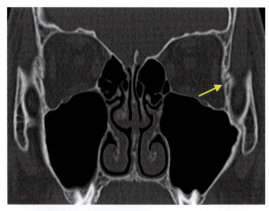

図7 頬骨側頭神経が通る管
頬骨側頭神経が通る管（矢印）は，症例によっては同定できないことがある．

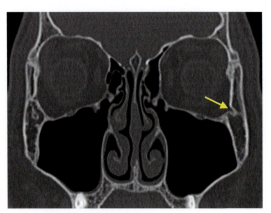

図8 頬骨顔面神経が通る管
頬骨顔面神経が通る管（矢印）は比較的はっきりしており，多くの症例でわかる．

　次に，眼窩上壁に注目して前方から見ていくと，深部外側で上眼窩裂が途中から現れ，さらに後方に進めると，そのすぐ内側で視神経管が分かれていくところがわかります．

d 頬骨顔面神経，頬骨側頭神経の走行

　冠状断で眼窩外側壁および下眼窩裂に注目して，後方から前方に見ていきます．下眼窩裂が前方で終わる辺りで，眼窩下壁に沿って内側前方に向けて延びる眼窩下神経が眼窩下溝を通ります（図6）．さらに下眼窩裂が終わるすぐ前外側部から出るとても小さな孔が頬骨眼窩孔です．この孔から眼窩外側壁を前上方に向けて走行し，頬骨の側頭部にある頬骨側頭孔に抜ける小さな構造物は頬骨側頭神経（zygomaticotemporal nerve）です（図7）．この神経管は小さく，CTで同定できないこともあります．さらに前方に進めると眼窩外側壁の下方に別の頬骨眼窩孔があり，ここから前外側下方に進み頬骨外側面にある頬骨顔面孔に抜ける比較的はっきりした構造物が，頬骨顔面神経（zygomaticofacial nerve）です（図8）．この孔のほうが通常大きく，多くの症例で認められます．これらの神経は上顎神経から分かれる頬骨神経の枝で，下眼窩裂の手前にある頬骨眼窩孔を通るため，経眼窩アプローチで眼窩外側壁を剥離する際のランドマークの1つになります．

K　経眼窩アプローチ・眼窩減圧術

② 手術手技

a 経鼻眼窩アプローチ [動画 57]

① 眼窩内側骨壁削除

　中鼻道で鉤状突起切除後に上顎洞を大きく開放し眼窩下壁を露出させ，さらに篩骨洞から蝶形骨洞まで開放し，眼窩内側壁から下壁を平坦に露出させます．このとき，上顎洞と後篩骨洞を分け隔てる篩骨上顎板と眼窩内側壁から出てくる前篩骨神経管の位置，鉤状突起や篩骨胞，中鼻甲介基板の眼窩付着部の位置を確認しておきます．これにより，病変部位と眼窩内側壁の前後の位置関係と高さ，内直筋と下直筋，上斜筋のおおよその位置を把握します．

　病変に応じて眼窩内側壁を除去していきますが，ポイントは病変部のやや前方から開始することです．眼窩内操作時に，器具が前方の眼窩内側壁にあたらずに済みます．眼窩の上方にアプローチが必要な場合は，前篩骨動脈や後篩骨動脈を眼窩側で凝固切断すると眼窩骨膜を上壁まで剥離可能となり，眼窩上壁に到達しやすくなります．また眼窩下壁にアプローチが必要な場合は，上顎洞内において眼窩下壁を外しますが，眼窩下神経の走行に注意が必要です．眼窩下壁の前方や外側にアプローチする場合は，中鼻道からのアプローチに比べて下鼻道からアプローチするほうが，より前方や外側まで到達することが可能となります．この場合は鼻涙管や下鼻甲介の処理が必要になりますので，3 章 G 項「下鼻道から上顎洞へのアプローチ」(➡ 87 頁)を参照してください．

② 眼窩骨膜切開，内直筋，下直筋，上斜筋の同定

　十分に眼窩壁の骨が除去された後，眼窩骨膜を切開します．このときに，内直筋−下直筋アプローチか，内直筋−上斜筋アプローチかを選択します．一般的には，内直筋−下直筋アプローチを選択します．切開ラインは篩骨上顎板の位置を参考に，内直筋と下直筋の間に入るように骨膜を後方から前方に向けて切開を加えます．内直筋の外側には動眼神経の枝が存在しますが，内直筋と下直筋の間には静脈叢以外に注意すべき脈管や神経は存在しませんので，この位置で眼窩骨膜内に入るのが安全です．一方，内直筋より上方に病変が限局する場合は内直筋と上斜筋の間からアプローチしますが，この 2 つの筋肉の間には前篩骨動脈が走行し，より操作において注意が必要です(図 9)．

　骨膜切開を入れたら，まず内直筋，下直筋，または上斜筋の同定を行います．内直筋−下直筋アプローチでは，筋の間の脂肪組織内を剥離して病変に達するようにし，直接外眼筋を触らないようにします．内直筋−上斜筋アプローチでは，先に眼窩側で前篩骨動脈を凝固切断し，骨膜切開後に筋の間の脂肪組織内を剥離して病変に達します．前篩骨動脈も合わせて切除する場合は，眼動脈から前篩骨動脈が分岐する近傍で，もう一度凝固切断して中枢端を切り離し合併切除します．

　このアプローチでは，主に眼窩正中を越えない眼窩内側の範囲で，視神経など重要構造物が病変より外側を走行している場合が適応となります．病変が眼窩正中より外側にある場合や視神経が病変より内側を走行している場合，涙嚢よりも前方にアプローチが必要な場合は，眼窩結膜切開を含めた別のアプローチが必要になります．

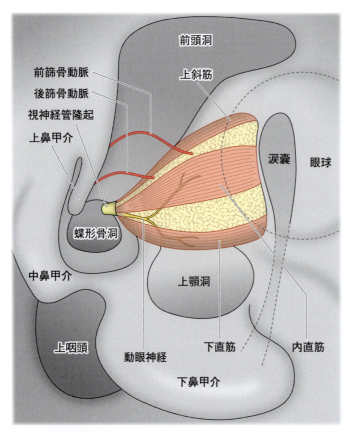

図9 経鼻眼窩アプローチ（左）
眼窩内側壁から下壁の内側の骨を除去し，眼窩骨膜を露出させる．篩骨上顎板や前篩骨動脈の位置から，内直筋，下直筋，上斜筋を同定する．

b 経眼窩アプローチ

経眼窩アプローチは，経鼻眼窩アプローチで操作できない範囲も操作することができます．頭蓋底へのアプローチにも応用できます．ただし，操作中に眼窩内組織を長時間圧迫すると，視神経障害や網膜血流障害のリスクがあるので，15～20分おきに圧迫解除時間を数分ずつ設けながら，間欠的に愛護的操作を行う必要があります．また，眼窩骨膜が破けると眼窩内組織が術野にはみ出してきて操作がしにくくなるので，丁寧な骨膜の扱いが必要です．

眼窩を，①内側壁，②下壁，③外側壁，④上壁の4つの領域に分けて考え，病変の拡がりに合わせて眼窩骨膜を剥離する範囲を選択します．

① 内側壁からのアプローチ

内側壁からの経眼窩アプローチは，鼻副鼻腔を経由することなく眼窩内側壁から下壁の一部まで操作できるため，腫瘍などで鼻内操作できないときや眼窩内側壁骨折で鼻内操作が不要なときなどで有用です．眼窩側から眼窩内側壁にアプローチを行う場合，眼窩内側の皮膚切開から入る場合と結膜切開から入る場合があります．皮膚切開で入った場合は，内眼角と涙嚢を外側に剥離し，眼窩内側壁の骨膜下に進んでいくため，間口を広くすることができ，涙道への注意はあまり必要としない反面，皮膚切開後の瘢痕が残ります．結膜切開では，涙点や涙小管の後方で涙丘の前方に結膜切開をおいて眼窩内側壁骨膜下を進んでいく（図10）ため，間口拡大に限界があり狭いうえ，涙道損傷を起こさないように注意

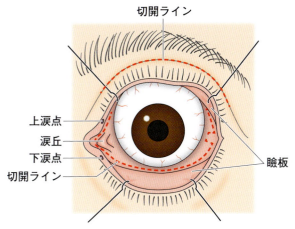

図10 経眼窩アプローチの結膜切開および上眼瞼皮膚切開ライン（左）
アプローチに応じて，点線の必要な範囲を切開する．

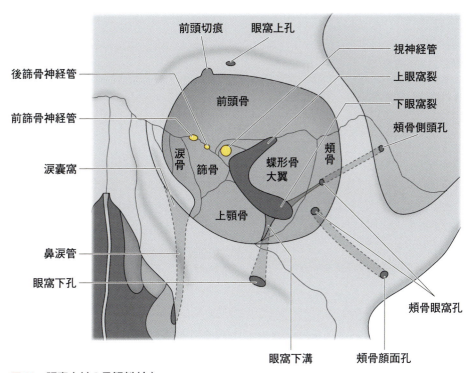

図11 眼窩内外の骨解剖（左）
上眼窩裂と下眼窩裂の間は蝶形骨大翼であることがわかる．上眼窩裂と下眼窩裂の他にいくつかの神経孔があり，目印になる．

する必要もあります．いずれも後方へ剥離を進めると，前篩骨神経管と後篩骨神経管を通る動脈と神経が，眼窩から鼻腔側に出ているところがあり（図11, 12），凝固切断します．さらに後方へ剥離すると眼窩尖に近づき狭くなります．途中から上内側に分かれていくのが視神経管です．このアプローチでは，前上方において前頭洞や前頭陥凹に直接入ることができたり，涙囊窩を除去したりすることができます．

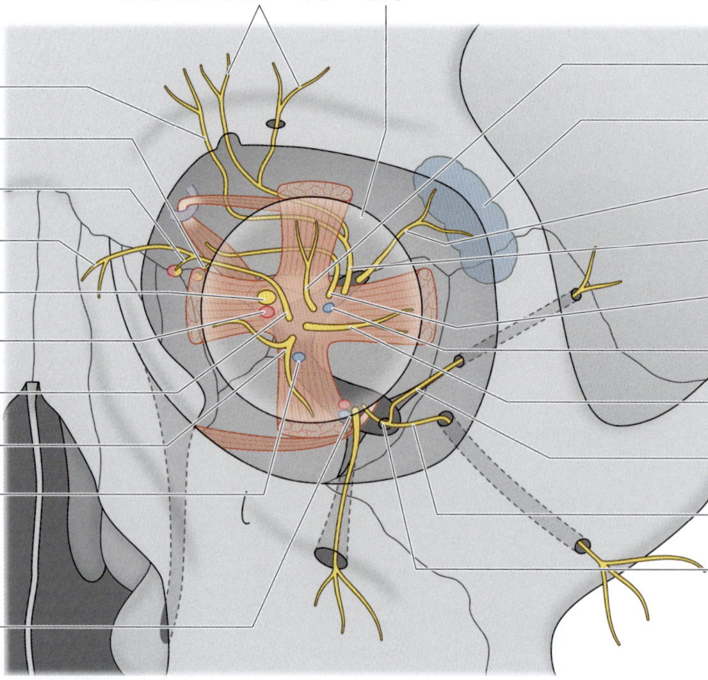

5　頭蓋底手術における鼻副鼻腔操作

眼窩上神経内枝・外枝　　眼球

滑車上神経
後篩骨動脈・神経
前篩骨動脈・神経
滑車下神経
視神経
眼動脈
鼻毛様体神経
動眼神経下枝
下眼静脈

眼窩下神経・動静脈

動眼神経上枝
涙腺
涙腺神経
前頭神経
滑車神経
上眼静脈
外転神経
頬骨側頭神経
頬骨顔面神経
頬骨神経

図 12　眼窩内の筋，神経，血管の解剖（左）
上眼窩裂と下眼窩裂を通る脳神経やその神経枝の位置も把握しておく．外眼筋の筋円錐側にはそれぞれの運動神経が走行している．

② 下壁からのアプローチ

　眼窩下壁にアプローチする場合，下眼瞼皮膚切開，睫毛下切開，結膜切開（図 10）などいくつかの切開方法がありますが，いずれの方法でも眼窩縁の下壁で骨膜下に入り，後方へ剥離を進めます．下壁正中部では，眼窩下溝を眼窩下神経が走行しており損傷しないよう注意が必要です（図 11，12）．さらに深部外側へ骨膜剥離を進めると，下眼窩裂の骨縁が同定でき，下壁の外側縁になります．このアプローチは，下壁の眼窩吹き抜け骨折などで有用です．

③ 外側壁からのアプローチ

　眼窩外側壁にアプローチをする場合は，上下の眼瞼結膜外側に結膜切開を置き，眼窩外側壁の骨膜下に入ります（図 10）．剥離を後方に進めると，下方で頬骨顔面神経が頬骨眼窩孔から頬骨顔面孔へ抜ける管に入るところがわかります．この神経を切断すると頬骨外側面の皮膚感覚低下が起こりますが，必要に応じて切断します．さらに後方に剥離を進めると，下方限界として下眼窩裂が現れ，骨膜下剥離が制限されます．その外側上方で頬骨側頭神経が頬骨眼窩孔に入るところがあれば，必要に応じ切断します（図 11，12）．下眼窩裂を剥離の下限として，そこから後上方に向けて眼窩外側壁の剥離を進めると，上眼窩裂に到達します．この部位は深部で多数の神経が出入りしているので，強く圧迫しないよう注意が必要です．

この操作により眼窩外側の病変にアプローチすることができます．さらに，上眼窩裂と下眼窩裂の間の骨は，主に蝶形骨大翼の骨ですので危険構造物はなく，硬膜が出るまで骨を削開することができます（図11，12）．この操作で中頭蓋窩硬膜が露出され，深部に向かうと海綿静脈洞を外側から観察することができます．

④ 上壁からのアプローチ 動画58

このアプローチでは上眼瞼皮膚切開を行い，眼窩上壁の骨膜下に達します（図10）．このとき，上眼瞼挙筋を損傷しないようその表層で剥離を上方に進め眼窩上縁骨膜下に達します．左右に骨膜下で間口を拡げると，眼窩上縁で眼窩上神経が確認でき，切断すると前額皮膚の部分的な感覚低下が起こります．眼窩内で内側に剥離を拡げると前篩骨動脈と後篩骨動脈が鼻腔に走行していくところが同定でき，これらを凝固切断すると内側に視野がかなり拡がります．後方へ剥離を進めると，上壁の中央で上眼窩裂にぶつかります．その内側は視神経管なので，圧迫しないように注意します．上眼窩裂の外側は特に危険構造物がないので剥離を外側壁へ拡げることもできます（図11，12）．このアプローチは前頭蓋窩外側のアプローチに応用することができます．

これらのアプローチにおける結膜切開部は，特に縫合は必要でなく，結膜の層を合わせるようにしておきます．

C 眼窩減圧術

① 外眼角靱帯の切断 動画59

前篩骨動脈損傷による眼窩内血腫など急速な眼窩内圧上昇時は，網膜中心動脈の血流障害による視力障害，失明が急速に起こるので，数十分〜1時間以内の眼窩減圧処置が必要です．最も短時間でできる処置として，下眼瞼が眼窩外側壁に付着する部位にある外眼角靱帯（外眥靱帯，lateral canthal tendon）の切断があります．

外眼角の皮膚を水平に7 mm程度剪刀で切開し，眼窩外側縁に沿って皮下組織の剥離を進めます（図13a）．下眼瞼を下方に牽引しながら剥離を進めると，下眼瞼から眼窩外側縁の骨膜に付着する結合組織として，外眼角靱帯に到達します（図13b）．この靱帯を切断し（図13c），深部に剥離を進めて，眼窩内の脂肪を一部露出させます（図13d）．この処置により，応急的な眼窩内の減圧をします．

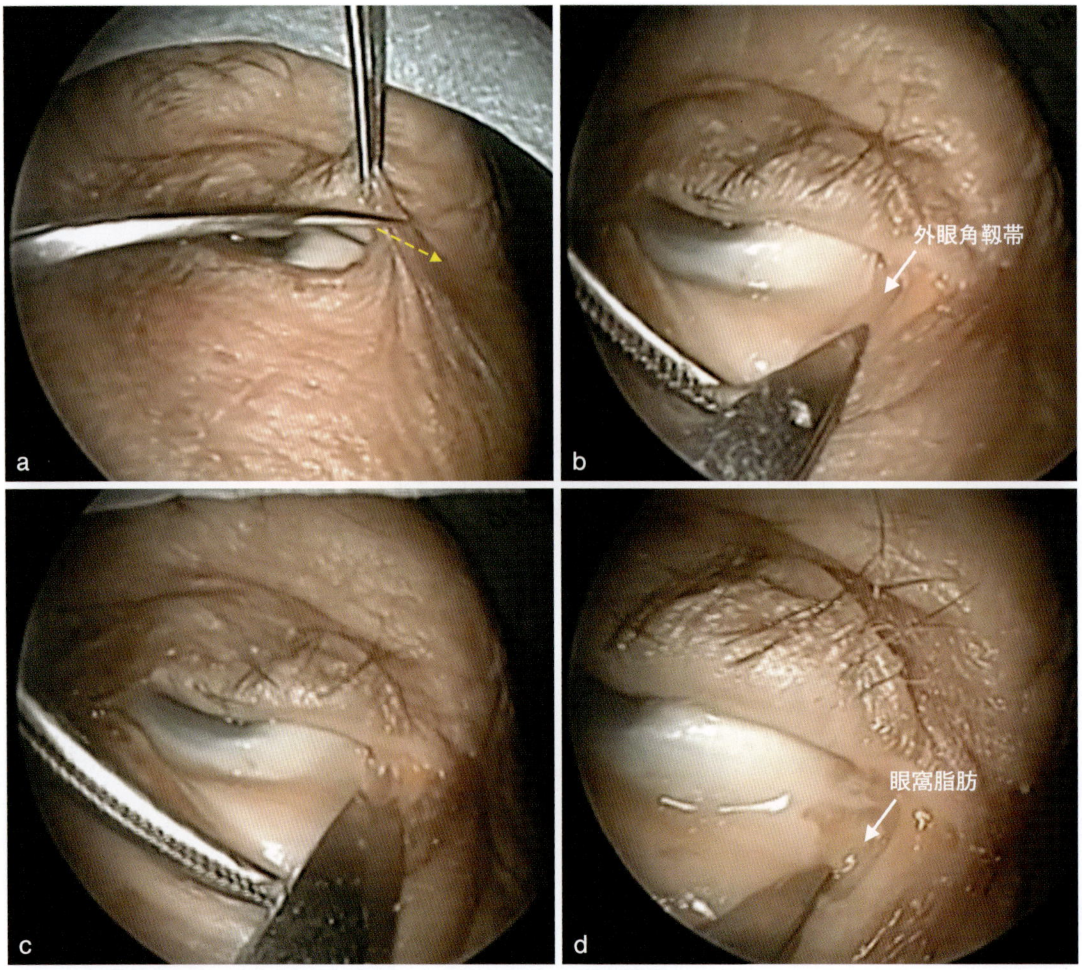

5 頭蓋底手術における鼻副鼻腔操作

図13 左外眼角靱帯（外眥靱帯，lateral canthal tendon）の切断手順
a：左眼裂外側縁を7mm程度（点線）切開する.
b：下眼瞼を下に牽引すると，外眼角靱帯が筋状の索状物として現れる.
c：外眼角靱帯を切断する.
d：眼窩脂肪を露出させる.

② 眼窩内側壁と下壁の除去，眼窩骨膜切開 [動画60]

　その後，本項 [2]「手術手技」[a] の ① および ② （➡ 327 頁）で述べたように，経鼻内視鏡下に眼窩内側壁と下壁の骨を外し，骨膜切開していきます．減圧目的での眼窩壁の除去範囲は，鼻涙管のすぐ後方から視神経管が分かれていく手前まで行います．眼窩内側壁は，頭蓋底の高さから上顎洞の入り口まで除去し，さらに眼窩下壁の骨も一部除去し，できるだけ除圧を行います．ここでの注意点として，前上方では前頭洞の後壁に接する眼窩内側壁は温存しておきます．この部位で眼窩内容が鼻腔に突出し前頭洞排泄路を閉塞させてしまうことを防ぐためです.

　そのうえで，眼窩内側壁から下壁に移行する部分の眼窩骨膜を，後方から前方に向かって切開を加え減圧します．前方から後方に向けて切開していくと，眼窩脂肪が逸脱して後方の視野がとれなくなります．安全な骨膜切開の位置については，本項の [2]「手術手技」[a] の ② （➡ 327 頁）で説明していますので，参照してください.

K 経眼窩アプローチ・眼窩減圧術

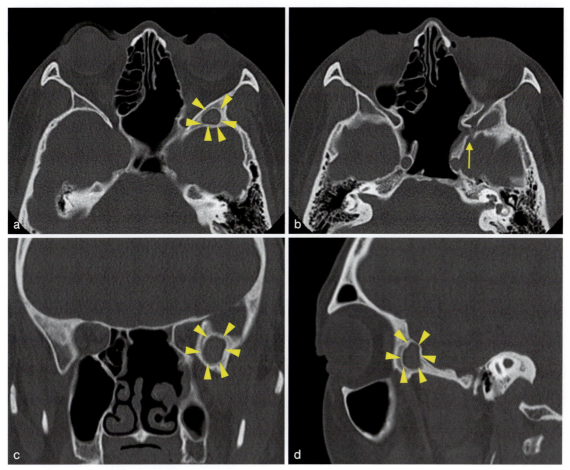

図14 アレルギー性真菌性副鼻腔炎（術前CT）
左眼窩外側で中頭蓋窩に接する炎症性病変が認められる．
a, b：軸位断，c：冠状断，d：矢状断
矢頭：病変の範囲，矢印：正円孔

3 手術手技解説動画

症例1 動画61

症例は，副鼻腔の炎症性病変が蝶形骨体から翼状突起基部内を外側に伸展し，眼窩下神経を通り越して，眼窩の外側に伸展した病変です（図14a, b）．完全に眼窩の外側で，中頭蓋窩に接しています（図14c, d）．経鼻的なアプローチは，眼窩や眼窩下神経，翼口蓋窩組織があり困難です．この症例に，眼瞼結膜の外側を切開し，眼窩外側の経眼窩アプローチを行いました．

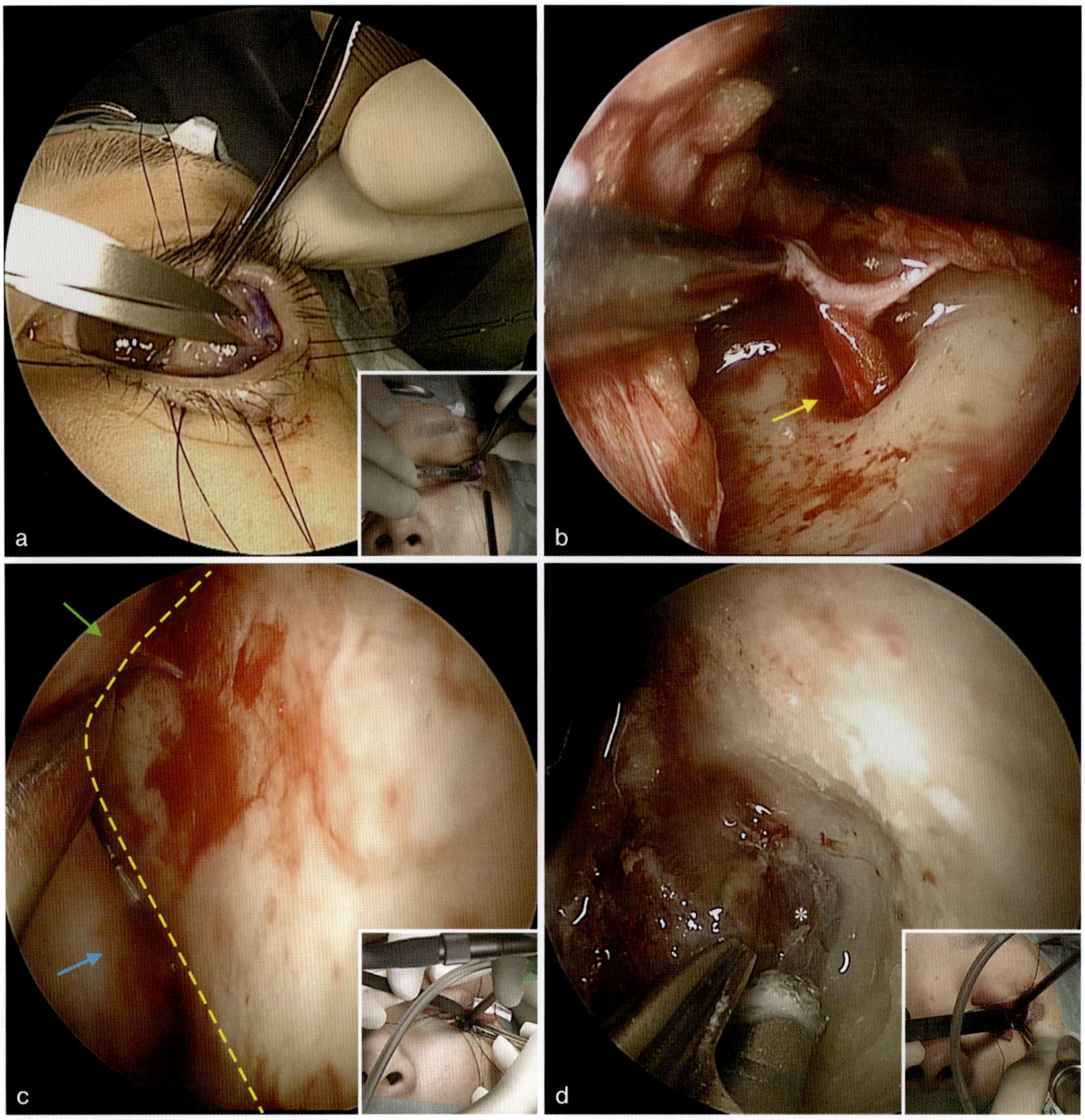

5　頭蓋底手術における鼻副鼻腔操作

図 15　経眼窩アプローチ
a：眼裂外側の結膜切開，b：頬骨顔面神経（黄矢印），c：上眼窩裂（緑矢印）と下眼窩裂（青矢印）の間の骨（点線より外側の範囲）は削開できる，d：蝶形骨大翼の骨削開により病変（＊）に達した．

　まず，眼瞼結膜外側に結膜切開をメスおよび眼窩剪刀で行います（図 15a）．眼球結膜を保護しながら，眼窩外側壁骨膜下に到達します．ここから内視鏡下に，骨膜下剥離を深部へ進めていきます．はじめに，頬骨顔面神経が頬骨眼窩孔に入るところが現れるので，視野の確保のため切断します（図 15b）．さらに剥離を進めると，眼窩外側壁下側で下眼窩裂とそこを出入りする軟部組織を同定します．ここが剥離の下限になります．さらに上後方へと剥離を進めると，上眼窩裂と出入りする軟部組織を認めます．剥離した上眼窩裂と下眼窩裂の間（図 15c）に病変があり，同部位は安全に削れる範囲でもあるので，ナビゲーションで位置を確認後，ダイヤモンドバーで削開し病変に達します（図 15d）．炎症性病変ですがここから鼻腔へのドレナージルートの確保は困難ですので，この症例では侵入した

K 経眼窩アプローチ・眼窩減圧術

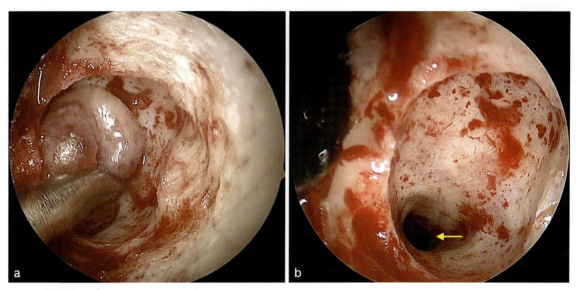

図16 経眼窩アプローチ
　a：炎症性粘膜を剥離する.
　b：鼻腔に連続する部位（黄矢印）の炎症性粘膜まで摘出する.

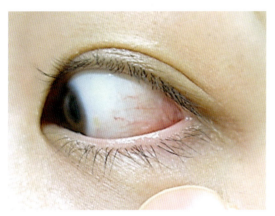

図17 術後左眼瞼，結膜所見
　術後，左眼瞼や結膜の目立った瘢痕は残らなかった.

　鼻粘膜を全摘出し，鼻腔側に連続する粘膜も摘出しました（図16）．バーで削除した蝶形骨大翼部には，眼球陥凹を防ぐために腹部脂肪を留置しました．術後，眼窩外側の眼瞼や結膜の瘢痕など，特に問題ありませんでした（図17）．

（田中秀峰）

335

L 有茎鼻粘膜弁と頭蓋底再建

> **Point**
> - 鼻中隔の血流を考えた粘膜弁デザインを行う．
> - 有茎鼻中隔粘膜弁の茎となる部分は細いほうが翻転しやすい．
> - 大きな硬膜欠損は3層で閉鎖する．

　内視鏡下経鼻頭蓋底手術における頭蓋底再建は，合併症防止の鍵となるステップであり，術後経過に大きく影響します．頭蓋底骨および硬膜の欠損が小さい場合，4章F項「髄液漏閉鎖術」（➡ 203頁参照）で紹介した手術手技で再建することも可能です．本項では，大きく頭蓋底骨および硬膜を切除した際の再建術について説明します．

　いずれの方法を用いた場合でも，手術終了時にwater tight（すなわち水漏れがない状態）にすることが肝要です．鼻内パッキングや他の処置を追加して，自然閉鎖を期待するのではなく，再建術で完了するようにしなければなりません．腰椎ドレナージは原則的に用いません．髄液腔が陰圧になり，鼻副鼻腔の分泌物が頭蓋内に吸引されるリスクが高まり，最も避けなければならない感染のリスクが高くなるからです．

　本項で紹介する手術手技は，難治性の髄液漏閉鎖にも応用でき，マスターしておくとさまざまな髄液漏に対応することができるようになります．CT読影については，術後管理の観点から説明します．

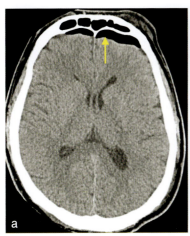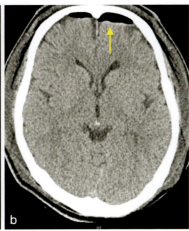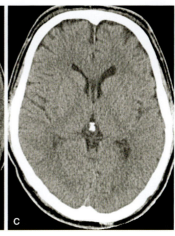

図1 頭蓋底再建後の気脳症評価
a：術直後，b：術後2日目，c：術後7日目．
矢印は気脳症を示す．術後7日目には消失している．

1 CT 読影のポイント

a 気脳症の経時的観察

　頭蓋底再建術後数日間は，再建部位はコラーゲンスポンジやフィブリン糊で被覆されており，髄液漏の有無の判定を内視鏡下の観察で行うことは困難です．閉鎖が適切に行えていない場合，再手術を考慮しなければなりません．術後の早い段階であれば，再建素材の調整で対応可能となることを考慮すれば，内視鏡下での観察が困難な術後早期の段階で髄液漏停止効果を判定しておきたいところです．この目的に術後の気脳症の評価を用いると客観的な評価ができます．
　術直後（できれば帰室前），術後2日目，7日目に撮影した実例を呈示します（図1）．気脳症が改善していることがわかります．注意点は，① 撮影範囲を副鼻腔ではなく，脳とすること，② 前頭洞など明確な目印を決めておくこと，③ 術後2日目に悪化していなければ経過観察で問題ないこと，の3点です．

2 手術手技

a 鼻中隔粘膜弁のデザイン

　頭蓋底再建を行う疾患により切除が必要な鼻中隔の領域が異なりますが，ここでは再建に必要な両側の鼻中隔が温存されている仮定で手術手技の基本を解説します．
　第一に再建する頭蓋底の部位により，患側あるいは反対側の鼻中隔粘膜を用いるのかを決めます．蝶形骨洞内，すなわち鼻中隔粘膜弁の基部よりも閉鎖すべき部位が後方にある場合，反対側の鼻中隔粘膜弁を用います．フラップの屈曲が少なく，良好な血流が期待できるからです．逆に鼻中隔粘膜弁の基部よりも閉鎖部位が前方にある場合は，同側の鼻中隔粘膜弁を用います．

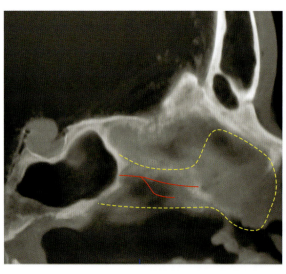

図2　有茎鼻中隔粘膜弁デザイン
　赤線は蝶口蓋動脈の鼻中隔枝を示し，黄点線は有茎鼻中隔粘膜弁の切開線を示す．

　次に，鼻中隔粘膜弁のデザインが問題になります．基本的な事項は，蝶口蓋動脈の鼻中隔枝を含み，適切な幅の茎を作製することです（図2）．蝶篩陥凹から外側に向けては，蝶形骨洞自然口の下を上縁とし，下縁は後鼻孔とし，最大蝶口蓋孔まで延長します．中鼻甲介までで十分にフラップの展開が可能であれば，中鼻甲介の切断は不要ですが，蝶口蓋孔まで延長する必要がある場合は，蝶形骨洞自然口下縁の高さで中鼻甲介を切断する必要があります．鼻中隔側では，中鼻甲介前端のレベルまでは蝶篩陥凹での幅を保ち，中鼻甲介よりも前方に関しては，閉鎖すべき部位の大きさに応じてフラップを上下に拡大します（図2）．上方は天蓋まで，下方は鼻腔底を越えて下鼻道まで延長することができます．
　手術のどの段階で粘膜弁を挙上するのかについては，手術の開始時と腫瘍摘出後の2つが考えられます．腫瘍摘出に関連する操作を行いやすくするという点では，手術開始時に粘膜弁を上げるほうが有利ですが，どうしても大きめのデザインをとる必要が生じてしまいます．適切なデザインを行うという観点では，後者が理想的です．腫瘍摘出後，必要な粘膜弁のサイズ，茎の長さを検討してからデザインすることができます．ただし，手術後半になると，後鼻孔周辺の視野がとりにくくなることが少なくありません．このため，手術最初に蝶篩陥凹から後鼻孔の部分だけ先行して粘膜切開を骨膜の深さまで入れておき，粘膜弁の前方部分を腫瘍摘出後にデザインする方法を用いることが多いです．

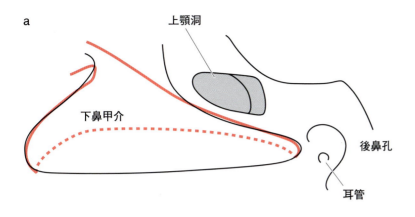
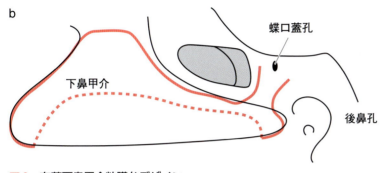

図3 有茎下鼻甲介粘膜弁デザイン
a:前方に茎をおく場合,b:後方に茎をおく場合.
点線は下鼻道側での粘膜切開線を示す.

　腫瘍摘出に伴い有茎鼻中隔粘膜弁が使用できないことも少なからずあります.このような場合,両側の下鼻甲介を用いた有茎粘膜弁を作製します(図3).茎部は,下鼻甲介前上方におく場合と後端部分におく場合があります.前頭蓋底再建,あるいは蝶口蓋動脈を栄養血管として用いることができない場合は,茎部を前上方におきます(図3a).この場合,栄養血管は,上唇動脈など顔面動脈系となります.蝶口蓋動脈が使える後方の再建では,蝶口蓋孔周囲を茎部とします(図3b).下鼻甲介の処理は,粘膜下下鼻甲介切除術と同様に行うことにより,下鼻道面の粘膜も使えることになり,比較的大きな粘膜弁が作製できます.

　もう一点重要なこととして,粘膜弁採取後の粘膜断端の出血制御があります.予想外に鼻腔側の粘膜断端からの出血に術後悩まされることがありますので,入念な止血操作を行っておく必要があります.

b 筋膜2層+有茎鼻中隔粘膜弁による閉鎖

　頭蓋底,硬膜欠損部位の閉鎖方法について解説します.筋膜を再建材料として使用しますが,大きな筋膜が採取しやすい大腿部を原則的に用いています.

　第1層は,硬膜に対してインレイに敷き込む筋膜です.硬膜欠損に対しておおよそ2倍の面積の筋膜を用います.鼓膜形成術における筋膜や結合組織のアンダーレイの要領で,いったんすべての筋膜を硬膜内に挿入した後に,中央部分を少し鼻腔側に引き出します.この際,硬膜の辺縁部分で筋膜に皺が入らないように留意します(図4).筋膜の中央部分にあらかじめピオクタニンなどでマーキングしておくと操作が行いやすくなります.硬膜欠損辺縁部にフィブリン糊をつけて固定します.この際,できるだけ頭蓋底の鼻腔側に露出している骨にフィブリン糊がつかないように留意します.

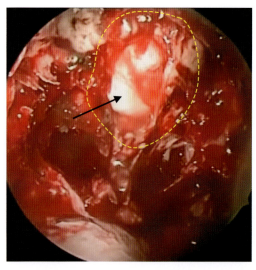

図4 頭蓋底欠損再建における1層目の筋膜挿入後の内視鏡画像
矢印は硬膜に対してインレイした1層目の筋膜を示す．点線はインレイされている筋膜の範囲を示す．

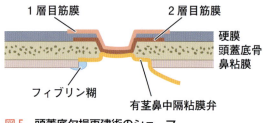

図5 頭蓋底欠損再建術のシェーマ

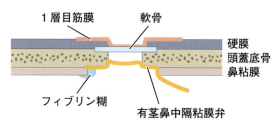

図6 軟骨を用いた頭蓋底欠損再建術のシェーマ

　第2層として，筋膜を硬膜と頭蓋底骨の間に挿入します．すべての辺縁を筋膜-頭蓋底骨間に挿入することは困難ですので，部分的で問題ありません．できるだけ前方の部分で筋膜-頭蓋底骨間に挿入するようにします．筋膜のサイズは，頭蓋底骨欠損部よりも少しだけ大きい程度にします．筋膜-頭蓋底骨間に挿入できない部分は，頭蓋底骨にオーバーレイします．フィブリン糊で固定しますが，第1層と同様にフィブリン糊の付着は辺縁部分にとどめます．最後に，有茎鼻中隔粘膜弁で被覆し，辺縁をフィブリン糊で固定します．鼻中隔粘膜弁と頭蓋底骨の間は密着させ，フィブリン糊はできるだけ入らないようにします（図5）．

c 脂肪片，骨，軟骨の使用について

　髄液圧が低い前頭蓋底では，筋膜を第1層とする方法で十分閉鎖できますが，蝶形骨洞周囲では髄液圧が高いので，より強固な閉鎖が必要となる場合があります．この場合には，第1層に脂肪片を用います．脂肪片は硬膜欠損部位よりも大きくし，インレイします．筋膜同様に中央がどこかわかるようにマーキングしておくと便利です．フィブリン糊の使い方は同様です．筋膜と硬膜を縫合する方法も用いられています．

　髄液圧が高く，拍動を押さえるために硬的な再建が必要な場合，骨片か軟骨片を用います．閉鎖する範囲が広い場合は，鼻中隔軟骨を用い，術中に採取した骨片で閉鎖可能なサイズであれば，骨片でも問題ありません．材料としては，軟骨のほうが理想的です．壊死による感染のリスクが低いからです．骨片，軟骨片は，硬膜と頭蓋底骨の間におきます．骨あるいは軟骨片を用いた場合は，第2層の筋膜は不要です．最後は有茎鼻中隔粘膜弁で被覆します（図6）．

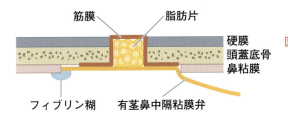

図7 ガスケットシーリング法を応用した再建方法
骨欠損部よりもかなり大きめの筋膜をオンレイし，骨欠損部よりもやや大きい位の脂肪片をさらに外側から押し込み，フィブリン糊で固定後，有茎鼻中隔粘膜弁で被覆する．

　下垂体術後や斜台部切除後の髄液漏に対する再建方法として，ガスケットシーリング法と呼ばれる閉鎖方法があります(図7)．頭蓋底骨の欠損部よりも大きい筋膜を用意し，欠損部を被覆します．筋膜中央が欠損部に来るように調整します．この後，欠損サイズよりも少し大きい脂肪片を筋膜中央から頭蓋内に押し込むように留置し，筋膜と脂肪をフィブリン糊で固定します．さらに，全体を有茎鼻粘膜弁で被覆します．有茎鼻中隔粘膜弁のサイズは大きめにデザインし，広く被覆するようにします．元来脂肪片ではなく，骨片をはめ込む方法ですが，適切な大きさの骨片が得られない場合を想定し，脂肪片を用いています．この方法は，蝶形骨洞周辺の欠損に対してのみ用いており，前頭蓋底の再建には用いていません．

d 閉鎖素材の固定としての鼻内パッキング

　閉鎖材料はフィブリン糊で固定されていますが，術後数日は閉鎖材料の位置を安定させるために，鼻内のパッキングを行います．このパッキングは，従来の圧迫止血目的の鼻内パッキングよりは，むしろ鼓室形成術後の外耳道パッキングに近い意味合いで行うと考えてください．重要なのは強く圧迫しないことです．

　まず，有茎鼻中隔粘膜弁を酸化セルロースシートで被覆し，コラーゲンスポンジでさらに被覆します．強く圧迫しないように注意してください．この後，キチン創傷被覆保護素材，コットンシートなどを鼻腔底あるいは鼻中隔との間に挿入します．バルーンは使用しません．

(中川隆之)

付録 DVD-ROM について

- 付録 DVD-ROM は書籍の付録のため，ユーザーサポートの対象外とさせていただきます．また，本 DVD-ROM を運用した結果，お客様に直接・間接の損害が生じた場合，その原因にかかわらず，株式会社医学書院は一切の責任を負いません．
- 付録 DVD-ROM には音声は記録されておりません．

手術動画

- 付録 DVD-ROM には，手術動画として本書『内視鏡下鼻副鼻腔・頭蓋底手術―CT 読影と基本手技 第 2 版』の内容に準拠した映像を収載しています．本書の該当箇所には動画マーク 動画● を記載しました．
- 付録 DVD-ROM に収載している手術動画の著作権は，本書の著者ならびに株式会社医学書院に帰属します．その一部，またはすべてを無断で複製，転載，改変することは禁止します．

3DCT 画像データ

- 本書付録 DVD-ROM に収載されているソフトウェア「i-VIEW ワンデータビューワプラス」「i-VIEW ワンデータビューワ」「i-VIEW ワンボリュームビューワ」は，株式会社モリタ製作所が著作権を有しており，同社の登録商標です．このたび株式会社モリタ製作所のご厚意により本書への添付許可を得ました．したがって，「i-VIEW ワンデータビューワプラス」「i-VIEW ワンデータビューワ」「i-VIEW ワンボリュームビューワ」は本書の購入者が個人の学習のために使用する場合を除いて，許可なく複製，配布することは法律で禁じられています．また CT データの著作権は著者に帰属しており，著者の許可なく無断で他の目的に使用することを禁じます．
- 以上の条件に同意される方のみ「i-VIEW ワンデータビューワプラス」「i-VIEW ワンデータビューワ」「i-VIEW ワンボリュームビューワ」および CT データの使用を許可します．

ご注意

- ソフトウェア「i-VIEW ワンデータビューワプラス」「i-VIEW ワンデータビューワ」「i-VIEW ワンボリュームビューワ」の使用方法について：使用方法の概要を「本書の使い方」(xvii 頁)に示しますので，ご参照ください．なお詳細な使用方法については，各ソフトウェアを起動後，「Help」をクリックしていただくとそれぞれの取扱説明書をご覧いただくことができますので，そちらでご確認ください．
- DVD-ROM に収載されている DICOM 規格の画像データについて：画像処理ソフトウェア「OsiriX」を使用することで，画像閲覧が可能となります．使用方法の概要を「本書の使い方」(xvii 頁)に示しますので，ご参照ください．
- Windows は米国 Microsoft Corporation の登録商標です．

動作環境

- 「i-VIEW ワンデータビューワプラス」「i-VIEW ワンデータビューワ」：コンピュータのハードウェア仕様が CPU：Pentium4 以上，CPU クロック速度：1.7 GHz 以上，メインメモリ：256 MB 以上，空き HDD 容量：1 GB 以上，OS の仕様が Microsoft 社の「Windows 2000 Professional」「Windows XP Professional SP2」「Windows 7 Professional 32bit/64bit」「Windows 8 Pro 64bit」「Windows 8.1 Pro 64bit」「Windows 10 Pro 64bit」でのみ株式会社モリタ製作所により動作確認されています．
- 「i-VIEW ワンボリュームビューワ」：コンピュータのハードウェア仕様が CPU：

Pentium4 以上，CPU クロック速度：1.7 GHz 以上，メインメモリ：2 GB 以上，空き
HDD 容量：1 GB 以上，OS の仕様が Microsoft 社の「Windows 2000 Professional
SP4」「Windows XP Professional SP2」「Windows Vista Business 32bit」「Windows
7 Professional 32bit/64bit」「Windows 8 Pro 64bit」「Windows 8.1 Pro 64bit」
「Windows 10 Pro 64bit」でのみ株式会社モリタ製作所により動作確認されています．

索引

欧文索引

数

3-4 ハンド手術
——, セットアップ　223
——, 適応　222

A

agger nasi cell　19, 27, 31, 33, 136
anchoring suture　101
anterior frontoethmoidal cell　32
anterior intercavernous sinus
　　　　　　　　　251
anterior skull base（ASB）　311
axillary flap technique　46

B

batten graft　100
blistering　245
building block concept　41

C

chef's hat drilling　230, 250
closed septorhinoplasty
　　　　　　　95, 100, 101
conchal plate　125, 129

D

dacryocystorhinostomy（DCR）
　　　　　　　180
Draf type Ⅱ手術　132, 136, 162
Draf type Ⅲ手術
　132, 142, 149, 162, 220, 227, 311

E

endoscopic medial maxillectomy
　（EMM）　164
endoscopic modified Lothrop
　procedure　132, 162

endoscopic modified medial
　maxillectomy（EMMM）
　　　　　　165, 176, 219
ethmoid bulla　50, 51

F

floating type　55, 58
floppy turbinate　70
frontal bulla cell　31
frontal ethmoidal cell　31
frontal septal cell　32, 150

H

hemitransfixion アプローチ　95
hyperostosis　247

I

inferior lateral trunk（ILT）　261
infravidian アプローチ　268, 272
inside-out アプローチ　132, 315
intersinus septal cell　31, 32, 133

K

keystone area　96
Killian 法　95
Kuhn 分類　31

L

lateral canthal tendon　331
lateral OCR　257

M・N

medial frontoethmoidal cell　32
medial opticocarotid recess
　（medial OCR）　244, 257
meningohypophyseal trunk
　（MLT）　261
modified EMM　165
modified Lothrop procedure　220
multilayer resection　221, 311

neurovascular bundle
　　　　　　105, 108, 109

O

Onodi cell
　　　78, 188, 207, 234, 238, 245
open septorhinoplasty
　　　　　　95, 100, 101
opticocarotid recess（OCR）
　　　　　　234, 255
outside-in アプローチ　149, 315

P

palatovaginal artery　198
palatovaginal canal　198, 234
palatovaginal nerve　198
panclivectomy　272
posterior frontoethmoidal cell
　　　　　　32

Q・R

quadrangular space　262
rescue flap incision　237
retrobullar recess
　　　　　50, 51, 60, 65, 71

S

spreader graft　101
Sternberg's canal　203
supra agger cell　19, 32
supra agger frontal cell　32
supra- and infravidian アプロー
　チ　275, 279
supra bulla cell　32, 50, 54, 60
supra bulla frontal cell
　　　　　　32, 50, 54
suprabullar cell　31
suprabullar recess　32, 57, 60
supraorbital ethmoid cell　32
supraorbital recess　32
supravidian アプローチ　268, 272

345

索引

T

T cell　19
total clivectomy　272
transclival アプローチ
　　　　　　　272, 275, 279
translacerum アプローチ
　　　　　　　277, 279, 282
transmaxillary approach　164
transplanum アプローチ　230
transplanum transtuberculum ア
　プローチ　244

V

V-R ライン　256, 304
Vidian 神経　112, 190, 268
Vidian canal　113, 286

Z

zygomaticofacial nerve　326
zygomaticotemporal nerve　326

和文索引

あ・え

アレルギー性鼻炎　105, 112, 118
悪性腫瘍　217, 220
鞍鼻　96, 99
鋭匙　8

か

ガスケットシーリング法　341
下顎神経　262
下眼窩裂　325
下垂体手術　233
下鼻甲介　105
下鼻甲介粘膜ロールアップ法
　　　　　　　　　　　　111
下鼻道　88
下鼻道側壁　89, 91
過骨形成　245
海綿静脈洞・メッケル腔アプロー
　チ　230, 255
海綿静脈洞部内頸動脈　255
開頭・経鼻同時手術
　——, セットアップ　225
　——, 適応　222
外眼角靱帯　331
外眥靱帯　331
外側視神経内頸動脈陥凹　257
外転神経　262, 268
外鼻変形　100

拡大前頭洞手術　132, 149, 227
拡大蝶形骨洞アプローチ　244
顎動脈　291, 295
滑車神経　262
眼窩　57
眼窩下神経　292
眼窩下神経管　198
眼窩下動脈　291
眼窩減圧術　323, 331
眼窩内側壁　57, 209
眼窩吹き抜け骨折　330
眼神経　262
眼動脈　210

き

キュレット　8
気導性嗅覚障害　126
気脳症　337
嗅覚温存　120, 162
嗅球　319
嗅索　319
嗅神経芽細胞腫
　　　　　217, 220, 227, 319
嗅神経性嗅覚障害　126
嗅粘膜　120
嗅裂　70, 120
嗅裂ポリープ　126
共通甲介板　125, 128
頬骨顔面神経　326
頬骨側頭神経　326

け

経眼窩アプローチ　323, 328
経篩骨洞アプローチ
　　　　　　　233, 240, 268, 272
経斜台アプローチ　231, 268
経上顎洞アプローチ　268, 272
　——, 側頭下窩　232, 299
　——, 翼口蓋窩　284
経蝶形骨洞アプローチ　233, 268
経蝶篩陥凹アプローチ　233, 236
経鼻眼窩アプローチ　323, 327
頸動脈管　302
頸動脈隆起　81, 199, 244, 257
鶏冠　312
血管運動性鼻炎　112

こ

コットンシート　10
口蓋鞘突管　234
甲状腺眼症　323

好酸球性副鼻腔炎
　　　　　　15, 16, 50, 51, 128
後篩骨洞　74, 76, 78, 82, 256, 258
後篩骨動脈　312, 316, 325
後鼻孔ポリープ　87
後鼻神経切断術　112
　——, 術後合併症　119
鉤状突起上方付着部　33
鉤状突起切開　24
鉤状突起切除　17

さ

サクションエレベーター　9
サクションキュレット　9, 27
最後部篩骨洞　78, 207, 234
最上鼻甲介　68
三叉神経鞘腫　263
三叉神経隆起　255
酸化セルロース　10

し

止血　10
止血器機　4
視交叉　208
視神経管　81, 190, 234, 236, 244
視神経管開放術　207
視神経障害　328
視神経鞘膜　210
視神経内頸動脈陥凹　255
篩骨上顎板　324
篩骨垂直板　95
篩骨洞　208
篩骨胞　50, 51, 56, 65
篩骨胞下端　115
篩板　203
耳管軟骨部　305
斜視鏡　11, 22, 29, 37
斜台全削除　272
若年性血管線維腫　284
手術外傷　203
手術器機　4
手術ポジション　2
術後性上顎嚢胞　87, 89
鋤骨　95
上咽頭後壁切開　268, 271
上顎骨前頭突起　182
上顎骨鼻稜　95
上顎神経　112, 113, 262, 286, 292
上顎洞　92, 256, 258
上顎洞自然口　18, 22, 27
上顎洞性後鼻孔ポリープ　14
上眼窩裂　257, 325

上鼻甲介　68, 76, 123, 196
上鼻道　65, 68, 128
神経鞘腫　284, 287

す
スイング法　176
スタンツェ　8
スタンバーガーキュレット　8
頭蓋底腫瘍　203
髄液漏　337, 341
髄液漏閉鎖術　203
髄膜腫　245, 250, 306
髄膜瘤　203

せ・そ
セットアップ　1
　──, 経鼻内視鏡頭蓋底手術の
　　　　　　　　　　　　222
正円孔　190, 198, 234, 245, 269,
　286, 292, 300, 304
脊索腫　268, 272, 306, 308
前海綿間静脈洞　251
前篩骨動脈
　　　55, 58, 72, 312, 316, 325
前頭蓋底　57
前頭蓋底アプローチ　232, 311
前頭洞 frontal beak　139
前頭洞後壁　312
前頭洞手術　31
前頭洞単洞化　142, 157
前頭洞底　157
前頭洞ドレナージルート
　　　　　　　　　31, 35, 37
前弯　100
側頭下窩, 経上顎洞アプローチ
　　　　　　　　　　　　299

ち
中頭蓋窩髄膜腫　306
中鼻甲介　68, 115, 123, 138
中鼻甲介開窓部位　69
中鼻甲介基板　57, 65, 71
中鼻道　50, 105
超音波凝固切開装置　117
蝶形骨洞
　　74, 78, 85, 207, 208, 234, 258
　── のメディアンドレナージ
　　　　　　　　　　　　187

蝶形骨洞後壁　257
蝶形骨洞自然口　187, 236
蝶形骨洞前壁　314
蝶形骨洞側窩　203
蝶形骨洞側壁　256
蝶形骨洞粘膜弁　236, 238
蝶形骨翼状突起　301
蝶口蓋孔　112, 113, 190, 287
蝶口蓋動脈　119, 197
蝶口蓋動脈切断術　112, 116
蝶篩陥凹　84
蝶篩陥凹粘膜　192
直視鏡　11

て・と
デブリッダー　4, 8, 27
トルコ鞍　195, 244, 257, 269
頭部外傷　203
動眼神経　262

な・ね
内頸動脈　81, 190, 234, 269, 299
内頸動脈隆起　207, 210, 236
内側視神経内頸動脈陥凹　257
内直筋 - 下直筋アプローチ　327
内直筋 - 上斜筋アプローチ　327
内反性乳頭腫
　　　　87, 165, 176, 180, 215, 219
軟骨肉腫　268, 272, 279, 306
難治性鼻出血　117
粘膜下下鼻甲介骨切除術
　　　　　　　　　　105, 118

は
バイポーラ　10
バスプラグ法　205
バックワード鉗子　24, 29
パッキング　11
破裂孔　257

ひ
肥厚性鼻炎　105
鼻中隔　156
鼻中隔外鼻形成術　100
鼻中隔矯正術　94, 126
鼻中隔軟骨　95
鼻中隔粘膜　192
鼻中隔粘膜弁　314, 337

鼻中隔弯曲症　94
鼻堤　134, 138, 156
鼻内内視鏡下涙嚢鼻腔吻合術
　　　　　　　　　　　　180
鼻副鼻腔腫瘍　117
鼻稜　95
鼻涙管　19, 88, 90, 93, 134, 171,
　180, 184, 289
鼻涙管狭窄　180

ふ・ほ
フィブリン糊　10
ポリープ切除　14

ま
麻酔　5
慢性涙嚢炎　180

み・め・も
ミニトレフィン　40
メッケル腔　255
モノポーラ　10
網膜血流障害　328

ゆ
有茎下鼻甲介粘膜弁　339
有茎鼻粘膜弁　206, 336
遊離鼻粘膜弁　205

よ
翼口蓋窩　113, 199
　──, 経上顎洞アプローチ　284
翼口蓋神経節　113, 293
翼突管　113, 190, 234, 245, 255,
　257, 269, 286, 300, 304
翼突管神経　190, 197, 268, 287

ら・り
卵円孔　300, 304
両刀鋭匙　8
良性腫瘍　215, 219

る・ろ
涙骨　182
涙嚢　134, 180, 184
涙嚢鼻腔吻合術　180
ロールアップ法　111

347